《实用临床药物治疗学》丛书

主任委员　吴永佩　金有豫
总 主 译　金有豫　韩　英

国家卫生健康委医院管理研究所药事管理研究部　组织翻译

APPLIED THERAPEUTICS
The Clinical Use of Drugs

实用临床药物治疗学
消化系统疾病

第11版

主　　　编　Caroline S. Zeind　Michael G. Carvalho
分 册 主 译　韩　英
分 册 译 者　（按姓氏笔画排序）
　　　　　　于　磊　王　凌　李汶睿
　　　　　　陈　瑜　郭长存　韩者艺
分册负责单位　空军军医大学第一附属医院

U0235361

人民卫生出版社

图书在版编目(CIP)数据

实用临床药物治疗学. 消化系统疾病/(美)卡罗琳·
S.扎因得(Caroline·S. Zeind)主编；韩英主译. —
北京：人民卫生出版社，2020
    ISBN 978-7-117-29970-1

    Ⅰ.①实… Ⅱ.①卡…②韩… Ⅲ.①消化系统疾病
-药物疗法 Ⅳ.①R453

    中国版本图书馆 CIP 数据核字(2020)第 067035 号

人卫智网	www. ipmph. com	医学教育、学术、考试、健康，购书智慧智能综合服务平台
人卫官网	www. pmph. com	人卫官方资讯发布平台

实用临床药物治疗学 消化系统疾病

分册主译：韩 英
出版发行：人民卫生出版社(中继线 010-59780011)
地 址：北京市朝阳区潘家园南里 19 号
邮 编：100021
E - mail：pmph @ pmph. com
购书热线：010-59787592 010-59787584 010-65264830
印 刷：北京顶佳世纪印刷有限公司
经 销：新华书店
开 本：889×1194 1/16 印张：8
字 数：326 千字
版 次：2020 年 6 月第 1 版 2020 年 6 月第 1 版第 1 次印刷
标准书号：ISBN 978-7-117-29970-1
定 价：65.00 元
打击盗版举报电话：010-59787491 E-mail：WQ @ pmph. com
质量问题联系电话：010-59787234 E-mail：zhiliang @ pmph. com

《实用临床药物治疗学》（第11版）译委会

主任委员　吴永佩　金有豫

副主任委员　颜　青

总　主　译　金有豫　韩　英

副总主译　缪丽燕　吕迁洲　樊德厚　蒋学华

分册（篇）主译

《实用临床药物治疗学》为 APPLIED THERA-PEUTICS：the Clinical Use of Drugs 第 11 版的中译本。其第 8 版中译本曾以《临床药物治疗学》之名于 2007 年出版。

APPLIED THERAPEUTICS：the Clinical Use of Drugs 一书为临床药学的经典教材和参考书。其第 1 版由美国被誉为"药师对患者监护开拓者"（Pioneering the Pharmacists' Role in Patients Care）、2010 年美国 Remington 荣誉奖获得者的著名药学家 Marry Anne Koda-Kimble 主编，于 1975 年作为教材面世，至今出版已 44 载，虽经多版修订，但始终未离其编写初衷：采用基于"案例"和"问题"进行教育的特点和方法，帮助学生掌握药物治疗学的基本知识；学生可从中学习到常见疾病的基本知识；培养学生解决问题的能力，以制定和实施合理的药物治疗方案；每个案例均融入各章的治疗关键概念和原则等。

为了表彰作者的贡献，其第 10 版书名首次被冠名为 "Koda-Kimble & Young's Applied Therapeutics"，以资纪念。

本版与第 8 版相比，其参加编写和每篇负责人的著名药学院校专家分别增为 214 人和 26 人。

本书第 11 版的章节数经调整后共 18 篇 110 章。与第 8 版的 101 章相比，增改了 9 章。各章内容均有所更新，特别是具有本书特点的"案例"和"问题"的数量，分别增至约 900 例和 2 800 多题，个别案例竟多达 12 题，甚至 18 题，从病情到治疗，由繁到简，环环丝扣，最终解释得清清楚楚。原版全书正文总面数达 2 288 面，堪称与时俱进的经典巨著。

当前，我国正处于深化医疗改革的阶段，医疗、医保和医药联动的改革工作任务甚重。特别是在开展"以患者为中心"的药学监护（Pharmaceutical Care）工作方面，我国药师无论是在数量还是质量方面，都有相当大的差距，任重而道远。因此本书的翻译出版，定将为药师学习提高专业实践技能，促进药师在医改进展中的服务能力起到重要作用。

为此，简略地回顾一下药师的发展历史，可能有助于读者更深刻地体会本书的特点、意义和价值。

第二次世界大战后，欧美各国家制药工业迅速发展，新药大量开发应用于临床。随着药品品种和使用的增加，药物不良反应也频繁发生，不合理用药加重，药物的不合理使用导致药源性疾病的增加，患者用药风险增大。同时，人类面临的疾病负担严峻，慢性病及其他疾病的药物应用问题也愈加复杂，医疗费用迅速增加，促进合理用药成为共同关注的问题，因而要求医院药学部门工作的转型、药师观念与职责的转变，要求药师能参与临床药物治疗管理，要求高等医药院校培养应用型临床药学专业人才，这就导致药学教育的改革。美国于 1957 年首先提出高等医药院校设置 6 年制临床药学专业 Pharm D. 培养计划，培养临床型药学专业技术人才。至今美国 135 所高等医药院校的药学教育总规模 90% 以上为 Pharm D. 专业教育；规定 Pharm D. 专业学位是在医院和社会药店上岗药师的唯一资格。并在医院建立学员毕业后以提高临床用药实践能力为主的住院药师规范化培训制度。

在此背景下，美国加州旧金山大学药学院临床药学系主任、著名的药学家 Marry Anne Koda-Kimble 主编了本书的第 1 版，作为培养新型药师的教材于 1975 年问世。本书第 1 版前言中指出"正是药师——受过高级培训、成为药物治疗专家，掌握药物的最新知识及了解发展动态、为患者和医师提供咨询，在合理使用药物、防止药物不良反应等方面——将起到关键作用"。美国的一些药学院校在课程设置方面增加了相应的内容,使药师能够胜任"以患者为中心"参与临床药物治疗管理的工作职责。其后 40 年来,药师的教育和实践任务随着医疗保健工作的发展,在"以患者为中心"的基础上,不断地向临床药学、实践规范化和系统管理方面进行改革和提高。其中比较突出的有 3 位美国学者 Robert J. Cipolle(药师和教育学家)、Linda M. Strand(药师和教育学家)和 Peter C. Morley(医学人类学家和教育学家),作为一个团队,通过调查、研究、试点、总结而提出"药学监护"(Pharmaceutical Care)的理念(philosophy)、实践和规范(practice),指南(guide)以至"药物治疗管理"(Medication Therapy Management,MTM)系统。4 位专家的"革命"性变革,提高了药师在医疗保健中的地位及对其重要性的认识,促进了药师专业作用的发挥。因此 Robert J. Cipolle、Linda M. Strand 两人和 Koda-Kimble 分别于 1997 年和 2010 年获得美国药师协会颁发的代表药学专业领域最高荣誉的 Remington 奖章,对他们在药学专业领域所作的巨大贡献予以肯定和鼓励。

迄今,世界各国的药学教育和药师的工作重点和作用,也都先后向这方面转变。在我国也正在加速药学教育改革和医院药师职责的转变。本版第 1 章"药物治疗管理和治疗评估"(Medication Therapy Management and Assessment of Therapy)的内容,很适合我国药师的现状和需要。

有鉴于此,我们组织了本书的翻译,以飨读者。

本书的翻译工作由金有豫教授和吴永佩教授牵头,韩英、缪丽燕、吕迁洲、樊德厚、蒋学华等教授出任总译校审阅工作。由 23 家三级医院和药学院校有丰富理论和实际经验的药学、医学专家教授及部分临床药师近 200 人分别承担了 18 篇共 110 章的翻译、校译和审译工作,我们对各篇章译校专家所付出的辛勤劳动深表感谢。由于专业知识、翻译水平与经验的不足,难免有疏漏或不当之处,恳请专家和读者提出宝贵意见。

译委会

2019 年 10 月

距 *APPLIED THERAPEUTICS：the Clinical Use of Drugs* 第1版出版已经40多年了，这期间健康卫生的蓝图发生了巨大的变革。虽然科技的巨大进步改变了个体化医疗，但我们也意识到在日益复杂的医疗保健服务系统中所面临的重大挑战。我们比以往任何时候都更需要具有批判性思维和可以运用解决问题技能来改善患者预后的卫生专业技术人员。

大约40年后，这本教科书的基本原则——以患者为中心，以案例为基础的学习方法——仍然是卫生专业教育的基石。我们的编者们列出了约900个案例来帮助读者在特定的临床环境中综合应用治疗学原则。我们也给卫生专业学生和实践者提供了简要的有关临床医师批判性的思维、解决问题的技能评估和解决治疗问题的思维方式。卫生专业的学生和实践者通过初步了解临床医师评估和解决治疗问题的思维来提升自身批判性思维和解决问题的能力。

熟悉本书过去版本的读者会注意到本书的整体设计与第10版一致，每章开头都包含了核心原则部分，提供了本章最重要的概括性信息。每个核心原则都定位于每章将被详细讨论的特定案例，关键性的参考文献和网站在每章结尾列出，每章所有的参考文献都可在网上看到。

基于过去版本中提供的基于案例学习的良好基础，第11版做了一些改变，以满足全球卫生专业教育工作者和学生不断变化的教育需求。主编们和编者们将美国医学研究所（Institute of Medicine，IOM）的5个核心能力，即以患者为中心的监护能力、跨学科团队的协作能力、基于循证证据的实践能力、质量改进技术的应用能力和信息技术的应用能力作为在书中提出案例研究和问题的主要框架。此外，2016年药学教育认证委员会（the Accreditation Council for Pharmacy Education，ACPE）认证标准、药学教育促进中心（the Center for the Advancement of Pharmacy Education，CAPE）教育成果和北美药剂师执照考试（the North American Pharmacist Licensure Examination，NAPLEX）修订版的能力声明作为编写团队和编者们设计编撰第11版的指导方针。

本版的特点在于200多位经验丰富的临床医师做出了积极的贡献，每一章都经过修订和更新，以反映我们不断变化的药物知识以及这些知识在患者个体化治疗中的应用。几部分内容已经过广泛的重组，引入了新的章节来扩展重要主题，其中包括总论、免疫失调、类风湿性疾病、骨关节疾病、神经系统疾病、精神疾病和物质滥用及肿瘤部分。特别值得注意的是总论部分关于药物相互作用、药物基因组学和个体化用药及职业教育与实践的新章节。此外，还重新设计了1章，重点关注重症患者的监护，现在还补充了关于儿童危重症监护的章节。

鉴于将跨专业教育（interprofessional education，IPE）纳入教学、实践和临床环境的重要性，我们添加了一系列由本书各个部分编者们的代表编写的IPE案例研究。

由于我们正在计划下一个版本，因此我们欢迎您的反馈。作者从文献、现行标准、临床经验中提取信息，从而分享合理的、深思熟虑的治疗策略。然而，每个实践者都有责任去评估书中实际临床环境中某些观点的适用性，我们支持任何在此领域的发展。我们强烈要求学生和实践者在需要使用新的和不熟悉的药物时参考适当的信息来源。

原著致谢

我们十分感激那些致力于完成 *APPLIED THERAPEUTICS：the Clinical Use of Drugs* 第 11 版的所有编者。我们感谢所有编者在平衡承担教育工作者、临床医师和研究人员众多责任的同时，不懈地提供最高质量的编写工作。我们感谢 26 位分册（篇）主编的出色工作，他们在本书的组织结构和章节的个性化编写中提供了必要的关键性的反馈意见，没有他们的奉献和支持，这个版本也是不可能出版的。另外，我们特别希望感谢那些已退休的主编们——Jean M. Nappi、Timothy J. Ives、Marcia L. Buck、Judith L. Beizer 和 Myrna Y. Munar，因为他们是第 11 版的指导力量。我们衷心感谢本书之前版本的编写团队，特别感谢 Brian K. Alldredge 博士和 B. Joseph Guglielmo 博士对第 11 版的指导和支持。我们还要感谢"Facts and Comparisons"允许我们使用他们的数据来构建本书的一些表格。

来自 Wolters Kluwer、Matt Hauber、Andrea Vosburgh 和 Annette Ferran 的团队应该得到特别的认可。他们非凡的耐心、对细节的关注和指导对于这个项目的成功至关重要。我们衷心感谢 Tara Slagle（项目管理）和 Samson Premkumar（制作）协助我们完成这个版本。最重要的是，我们要感谢我们的配偶和家人对我们的爱、理解和坚定的支持。他们无私地给予我们编写本书时所需要的一个个清晨、深夜、周末和假期。

与过去的版本一致，我们继续将我们的工作奉献给激励我们的学生以及教会了我们宝贵经验的患者。我们还将第 11 版献给那些临床医师和教育工作者，他们在应用基于团队的方法提供以患者为中心的监护服务方面发挥了先锋领袖和行为榜样作用。

Michael C. Angelini, PharmD, MA, BCPP
Associate Professor of Pharmacy Practice
School of Pharmacy–Boston
MCPHS University
Boston, Massachusetts

Judith L. Beizer, PharmD, CGP, FASCP
Clinical Professor
Department of Clinical Pharmacy Practice
College of Pharmacy & Allied Health Professions
St. John's University
Jamaica, New York

Marcia L. Buck, PharmD, FCCP, FPPAG
Professor
Department of Pediatrics
School of Medicine
Clinical Coordinator, Pediatrics
Department of Pharmacy
University of Virginia
Charlottesville, Virginia

Michael G. Carvalho, PharmD, BCPP
Assistant Dean of Interprofessional Education
Professor and Chair
Department of Pharmacy Practice
School of Pharmacy–Boston
MCPHS University
Boston, Massachusetts

Judy W. Cheng, PharmD, MPH, BCPS, FCCP
Professor of Pharmacy Practice
School of Pharmacy–Boston
MCPHS University
Boston, Massachusetts

R. Rebecca Couris, PhD, RPh
Professor of Nutrition Science and Pharmacy Practice
Department of Pharmacy Practice, School of Pharmacy–Boston
MCPHS University
Boston, Massachusetts

Steven Gabardi, PharmD, BCPS, FAST, FCCP
Abdominal Organ Transplant Clinical Specialist & Program Director
PGY-2 Organ Transplant Pharmacology Residency
Brigham and Women's Hospital
Departments of Transplant Surgery/Pharmacy/Renal Division
Assistant Professor of Medicine
Harvard Medical School
Boston, Massachusetts

Jennifer D. Goldman, BS, PharmD, CDE, BC-ADM, FCCP
Professor of Pharmacy Practice
School of Pharmacy–Boston
MCPHS University
Boston, Massachusetts

Christy S. Harris, PharmD, BCPS, BCOP
Associate Professor of Pharmacy Practice
School of Pharmacy–Boston
MCPHS University
Boston, Massachusetts

Timothy R. Hudd, PharmD, AE-C
Associate Professor of Pharmacy Practice
School of Pharmacy–Boston
MCPHS University
Boston, Massachusetts

Timothy J. Ives, PharmD, MPH, FCCP, BCPS
Professor
Eshelman School of Pharmacy
The University of North Carolina at Chapel Hill
Chapel Hill, North Carolina

Susan Jacobson, MS, EdD, RPh
Associate Professor of Pharmacy Practice
School of Pharmacy–Boston
MCPHS University
Boston, Massachusetts

Maria D. Kostka-Rokosz, PharmD
Assistant Dean of Academic Affairs
Professor of Pharmacy Practice
School of Pharmacy–Boston
MCPHS University
Boston, Massachusetts

Trisha LaPointe, PharmD, BCPS
Associate Professor of Pharmacy Practice
School of Pharmacy–Boston
MCPHS University
Boston, Massachusetts

Michele Matthews, PharmD, CPE, BCACP
Associate Professor of Pharmacy Practice
School of Pharmacy–Boston
MCPHS University
Boston, Massachusetts

Susan L. Mayhew, PharmD, BCNSP, FASHP
Professor and Dean
Appalachian College of Pharmacy
Oakwood, Virginia

William W. McCloskey, BA, BS, PharmD
Professor and Vice-Chair
Department of Pharmacy Practice
School of Pharmacy–Boston
MCPHS University
Boston, Massachusetts

Myrna Y. Munar, PharmD
Associate Professor
Department of Pharmacy Practice
College of Pharmacy
Oregon State University
Oregon Health and Science University
Portland, Oregon

Jean M. Nappi, PharmD, FCCP, BCPS AQ-Cardiology
Professor
Clinical Pharmacy and Outcome Sciences
South Carolina College of Pharmacy
Medical University of South Carolina
Charleston, South Carolina

Kamala Nola, PharmD, MS
Professor and Vice-Chair
Department of Pharmacy Practice
Lipscomb University College of Pharmacy
Nashville, Tennessee

Dorothea C. Rudorf, PharmD, MS
Professor of Pharmacy Practice
School of Pharmacy–Boston
MCPHS University
Boston, Massachusetts

Carrie A. Sincak, PharmD, BCPS, FASHP
Assistant Dean for Clinical Affairs and Professor
Department of Pharmacy Practice
Midwestern University Chicago College of Pharmacy
Downers Grove, Illinois

Timothy E. Welty, PharmD, FCCP
Professor
Department of Pharmacy Practice
University of Kansas School of Pharmacy
Lawrence, Kansas

G. Christopher Wood, PharmD, FCCP, FCCM, BCPS
Associate Professor of Clinical Pharmacy
University of Tennessee Health Science Center
College of Pharmacy
Memphis, Tennessee

Kathy Zaiken, PharmD
Professor of Pharmacy Practice
School of Pharmacy–Boston
MCPHS University
Boston, Massachusetts

Caroline S. Zeind, PharmD
Associate Provost for Academic and International Affairs
Chief Academic Officer
Worcester, Massachusetts and Manchester, New Hampshire Campuses
Professor of Pharmacy Practice
Academic Affairs
MCPHS University
Boston, Massachusetts

Steven R. Abel, PharmD, FASHP
Professor of Pharmacy Practice
Associate Provost for Engagement
Purdue University
West Lafayette, Indiana

Jessica L. Adams, PharmD, BCPS, AAHIVP
Assistant Professor of Clinical Pharmacy
HIV and Infectious Diseases Specialist
Department of Pharmacy Practice and Pharmacy Administration
Philadelphia College of Pharmacy
University of the Sciences
Philadelphia, Pennsylvania

Brian K. Alldredge, PharmD
Professor and Vice Provost
University of California–San Francisco
San Francisco, California

Mary G. Amato, PharmD, MPH, BCPS
Professor of Pharmacy Practice
School of Pharmacy–Boston
MCPHS University
Boston, Massachusetts

Jaime E. Anderson, PharmD, BCOP
Oncology Clinical Pharmacy Specialist
MD Anderson Medical Center
University of Texas
Houston, Texas

Michael C. Angelini, PharmD, MA, BCPP
Associate Professor of Pharmacy Practice
School of Pharmacy–Boston
MCPHS University
Boston, Massachusetts

Albert T. Bach, PharmD
Assistant Professor of Pharmacy Practice
School of Pharmacy
Chapman University
Irvine, California

Jennifer H. Baggs, PharmD, BCPS, BCNSP
Clinical Assistant Professor
University of Arizona
Tucson, Arizona

David T. Bearden, PharmD
Clinical Professor and Chair
Department of Pharmacy Practice
Clinical Assistant Director

Department of Pharmacy Services
College of Pharmacy
Oregon State University
Oregon Health and Science University
Portland, Oregon

Sandra Benavides, PharmD, FCCP, FPPAG
Professor
Assistant Dean for Programmatic Assessment and Accreditation
Interim Chair
Department of Clinical and Administrative Sciences
Larkin Health Sciences Institute College of Pharmacy

Paul M. Beringer, PharmD, FASHP, FCCP
Associate Professor
Department of Clinical Pharmacy
University of Southern California
Los Angeles, California

Snehal H. Bhatt, PharmD, BCPS
Associate Professor of Pharmacy Practice
School of Pharmacy–Boston
MCPHS University
Clinical Pharmacist
Beth Israel Deaconess Medical Center
Boston, Massachusetts

Jeff F. Binkley, PharmD, BCNSP, FASHP
Administrative Director of Pharmacy
Maury Regional Medical Center and Affiliates
Columbia, Tennessee

Marlo Blazer, PharmD, BCOP
Assistant Director
Xcenda, an AmerisourceBergen Company
Columbus, Ohio

KarenBeth H. Bohan, PharmD, BCPS
Professor and Founding Chair
Department of Pharmacy Practice
School of Pharmacy and Pharmaceutical Sciences
Binghamton University
Binghamton, New York

Suzanne G. Bollmeier, PharmD, BCPS, AE-C
Professor of Pharmacy Practice
School of Pharmacy–Boston
St. Louis College of Pharmacy
St. Louis, Missouri

Laura M. Borgelt, PharmD, BCPS
Associate Dean of Administration and Operations
Professor
Departments of Clinical Pharmacy and Family Medicine
University of Colorado Anschutz Medical Campus
Skaggs School of Pharmacy
Aurora, Colorado

Jolene R. Bostwick, PharmD, BCPS, BCPP
Clinical Associate Professor
Department of Clinical, Social, and Administrative Sciences
University of Michigan College of Pharmacy
Ann Arbor, Michigan

Nicole J. Brandt, PharmD, MBA, CGP, BCPP, FASCP
Executive Director
Peter Lamy Center on Drug Therapy and Aging
Professor
University of Maryland School of Pharmacy
Baltimore, Maryland

Marcia L. Buck, PharmD, FCCP, FPPAG
Professor
Department of Pediatrics
School of Medicine
Clinical Coordinator, Pediatrics
Department of Pharmacy
University of Virginia
Charlottesville, Virginia

Deanna Buehrle, PharmD
Infectious Diseases Clinical Specialist
University of Pittsburgh Medical Center Presbyterian
Pittsburgh, Pennsylvania

Sara K. Butler, PharmD, BCPS, BOCP
Clinical Pharmacy Specialist, Medical Oncology
Barnes-Jewish Hospital
Saint Louis, Missouri

Beth Buyea, MHS, PA-C
Assistant Professor
Tufts University, School of Medicine
Boston, Massachusetts

Charles F. Caley, PharmD, BCCP
Clinical Professor
School of Pharmacy
University of Connecticut
Storrs, Connecticut

Joseph Todd Carter, PharmD
Assistant Professor of Pharmacy Practice
Appalachian College of Pharmacy
Oakwood, Virginia
Primary Care Centers of Eastern Kentucky
Hazard, Kentucky

Michael G. Carvalho, PharmD, BCPP
Assistant Dean of Interprofessional Education
Professor and Chair
Department of Pharmacy Practice
School of Pharmacy–Boston
MCPHS University
Boston, Massachusetts

Jamie J. Cavanaugh, PharmD, CPP, BCPS
Assistant Professor of Clinical Education, Pharmacy
Assistant Professor of Medicine
University of North Carolina at Chapel Hill
Chapel Hill, North Carolina

Michelle L. Ceresia, PharmD, FACVP
Associate Professor of Pharmacy Practice
School of Pharmacy–Boston
MCPHS University
Boston, Massachusetts
Adjunct Associate Professor
Department of Clinical Sciences
Cummings Veterinary School of Medicine at Tufts University
North Grafton, Massachusetts

Laura Chadwick, PharmD
Clinical Specialist in Pharmacogenomics
Boston Children's Hospital
Boston, Massachusetts

Michelle L. Chan, PharmD, BCPS
Clinical Pharmacy Specialist
Infectious Diseases
Methodist Hospital of Southern California
Arcadia, California

Lin H. Chen, MD, FACP, FASTMH
Associate Professor of Medicine
Harvard Medical School
Boston, Massachusetts
Director of the Travel Medicine Center
Mount Auburn Hospital
Cambridge, Massachusetts

Steven W. Chen, PharmD, FASHP, FNAP
Associate Professor and Chair
Titus Family Department of Clinical Pharmacy
William A. Heeres and Josephine A. Heeres Endowed Chair in Community Pharmacy
University of Southern California School of Pharmacy
Los Angeles, California

Judy W. Cheng, PharmD, MPH, BCPS, FCCP
Professor of Pharmacy Practice
School of Pharmacy–Boston
MCPHS University
Boston, Massachusetts

Michael F. Chicella, PharmD, FPPAG
Pharmacy Clinical Manager
Children's Hospital of The King's Daughters
Norfolk, Virginia

Jennifer W. Chow, PharmD
Director of Professional Development and Education
Pediatric Pharmacy Advocacy Group
Memphis, Tennessee

Cary R. Chrisman, PharmD
Assistant Professor
Department of Clinical Pharmacy
University of Tennessee College of Pharmacy
Clinical Pharmacist, Department of Pharmacy
Methodist Medical Center
Memphis and Oak Ridge, Tennessee

Edith Claros, PhD, MSN, RN, APHN-BC
Assistant Dean and Associate Professor
School of Nursing
MCPHS University
Worcester, Massachusetts

John D. Cleary, PharmD, FCCP, BCPS
Director of Pharmacy
St. Dominic-Jackson Memorial Hospital
Schools of Medicine and Pharmacy
University of Mississippi Medical Center
Jackson, Mississippi

Michelle Condren, PharmD, BCPPS, AE-C, CDE, FPPAG
Professor and Department Chair
University of Oklahoma College of Pharmacy
University of Oklahoma School of Community Medicine
Tulsa, Oklahoma

Amanda H. Corbett, PharmD, BCPS, FCCP
Clinical Associate Professor
Eshelman School of Pharmacy and School of Medicine
Global Pharmacology Coordinator
Institute for Global Health and Infectious Diseases
University of North Carolina
Chapel Hill, North Carolina

Mackenzie L. Cottrell, PharmD, MS, BCPS, AAHIVP
Research Assistant Professor
UNC Eshelman School of Pharmacy
University of North Carolina at Chapel Hill
Chapel Hill, North Carolina

R. Rebecca Couris, PhD, RPh
Professor of Nutrition Science and Pharmacy Practice
Department of Pharmacy Practice, School of Pharmacy–Boston
MCPHS University
Boston, Massachusetts

Steven J. Crosby, MA, BSP, RPh, FASCP
Assistant Professor of Pharmacy Practice
School of Pharmacy–Boston
MCPHS University
Boston, Massachusetts

Jason Cross, PharmD
Associate Professor Pharmacy Practice
School of Pharmacy–Worcester/Manchester
MCPHS University
Worcester, Massachusetts

Sandeep Devabhakthuni, PharmD, BCPS–AQ Cardiology
Assistant Professor of Cardiology/Critical Care
University of Maryland School of Pharmacy
Baltimore, Maryland

Andrea S. Dickens, PharmD, BCOP
Clinical Pharmacy Specialist
MD Anderson Cancer Center
University of Texas
Houston, Texas

Lisa M. DiGrazia, PharmD, BCPS, BCOP
Director, Medical Affairs
Amneal Biosciences Bridgewater, New Jersey

Suzanne Dinsmore, BSP, PharmD, CGP
Assistant Professor of Pharmacy Practice
School of Pharmacy–Boston
MCPHS University
Boston, Massachusetts

Betty J. Dong, PharmD, FASHP, FAPHA, FCCP, AAHIVP
Professor of Clinical Pharmacy and Family and Community Medicine
Department of Clinical Pharmacy
Schools of Pharmacy and Medicine
University of California, San Francisco
San Francisco, California

Richard H. Drew, PharmD, MS, FCCP
Professor and Vice-Chair of Research and Scholarship
Campbell University College of Pharmacy and Health Sciences
Buies Creek, North Carolina
Associate Professor of Medicine (Infectious Diseases)
Duke University School of Medicine
Durham, North Carolina

Robert L. Dufresne, PhD, PhD, BCPS, BCPP
INBRE Behavioral Science Coordinator and Professor
College of Pharmacy
University of Rhode Island
Kingston, Rhode Island
Psychiatric Pharmacotherapy Specialist
PGY-2 Psychiatric Pharmacy Residency Program Director
Providence VA Medical Center
Providence, Rhode Island

Kaelen C. Dunican, PharmD
Professor of Pharmacy Practice
School of Pharmacy–Worcester/Manchester
MCPHS University
Worcester, Massachusetts

Brianne L. Dunn, PharmD
Associate Dean for Outcomes Assessment & Accreditation
Clinical Associate Professor
Department of Clinical Pharmacy and Outcomes Sciences
University of South Carolina College of Pharmacy
Columbia, South Carolina

Robert E. Dupuis, PharmD, FCCP
Clinical Professor of Pharmacy
Eshelman School of Pharmacy
University of North Carolina at Chapel Hill
Chapel Hill, North Carolina

Cheryl R. Durand, PharmD
Associate Professor of Pharmacy Practice
School of Pharmacy–Worcester/Manchester
MCPHS University
Manchester, New Hampshire

Megan J. Ehret, PharmD, MS, BCPP
Behavior Health Clinical Pharmacy Specialist
United States Department of Defense
Fort Belvoir Community Hospital
Fort Belvoir, Virginia

编者名单

Carol Eliadi, EdD, JD, NP-BC
Professor and Dean of Nursing
MCPHS University
School of Nursing–Worcester, Massachusetts and Manchester,
   New Hampshire Campuses

Shareen Y. El-Ibiary, PharmD, FCCP, BCPS
Professor of Pharmacy Practice
Department of Pharmacy Practice
Midwestern University College of Pharmacy–Glendale
Glendale, Arizona

Katie Dillinger Ellis, PharmD
Clinical Specialist
Neonatal/Infant Intensive Care
Department of Pharmacy
The Children's Hospital of Philadelphia
Philadelphia, Pennsylvania

Justin C. Ellison, PharmD, BCPP
Clinical Pharmacy Specialist–Mental Health
Providence Veterans Affairs Medical Center
Providence, Rhode Island

Rachel Elsey, PharmD, BCOP
Clinical Pharmacist
Avera Cancer Institute
South Dakota State University
Sioux Falls, South Dakota

Gregory A. Eschenauer, PharmD, BCPS (AQ-ID)
Clinical Assistant Professor
University of Michigan
Ann Arbor, Michigan

John Fanikos, MBA, RPh
Executive Director of Pharmacy
Brigham and Women's Hospital
Adjunct Associate Professor of Pharmacy Practice
MCPHS University
Department of Pharmacy Practice, School of Pharmacy–Boston
Boston, Massachusetts

Elizabeth Farrington, PharmD, FCCP, FCCM, FPPAG, BCPS
Pharmacist III–Pediatrics
Department of Pharmacy
New Hanover Regional Medical Center
Wilmington, North Carolina

Erika Felix-Getzik, PharmD
Associate Professor of Pharmacy Practice
School of Pharmacy–Boston
MCPHS University
Boston, Massachusetts

Jonathan D. Ference, PharmD
Assistant Dean of Assessment and Alumni Affairs
Associate Professor of Pharmacy Practice
Director of Pharmacy Care Labs
Nesbitt School of Pharmacy
Wilkes University
Wilkes-Barre, Pennsylvania

Kimberly Ference, PharmD
Associate Professor
Department of Pharmacy Practice
Nesbitt College of Pharmacy and Nursing

Wilkes University
Wilkes-Barre, Pennsylvania

Victoria F. Ferraresi, PharmD, FASHP, FCSHP
Director of Pharmacy Services
Pathways Home Health and Hospice
Sunnyvale, California

Joseph W. Ferullo, PharmD
Associate Professor of Pharmacy Practice
School of Pharmacy–Boston
MCPHS University
Boston, Massachusetts

Christopher K. Finch, PharmD, BCPS, FCCM, FCCP
Director of Pharmacy
Methodist University Hospital
Associate Professor
College of Pharmacy
University of Tennessee
Memphis, Tennessee

Douglas N. Fish, PharmD, BCPS–AQ ID
Professor and Chair
Department of Clinical Pharmacy
Skaggs School of Pharmacy and Pharmaceutical Science
University of Colorado
Clinical Specialist in Critical Care/Infectious Diseases
University of Colorado Hospital
Aurora, Colorado

Jeffrey J. Fong, PharmD, BCPS
Associate Professor of Pharmacy Practice
School of Pharmacy–Worcester/Manchester
MCPHS University
Worcester, Massachusetts

Andrea S. Franks, PharmD, BCPS
Associate Professor, Clinical Pharmacy and Family Medicine
College of Pharmacy and Graduate School Medicine
University of Tennessee Health Science Center
Knoxville, Tennessee

Kristen N. Gardner, PharmD
Clinical Pharmacy Specialist–Behavioral Health
Highline Behavioral Clinic
Kaiser Permanente Colorado
Denver, Colorado

Virginia L. Ghafoor, PharmD
Pharmacy Specialist–Pain Management
University of Minnesota Medical Center
Minneapolis, Minnesota

Brooke Gildon, PharmD, BCPPS, BCPS, AE-C
Associate Professor of Pharmacy Practice
Southwestern Oklahoma State University College of Pharmacy
Weatherford, Oklahoma

Ashley Glode, PharmD, BCOP
Assistant Professor
Department of Clinical Pharmacy
Skaggs School of Pharmacy and Pharmaceutical Sciences
University of Colorado Anschutz Medical Campus
Aurora, Colorado

Jeffery A. Goad, PharmD, MPH, FAPhA, PCPhA, FCSHP
Professor and Chair
Department of Pharmacy Practice
School of Pharmacy
Chapman University
Irvine, California

Jennifer D. Goldman, BS, PharmD, CDE, BC-ADM, FCCP
Professor of Pharmacy Practice
School of Pharmacy–Boston
MCPHS University
Boston, Massachusetts

Joel Goldstein, MD
Assistant Clinical Professor
Harvard Medical School
Division of Child/Adolescent Psychology
Cambridge Health Alliance
Cambridge, Massachusetts

Luis S. Gonzalez, III, PharmD, BCPS
Manager
Clinical Pharmacy Services
PGY1 Pharmacy Residency Program Director
Conemaugh Memorial Medical Center
Johnstown, Pennsylvania

Larry Goodyer, PhD, MRPharmS, BCPS
Professor, School of Pharmacy
De Montfort University
Leicester, United Kingdom
Medical Director
Nomad Travel Stores and Clinic
Bishop's Stortford, United Kingdom

Mary-Kathleen Grams, PharmD, BCGP
Assistant Professor of Pharmacy Practice
School of Pharmacy–Boston
MCPHS University
Boston, Massachusetts

Philip Grgurich, PharmD, BCPS
Associate Professor of Pharmacy Practice
School of Pharmacy–Boston
MCPHS University
Boston, Massachusetts

B. Joseph Guglielmo, PharmD
Professor and Dean
School of Pharmacy
University of California, San Francisco
San Francisco, California

Karen M. Gunning, PharmD, BCPS, BCACP, FCCP
Professor (Clinical) and Interim Chair of Pharmacotherapy
Adjunct Professor of Family and Preventive Medicine
PGY2 Ambulatory Care Residency Director
Clinical Pharmacist–University of Utah Family Medicine Residency/
    Sugarhouse Clinic
University of Utah College of Pharmacy and School of Medicine
Salt Lake City, Utah

Mary A. Gutierrez, PharmD, BCPP
Professor of Pharmacy Practice
Chapman University School of Pharmacy
Irvine, California

Justinne Guyton, PharmD, BCACP
Associate Professor of Pharmacy Practice
Site Coordinator
PGY2 Ambulatory Care Residency Program
St. Louis College of Pharmacy
St. Louis, Missouri

Matthew Hafermann, PharmD, BCPS
Medical ICU/Cardiology Clinical Pharmacist
Harborview Medical Center
PGY1 Pharmacy Residency Coordinator
Medicine Clinical Instructor
University of Washington School of Pharmacy
Seattle, Washington

Jason S. Haney, PharmD, BCPS, BCCCP
Assistant Professor
Department of Clinical Pharmacy and Outcome Sciences
South Carolina College of Pharmacy
Medical University of South Carolina
Charleston, South Carolina

Christy S. Harris, PharmD, BCPS, BCOP
Associate Professor of Pharmacy Practice
School of Pharmacy–Boston
MCPHS University
Boston, Massachusetts

Mary F. Hebert, PharmD, FCCP
Professor
Department of Pharmacy
Adjunct Professor of Obstetrics and Gynecology
University of Washington
Seattle, Washington

Emily L. Heil, PharmD, BCPS-AQ ID
Assistant Professor
Infectious Diseases
University of Maryland School of Pharmacy
Baltimore, Maryland

Erika L. Hellenbart, PharmD, BCPS
Clinical Assistant Professor
University of Illinois at Chicago College of Pharmacy
Chicago, Illinois

David W. Henry, PharmD, MS, BCOP, FASHP
Associate Professor and Chair
Pharmacy Practice
University of Kansas School of Pharmacy
Lawrence, Kansas

Christopher M. Herndon, PharmD, BCPS, CPE
Associate Professor
Department of Pharmacy Practice
School of Pharmacy
Southern University Illinois Edwardsville
Edwardsville, Illinois

Richard N. Herrier, PharmD, FAPhA
Clinical Professor
Department of Pharmacy Practice and Science
College of Pharmacy
University of Arizona
Tucson, Arizona

编者名单

Karl M. Hess, PharmD, CTH, FCPhA
Vice Chair of Clinical and Administrative Sciences
Associate Professor
Certificate Coordinator for Medication Therapy Outcomes
Keck Graduate Institute Claremont, California

Curtis D. Holt, PharmD
Clinical Professor
Department of Surgery
University of California, Los Angeles
Los Angeles, California

Evan R. Horton, PharmD
Associate Professor of Pharmacy Practice
School of Pharmacy–Worcester/Manchester
MCPHS University
Worcester, Massachusetts

Priscilla P. How, PharmD, BCPS
Assistant Professor
Director of PharmD Program
Department of Pharmacy
Faculty of Science
National University of Singapore
Principal Clinical Pharmacist
Department of Medicine
Division of Nephrology
National University Hospital
Singapore, Republic of Singapore

Molly E. Howard, PharmD, BCPS
Clinical Pharmacy Specialist
Central Alabama Veterans Health Care System
Montgomery, Alabama

Timothy R. Hudd, PharmD, AE-C
Associate Professor of Pharmacy Practice
School of Pharmacy–Boston
MCPHS University
Boston, Massachusetts

Bethany Ibach, PharmD, BCPPS
Assistant Professor of Pharmacy Practice
School of Pharmacy, Pediatrics Division
Texas Tech University Health Sciences Center
Abilene, Texas

Gail S. Itokazu, PharmD
Clinical Associate Professor
Department of Pharmacy Practice
University of Illinois, Chicago
Clinical Pharmacist
Division of Infectious Diseases
John H. Stroger Jr. Hospital of Cook County
Chicago, Illinois

Timothy J. Ives, PharmD, MPH, FCCP, CPP
Professor of Pharmacy
Adjunct Professor of Medicine
Eshelman School of Pharmacy
University of North Carolina at Chapel Hill
Chapel Hill, North Carolina

Nicole A. Kaiser, RPh, BCOP
Oncology Clinical Pharmacy Specialist
Children's Hospital Colorado
Aurora, Colorado

James S. Kalus, PharmD, FASHP
Director of Pharmacy
Henry Ford Health System
Henry Ford Hospital
Detroit, Michigan

Marina D. Kaymakcalan, PharmD
Clinical Pharmacy Specialist
Dana Farber Cancer Institute
Boston, Massachusetts

Michael B. Kays, PharmD, FCCP
Associate Professor
Department of Pharmacy Practice
Purdue University College of Pharmacy
West Lafayette and Indianapolis, Indiana

Jacob K. Kettle, PharmD, BCOP
Oncology Clinical Pharmacy Specialist
University of Missouri Health Care
Columbia, Missouri

Rory E. Kim, PharmD
Assistant Professor of Clinical Pharmacy
University of Southern California School of Pharmacy
Los Angeles, California

Lee A. Kral, PharmD, BCPS, CPE
Clinical Pharmacy Specialist, Pain Management
Department of Pharmaceutical Care
The University of Iowa Hospitals and Clinics
Iowa City, Iowa

Donna M. Kraus, PharmD, FAPhA, FPPAG, FCCP
Pediatric Clinical Pharmacist/Associate Professor of Pharmacy
    Practice
Departments of Pharmacy Practice and Pediatrics
Colleges of Pharmacy and Medicine
University of Illinois at Chicago
Chicago, Illinois

Susan A. Krikorian, MS, PharmD
Professor of Pharmacy Practice
School of Pharmacy–Boston
MCPHS University
Boston, Massachusetts

Andy Kurtzweil, PharmD, BCOP
Pharmacy Supervisor–Adult Hematology and Oncology/BMT
University of Minnesota Health
Minneapolis, Minnesota

Benjamin Laliberte, PharmD, BCPS
Clinical Pharmacy Specialist, Cardiology
Massachusetts General Hospital
Boston, Massachusetts

Jerika T. Lam, PharmD, AAHIVP
Assistant Professor of Pharmacy Practice
School of Pharmacy
Chapman University
Irvine, California

Trisha LaPointe, PharmD, BCPS
Associate Professor of Pharmacy Practice
School of Pharmacy–Boston

MCPHS University
Boston, Massachusetts

Alan H. Lau, PharmD
Professor
Director, International Clinical Pharmacy Education
College of Pharmacy
University of Illinois at Chicago
Chicago, Illinois

Elaine J. Law, PharmD, BCPS
Assistant Clinical Professor of Pharmacy Practice
Thomas J. Long School of Pharmacy and Health Sciences
University of the Pacific
Stockton, California

Kimberly Lenz, PharmD
Clinical Pharmacy Manager
Office of Clinical Affairs
University of Massachusetts Medical School
Quincy, Massachusetts

Russell E. Lewis, PharmD, FCCP
Associate Professor of Medicine, Infectious Diseases
Department of Medical and Surgical Services
Infectious Diseases Unit, Policlinico S. Orsola-Malpighi
University of Bologna
Bologna, Italy

Rachel C. Long, PharmD, BCPS
Clinical Staff Pharmacist
Carolinas HealthCare System
Charlotte, North Carolina

Ann M. Lynch, BSP, PharmD, AE-C
Professor of Pharmacy Practice
School of Pharmacy–Worcester/Manchester
MCPHS University
Worcester, Massachusetts

Matthew R. Machado, PharmD
Associate Professor of Pharmacy Practice
School of Pharmacy–Boston
MCPHS University
Boston, Massachusetts

Emily Mackler, PharmD, BCOP
Clinical Pharmacist and Project Manager
Michigan Oncology Quality Consortium
University of Michigan
Ann Arbor, Michigan

Daniel R. Malcolm, PharmD, BCPS, BCCCP
Associate Professor and Vice-Chair
Clinical and Administrative Services
Sullivan University College of Pharmacy
Louisville, Kentucky

Shannon F. Manzi, PharmD, NREMT, FPPAG
Director, Clinical Pharmacogenomics Service
Manager, Emergency and ICU Pharmacy Services
Boston Children's Hospital
Boston, Massachusetts

Joel C. Marrs, PharmD, FCCP, FASHP, FNLA, BCPS-AQ Cardiology, BCACP, CLS, ASH-CHC
Associate Professor
Department of Clinical Pharmacy
University of Colorado Anschutz Medical Campus
Skaggs School of Pharmacy and Pharmaceutical Sciences
Clinical Pharmacy Specialist
Department of Pharmacy
Denver Health and Hospital Authority
Aurora, Colorado

John Marshall, PharmD, BCPS, BCCCP, FCCM
Clinical Pharmacy Coordinator–Critical Care
Beth Israel Deaconess Medical Center
Boston, Massachusetts

Darius L. Mason, PharmD, BCPS, FACN
Clinical Pharmacist
Methodist South Hospital
Memphis, Tennessee

Susan L. Mayhew, PharmD, BCNSP, FASHP
Professor and Dean
Appalachian College of Pharmacy
Oakwood, Virginia

James W. McAuley, RPh, PhD, FAPhA
Associate Dean for Academic Affairs and Professor
Departments of Pharmacy Practice and Neurology
The Ohio State University College of Pharmacy
Columbus, Ohio

Sarah E. McBane, PharmD, CDE, BCPS, FCCP, FCPhA, APh
Professor and Chair
Department of Pharmacy Practice
West Coast University
Los Angeles, California

William W. McCloskey, BA, BS, PharmD
Professor of Pharmacy Practice
School of Pharmacy–Boston
MCPHS University
Boston, Massachusetts

Chephra McKee, PharmD
Assistant Professor of Pharmacy Practice
School of Pharmacy
Pediatrics Division
Texas Tech University Health Sciences Center
Abilene, Texas

Molly G. Minze, PharmD, BCACP
Associate Professor of Pharmacy Practice
Ambulatory Care Division
School of Pharmacy
Texas Tech University Health Sciences Center
Abilene, Texas

Amee D. Mistry, PharmD
Associate Professor Pharmacy Practice
School of Pharmacy–Boston
MCPHS University
Boston, Massachusetts

Katherine G. Moore, PharmD, BCPS, BCACP
Executive Director of Experiential Education
Associate Professor of Pharmacy Practice
Presbyterian College School of Pharmacy
Clinton, South Carolina

Jill A. Morgan, PharmD, BCPS, BCPPS
Associate Professor and Chair
Department of Pharmacy Practice and Science
University of Maryland School of Pharmacy
Baltimore, Maryland

Anna K. Morin, PharmD
Professor of Pharmacy Practice and Dean
School of Pharmacy–Worcester/Manchester
MCPHS University
Worcester, Massachusetts

Pamela B. Morris, MD, FACC, FAHA, FASPC, FNLA
Director, Seinsheimer Cardiovascular Health Program
Co-Director, Women's Heart Care
Medical University of South Carolina
Charleston, South Carolina

Oussayma Moukhachen, PharmD, BCPS
Assistant Professor Pharmacy Practice
School of Pharmacy–Boston
MCPHS University
Boston, Massachusetts
Clinical Care Specialist
Mount Auburn Hospital
Cambridge, Massachusetts

Kelly A. Mullican, PharmD
Primary Care Clinical Pharmacy Specialist
Kaiser Permanente–Mid-Atlantic States
Washington, District of Columbia

Myrna Y. Munar, PharmD
Associate Professor of Pharmacy
College of Pharmacy
Oregon State University
Oregon Health and Science University
Portland, Oregon

Yulia A. Murray, PharmD, BCPS
Assistant Professor of Pharmacy Practice
School of Pharmacy–Boston
MCPHS University
Boston, Massachusetts

Milap C. Nahata, MS, PharmD, FCCP, FAPhA, FASHP
Director, Institute of Therapeutic Innovations and Outcomes
Professor Emeritus of Pharmacy, Pediatrics, and Internal Medicine
Colleges of Pharmacy and Medicine
The Ohio State University
Columbus, Ohio

Richard S. Nicholas, PharmD, ND, CDE, BCPS, BCACP
Assistant Professor of Pharmacy Practice
Appalachian College of Pharmacy
Oakwood, Virginia

Stefanie C. Nigro, PharmD, BCACP, BC-ADM
Assistant Professor of Pharmacy Practice
School of Pharmacy–Boston

MCPHS University
Boston, Massachusetts

Cindy L. O'Bryant, PharmD, BCOP, FCCP, FHOPA
Professor
Department of Clinical Pharmacy
Skaggs School of Pharmacy and Pharmaceutical Sciences
Clinical Pharmacy Specialist in Oncology
University of Colorado Cancer Center
Aurora, Colorado

Kirsten H. Ohler, PharmD, BCPS, BCPPS
Clinical Assistant Professor of Pharmacy Practice
College of Pharmacy
University of Illinois at Chicago
Clinical Pharmacy Specialist–Neonatal ICU
University of Illinois at Chicago Hospital and Health Sciences System
Chicago, Illinois

Julie L. Olenak, PharmD
Assistant Dean of Student Affairs
Associate Professor
Department of Pharmacy Practice
Nesbitt College of Pharmacy and Nursing
Wilkes University
Wilkes-Barre, Pennsylvania

Jacqueline L. Olin, MS, PharmD, BCPS, CDE, FASHP, FCCP
Professor of Pharmacy
School of Pharmacy
Wingate University
Wingate, North Carolina

Neeta Bahal O'Mara, PharmD, BCPS
Clinical Pharmacist
Dialysis Clinic, Inc.
North Brunswick, New Jersey

Robert L. Page, II, PharmD, MSPH, FHFSA, FCCP, FASHP, FASCP, CGP, BCPS (AQ-Cards)
Professor
Departments of Clinical Pharmacy and Physical Medicine
School of Pharmacy and Pharmaceutical Sciences
University of Colorado
Aurora, Colorado

Louise Parent-Stevens, PharmD, BCPS
Assistant Director of Introductory Pharmacy Practice Experiences
Clinical Assistant Professor
Department of Pharmacy Practice
University of Illinois at Chicago College of Pharmacy
Chicago, Illinois

Dhiren K. Patel, PharmD, CDE, BC-ADM, BCACP
Associate Professor of Pharmacy Practice
School of Pharmacy–Boston
MCPHS University
Boston, Massachusetts

Katherine Tipton Patel, PharmD, BCOP
Clinical Pharmacy Specialist
The University of Texas
MD Anderson Cancer Center
Houston, Texas

Jennifer T. Pham, PharmD, BCPS, BCPPS
Clinical Assistant Professor, Department of Pharmacy Practice
University of Illinois at Chicago College of Pharmacy
Clinical Pharmacy Specialist, Neonatal Clinical Pharmacist
University of Illinois Hospital and Health Sciences System
Chicago, Illinois

Jonathan D. Picker, MBChB, PhD
Assistant Professor
Harvard Medical School
Clinical Geneticist
Boston Children's Hospital
Boston, Massachusetts

Brian A. Potoski, PharmD, BCPS
Associate Professor
Departments of Pharmacy and Therapeutics
University of Pittsburgh School of Pharmacy
Associate Director, Antibiotic Management Program
University of Pittsburgh Medical Center
Presbyterian University Hospital
Pittsburgh, Pennsylvania

David J. Quan, PharmD, BCPS
Health Sciences Clinical Professor of Pharmacy
Department of Clinical Pharmacy
School of Pharmacy
University of California, San Francisco
Pharmacist Specialist–Solid Organ Transplant
University of California, San Francisco Medical Center
San Francisco, California

Erin C. Raney, PharmD, BCPS, BC-ADM
Professor of Pharmacy Practice
Midwestern University College of Pharmacy–Glendale
Glendale, Arizona

Valerie Relias, PharmD, BCOP
Clinical Pharmacy Specialist
Division of Hematology/Oncology
Tufts Medical Center
Boston, Massachusetts

Lee A. Robinson, MD
Instructor
Department of Psychiatry
Harvard Medical School
Boston, Massachusetts
Associate Training Director
Child and Adolescent Psychiatry Fellowship
Primary Care Mental Health Integrated Psychiatrist
Cambridge Health Alliance
Cambridge, Massachusetts

Charmaine Rochester-Eyeguokan, PharmD, BCPS, BCACP, CDE
Associate Professor of Pharmacy Practice and Science
University of Maryland School of Pharmacy
Baltimore, Maryland

Carol J. Rollins, PharmD, MS, RD, CNSC, BCNSP
Clinical Associate Professor
Department of Pharmacy Practice and Science
College of Pharmacy
The University of Arizona
Tucson, Arizona

Melody Ryan, PharmD, MPH, GCP, BCPS
Professor
Department of Pharmacy Practice and Science
College of Pharmacy
University of Kentucky
Lexington, Kentucky

David Schnee, PharmD, BCACP
Associate Professor of Pharmacy Practice
School of Pharmacy–Boston
MCPHS University
Boston, Massachusetts

Eric F. Schneider, BS Pharm, PharmD
Assistant Dean for Academics
Professor
School of Pharmacy
Wingate University
Wingate, North Carolina

Sheila Seed, PharmD, MPH
Professor of Pharmacy Practice
School of Pharmacy–Worcester/Manchester
MCPHS University
Worcester, Massachusetts

Timothy H. Self, PharmD
Professor of Clinical Pharmacy
College of Pharmacy
University of Tennessee Health Science Center
Memphis, Tennessee

Amy Hatfield Seung, PharmD, BCOP
Senior Director of Clinical Development
Physician Resource Management/Caret
Cary, North Carolina

Nancy L. Shapiro, PharmD, FCCP, BCPS
Operations Coordinator
University of Illinois Hospital and Health Sciences System
Clinical Associate Professor of Pharmacy Practice
Director, PGY2 Ambulatory Care Residency
College of Pharmacy
University of Illinois at Chicago
Chicago, Illinois

Iris Sheinhait, PharmD, MA, RPh
Certified Poison Information Specialist
Adjunct Assistant Professor
Regional Center for Poison Control Serving Massachusetts and Rhode
  Island
Boston Children's Hospital and MCPHS University
Boston, Massachusetts

Greene Shepherd, PharmD, DABAT
Clinical Professor and Vice-Chair
Division of Practice Advancement and Clinical Education
Director of Professional Education, Asheville Campus
Eshelman School of Pharmacy
University of North Carolina at Chapel Hill
Asheville, North Carolina

Devon A. Sherwood, PharmD, BCPP
Assistant Professor
Psychopharmacology
College of Pharmacy
University of New England
Portland, Maine

Richard J. Silvia, PharmD, BCCP
Associate Professor of Pharmacy Practice
School of Pharmacy–Boston
MCPHS University
Boston, Massachusetts

Carrie A. Sincak, PharmD, BCPS, FASHP
Assistant Dean for Clinical Affairs and Professor
Department of Pharmacy Practice
Midwestern University Chicago College of Pharmacy
Downers Grove, Illinois

Harleen Singh, PharmD, BCPS-AQ Cardiology, BCACP
Clinical Associate Professor of Pharmacy Practice
Oregon State University
Oregon Health and Science University
Portland, Oregon

Jessica C. Song, MA, PharmD
Clinical Pharmacy Supervisor
PGY1 Pharmacy Residency Coordinator
Department of Pharmacy Services
Santa Clara Valley Medical Center
San Jose, California

Suellyn J. Sorensen, PharmD, BCPS, FASHP
Director
Clinical Pharmacy Services
St. Vincent Indianapolis
Indianapolis, Indiana

Linda M. Spooner, PharmD, BCPS (AQ-ID), FASHP
Professor of Pharmacy Practice
School of Pharmacy–Worcester/Manchester
MCPHS University
Clinical Pharmacy Specialist in Infectious Diseases
Saint Vincent Hospital
Worcester, Massachusetts

Karyn M. Sullivan, PharmD, MPH
Professor of Pharmacy Practice
School of Pharmacy–Worcester/Manchester
MCPHS University
Worcester, Massachusetts

David J. Taber, PharmD, MS, BCPS
Associate Professor
Division of Transplant Surgery
College of Medicine
Medical University of South Carolina
Charleston, South Carolina

Candace Tan, PharmD, BCACP
Clinical Pharmacist
Kaiser Permanente
Los Angeles, California

Yasar O. Tasnif, PharmD, BCPS, FAST
Associate Professor
Cooperative Pharmacy Program
University of Texas at Austin and University of Texas, Rio Grande
    Valley
Clinical Pharmacist Specialist
Doctor's Hospital at Renaissance–Renaissance Transplant Institute
Edinburg, Texas

Daniel J. G. Thirion, BPharm, MSc, PharmD, FCSHP
Professeur Titulaire de Clinique
Faculté de Pharmacie
Université de Montréal
Pharmacien
Centre Universitaire de Santé McGill
Montréal, Québec, Canada

Angela M. Thompson, PharmD, BCPS
Assistant Professor
Department of Clinical Pharmacy
Skaggs School of Pharmacy and Pharmaceutical Sciences
University of Colorado
Aurora, Colorado

Lisa A. Thompson, PharmD, BCOP
Clinical Pharmacy Specialist in Oncology
Kaiser Permanente Colorado
Lafayette, Colorado

Toyin Tofade, MS, PharmD, BCPS, CPCC
Dean and Professor
Howard University College of Pharmacy
Washington, District of Columbia

Tran H. Tran, PharmD, BCPS
Associate Professor
Midwestern University, Chicago College of Pharmacy
Downers Grove, Illinois

Dominick P. Trombetta, PharmD, BCPS, CGP, FASCP
Associate Professor
Department of Pharmacy Practice
Nesbitt School of Pharmacy
Wilkes University
Wilkes-Barre, Pennsylvania

Toby C. Trujillo, PharmD, FCCP, FAHAH, BCPS-AQ Cardiology
Associate Professor
Department of Clinical Pharmacy
Skaggs School of Pharmacy and Pharmaceutical Sciences
University of Colorado
Aurora, Colorado

Sheila K. Wang, PharmD, BCPS (AQ–ID)
Associate Professor of Pharmacy Practice
Chicago College of Pharmacy
Midwestern University
Downers Grove, Illinois
Clinical Pharmacist, Infectious Disease
Program Director, Rush University Medical Center
Chicago, Illinois

Brian Watson, PharmD, BCPS
Pharmacist
University of Maryland Medical System
St. Joseph's Medical Center
Baltimore, Maryland

Kristin Watson, PharmD, BCPS-AQ Cardiology
Associate Professor, Vice-Chair of Clinical Services
University of Maryland School of Pharmacy
Baltimore, Maryland

Lynn Weber, PharmD, BCOP
Clinical Pharmacy Specialist, Oncology/Hematology
Pharmacy Residency Coordinator and PGY-1 Residency Director
Hennepin County Medical Center
Minneapolis, Minnesota

Kellie Jones Weddle, PharmD, BCOP, FCCP, FHOPA
Clinical Professor of Pharmacy Practice
College of Pharmacy
Purdue University
Indianapolis, Indiana

C. Michael White, PharmD, FCP, FCCP
Professor and Head
Department of Pharmacy Practice
School of Pharmacy
University of Connecticut
Storrs, Connecticut

Natalie Whitmire, PharmD, BCPS, BCGP
Pharmacist Specialist
University of California, San Diego Health

Barbara S. Wiggins, PharmD, BCPS, CLS, AACC, FAHA, FCCP, FNLA
Clinical Pharmacy Specialist–Cardiology
Medical University of South Carolina
Charleston, South Carolina

Kristine C. Willett, PharmD, FASHP
Associate Professor of Pharmacy Practice
School of Pharmacy–Worcester/Manchester
MCPHS University
Manchester, New Hampshire

Bradley R. Williams, PharmD, CGP
Professor of Clinical Pharmacy and Clinical Gerontology
School of Pharmacy
University of Southern California
Los Angeles, California

Casey B. Williams, PharmD, BCOP, FHOPA
Director, Center for Precision Oncology
Director, Department of Molecular and Experimental Medicine
Avera Cancer Institute
Sioux Falls, South Dakota

Dennis M. Williams, PharmD, BCPS, AE-C
Associate Professor and Vice-Chair for Professional Education and Practice
Division of Pharmacotherapy and Experimental Therapeutics
Eshelman School of Pharmacy
University of North Carolina at Chapel Hill
Chapel Hill, North Carolina

Katie A. Won, PharmD, BCOP
Clinical Pharmacist
Hennepin County Medical Center
Minneapolis, Minnesota

Annie Wong-Beringer, PharmD, FIDSA
Professor of Pharmacy
School of Pharmacy
University of Southern California
Los Angeles, California

Dinesh Yogaratnam, PharmD, BCPS, BCCCP
Assistant Professor of Pharmacy Practice
School of Pharmacy–Worcester/Manchester
MCPHS University
Worcester, Massachusetts

Kathy Zaiken, PharmD
Professor of Pharmacy Practice
School of Pharmacy–Boston
MCPHS University
Boston, Massachusetts

Caroline S. Zeind, PharmD
Associate Provost for Academic and International Affairs
Chief Academic Officer
Worcester, Massachusetts and Manchester, New Hampshire, Campuses
Professor of Pharmacy Practice
MCPHS University
Boston, Massachusetts

Sara Zhou, PharmD
Certified Poison Information Specialist
Adjunct Assistant Professor
Regional Center for Poison Control Serving Massachusetts and Rhode Island
Boston Children's Hospital and MCPHS University
Boston, Massachusetts

Kristin M. Zimmerman, PharmD, CGP, BCACP
Associate Professor
Department of Pharmacotherapy & Outcomes Science
Virginia Commonwealth University
Richmond, Virginia

目　录

第四篇　消化系统疾病

Carrie A. Sincak

第 22 章　恶心和呕吐

Lisa M. DiGrazia and Joseph Todd Carter

核心原则	章节案例
晕动病	
❶ 晕动病是由来自视觉、前庭或本体感受器的关于身体位置或动作的信息相互抵触所造成的。通常认为与晕动病相关的主要神经递质是乙酰胆碱。	案例 22-1(问题 1)
❷ 推荐东莨菪碱类药物透皮给药,以预防中、高强度刺激因素所致的晕动症。茶苯海明与异丙嗪被推荐用于突发症状的治疗。这类药物的主要不良反应为嗜睡、意识错乱及口干。	案例 22-1(问题 2) 表 22-1
化疗导致的恶心和呕吐	
❶ 恶心和呕吐是由多种刺激引起,并由中枢神经系统、周围神经系统及胃肠道的多种神经递质所介导。因此,需要多种作用机制的药物来有效地预防和治疗化疗导致的恶心和呕吐。	案例 22-2(问题 1)
❷ 恶心和呕吐的发生率取决于患者的危险因素,并且很大程度上取决于患者所用化疗药物固有的致吐程度。因此,止吐药物的作用应与化疗药物的致吐水平相适应。	案例 22-2(问题 1) 表 22-2
❸ 患者服用中高度致吐风险化疗药物时,应预防性使用包含阿瑞匹坦、奈妥匹坦或奥氮平的治疗方案。这些方案的主要成分应包括一种 5-羟色胺 3 型受体(5-serotonin receptor type 3,5-HT$_3$)拮抗剂和地塞米松。	案例 22-2(问题 2) 表 22-3,表 22-4 图 22-2,图 22-3
❹ 对于爆发性呕吐,应当给予患者与预防性止吐药作用机制不同的止吐药来进行挽救性治疗,且患者应在下一次化疗周期之前接受更积极的止吐治疗。	案例 22-2(问题 3) 表 22-3,表 22-4 图 22-2,图 22-3
放疗导致的恶心和呕吐	
❶ 放疗导致恶心和呕吐的机制与化疗相似。风险取决于放疗区域的面积和部位、放疗的分次剂量及患者是否曾经接受过化疗。	案例 22-3(问题 1) 表 22-5
❷ 预防放疗导致的恶心和呕吐,推荐高风险的患者使用一种 5-HT$_3$ 受体拮抗剂联用地塞米松。中等风险的患者可联用或不联用地塞米松。暴发性呕吐可使用 5-HT$_3$ 受体拮抗剂或多巴胺受体拮抗剂进行治疗。	案例 22-3(问题 1) 表 22-5
手术后恶心和呕吐	
❶ 手术后恶心和呕吐的风险取决于患者、手术及麻醉等因素。止吐方案的选择需与危险因素成比例。	案例 22-4(问题 1) 表 22-6
❷ 预防手术后恶心和呕吐最有效的药物为 5-HT$_3$ 受体拮抗剂。对于中高度风险患者,5-HT$_3$ 受体拮抗剂需要联用地塞米松或氟哌利多。挽救治疗的止吐药应选择与常规预防用药不同的种类。	案例 22-4(问题 1) 表 22-6

定义

恶心和呕吐是由自限性疾病或诸如恶性肿瘤等严重疾病所导致的令人不适的症状。这些症状轻重程度不同，可为轻微、短暂的恶心，也可为持续的、严重的呕吐和干呕。呕吐反应分为 3 种阶段：恶心、呕吐及干呕。恶心是一种感觉将要呕吐的主观感受，它包括口及胃的不适，且通常合并有流涎、出汗、头晕及心动过速。呕吐则是借助于食管括约肌的松弛、腹肌的收缩及呼吸暂停，从口中剧烈地呕出胃内容物。干呕则是不伴有实际呕吐的有节律的腹肌收缩，在呕吐发生之前或之后可伴有恶心。

流行病学和临床表现

很多疾病均可引起恶心和呕吐。中枢神经系统（central nervous system，CNS）病因包括颅内压增高、偏头痛、肿瘤脑转移、前庭功能障碍、酒精中毒及焦虑。感染性疾病病因包括病毒性胃肠炎、食物中毒、腹膜炎、脑膜炎及尿路感染。代谢性疾病病因包括高钙血症、尿毒症、高血糖及低钠血症。此外，诸如胃轻瘫、肠梗阻、腹胀、机械刺激等消化系统疾病也可引起恶心和呕吐。药物中可引起恶心和呕吐的有肿瘤化疗药物、抗生素、抗真菌药物及阿片类镇痛药。

除了遭受到的痛苦之外，不加以控制的呕吐还可导致脱水、电解质紊乱、营养不良、吸入性肺炎及食管撕裂伤。恶心和呕吐通常使患者食物摄入量减少，同时降低患者自理能力。相对于无恶心和呕吐症状的患者，因化疗诱发的恶心和呕吐（chemotherapy-induced nausea and vomiting，CINV）的肿瘤患者生活质量评分显著降低[1]。

病理生理学

中枢神经系统、周围神经系统及消化系统均参与启动和调节呕吐反应。在中枢神经系统，呕吐中枢接受来自大脑其他部位和胃肠道的输入信号，然后将信号发送到效应器官，从而调节呕吐反应。呕吐中枢（vomiting center，VC）位于大脑延髓，与孤束核（nucleus tractus soltarius，NTS）相邻。化学感受器触发区（chemoreceptor trigger zone，CTZ）、消化系统、大脑皮层、边缘系统及前庭系统释放神经递质，刺激 VC（图 22-1）。其中，与呕吐反应相关的主要神经递质受体包括 5-HT₃ 受体、神经激肽 1（neurokinin 1，NK1）受体及多巴胺受体。其他相关受体还包括皮质类固醇、乙酰胆碱、组胺、大麻素、γ-氨基丁酸能（gabaminergic）及阿片受体。这些受体多为止吐药的靶点。

中枢神经系统中，CTZ 位于脑干第四脑室底部的后极区，处于血-脑屏障之外。当它识别到血液及脑脊液中的有毒有害物质时，会释放神经递质到 VC 及 NTS 中以触发呕吐反应。其中主要的神经递质包括 5-羟色胺、多巴胺及神经缓肽 1。

胃肠道系统在触发呕吐反应中同样发挥着重要作用。胃肠道黏膜上存在嗜铬细胞，当这些细胞受到化疗、放疗、麻醉或机械性刺激的损伤时，释放血清素，刺激迷走神经并直接刺激 VC 及 NTS，从而触发呕吐中枢引起呕吐反应。

大脑皮层及边缘系统可通过触发呕吐反应以应答焦虑、疼痛及条件反射（预期性的恶心和呕吐）等情绪状态。但对这条通路上的神经递质认识不深。而诸如眩晕及晕动症的前庭系统疾病，则是通过释放乙酰胆碱及组胺而刺激 VC。

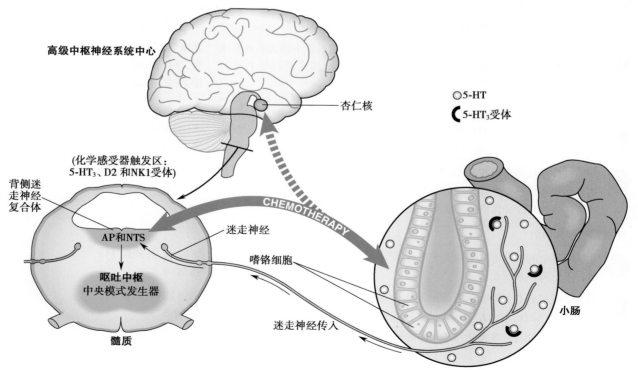

图 22-1　化疗药物引起恶心和呕吐的作用通路。AP，垂体前叶；NTS，孤束核；5-HT，5-羟色胺；5-HT₃，5-羟色胺 3 型受体

诊断

恶心和呕吐的患者应进行以下的初步评估,包括发病症状、症状的严重程度和持续时间、水化状态、诱发因素、目前治疗和用药情况,以及食物和传染病接触情况。如有可能,应明确恶心和呕吐的病因,以使病症得到针对性的治疗。必要时应进行支持性治疗,包括补充液体及电解质。若为轻微的、自限性的恶心和呕吐,则不需要止吐治疗。而对于其他恶心和呕吐,则需根据患者情况及恶心和呕吐的病因进行适当的止吐治疗。

晕动病

临床表现及危险因素

案例 22-1

问题 1:P.C.,女性,27 岁,除有中度痛经及乘机旅行相关的晕动病之外,无其他明确病史。此前,在乘坐飞机前服用茶苯海明可得到适度缓解,目前她正忙于筹备婚礼,她与未婚夫计划进行为期 1 周的加勒比海巡航蜜月旅行。P.C.担心会晕船,并且茶苯海明无法控制症状,尤其是处于海上恶劣天气的情况下。P.C.是否有极高的晕动症风险?

晕动症的症状是机体对真实或非真实运动的异常知觉反应。这些情形中,通过视觉、前庭及本体感受器获得的对身体位置或运动的感觉彼此发生冲突。乙酰胆碱及组胺(相对较少)被认为是触发 VC 相关的主要神经递质。肾上腺素能的刺激可阻断这种信号传输。症状开始表现为胃部不适,随后进展为流涎、出汗、头晕、嗜睡、干呕及呕吐。2 岁以下的儿童患晕动病的风险较低。相对于成年人,儿童及青少年的患病风险最高,且女性的患病率高于男性。随着时间进展,部分个体对晕动症的敏感性会降低[2]。乘船旅行最易引起晕动症症状,飞机、汽车及火车则较少引起[3,4]。晕动症的严重程度主要取决于个体差异,且随着天气及在飞机或船中所处位置的变化而变化。由于 P.C. 乘机相关晕动病史及其旅行计划,她再次出现晕动症症状的风险很高。

非药物治疗措施

案例 22-1,问题 2:对于 P.C.,哪些非药物治疗措施可用于预防和治疗晕动症症状?非药物治疗或自然疗法可能对减少晕动症的发生有效[2],包括乘坐船或飞机的中部(中部运动相对平稳)、乘坐时处于半卧位、视线保持在地平线、避免阅读、在甲板以下或船舱时闭上眼睛。有人建议在船上保持活动,以通过适应来更快地改善症状。而腕部 P6 穴位(约腕关节以上三指)的指压按摩疗效尚不明确。一项对照刺激试验对比了两种腕带和安慰剂,没有任何一组在预防晕动症症状方面优于安慰剂组[5]。对

含姜制剂的研究结果同样是模棱两可的。姜可能是通过加快胃排空发挥作用而不是作用于前庭系统[6,7]。

治疗概述

案例 22-1,问题 3:对于 P.C.,哪些药物可用于预防和治疗晕动症症状?

抗胆碱药和抗组胺药可通过血-脑屏障,有效地预防和治疗晕动症[3,4]。对于既定的症状,通常这类药物预防疗效较治疗疗效好。5-HT₃ 受体拮抗剂与 NK1 受体拮抗剂在预防晕动症方面并未显示出疗效[2,6]。由于无镇静作用的抗组胺药不能有效地通过血-脑屏障,故疗效不及其他抗组胺药[2,3]。东莨菪碱用于预防晕动症已被充分证实卓有成效[2,8]。在一组对照试验中,东莨菪碱的疗效优于异丙嗪,且两者均优于安慰剂、美克洛嗪或劳拉西泮[9]。东莨菪碱可作为透皮贴剂使用,从而减少晕动症相关的胃肠道症状。表 22-1 从以下几个方面列举了治疗晕动症药物的疗效:刺激强度、成人剂量及潜在的不良反应。

由于 P.C. 为中至重度刺激易感个体,推荐的预防方案为:东莨菪碱贴剂贴于耳后,每 3 日 1 次,启程前 6~8 小时使用。若遇突发症状,茶苯海明或异丙嗪可能有效。且应告知她这些药物的潜在不良反应,包括嗜睡、意识混乱及口干。

化疗导致的恶心和呕吐

化疗导致的恶心和呕吐(chemotherapy-induced nausea and vomiting,CINV)常见于因恶性肿瘤接受化疗的患者[1]。在本章节开始描述的呕吐反应的机制也适用于 CINV。这条通路的主要神经递质受体包括 5-HT3、NK1 及多巴胺受体。CINV 可发生在化疗的不同时期。急性 CINV 症状发生在实施化疗后的几小时内。这些症状通常在数小时内达到顶峰,并且可持续至用药后 24 小时。一些抗肿瘤药物可在化疗后较长时间发生恶心和呕吐。这些迟发型 CINV 症状可在 2~3 日后达到峰值,并持续 6~7 日。一些患者发生急性症状而不伴有迟发性症状或有些患者既出现急性症状,也出现迟发性症状。一些先前接受过化疗的患者可能会产生条件反射,在化疗开始前即出现(恶心和呕吐)症状。这被称为预期性恶心和呕吐,主要由前一次化疗周期控制不佳的恶心和呕吐所触发,故治疗较困难。若预防性止吐药完全失效可发生爆发性恶心和呕吐。当然,不管发病的时间和病因如何,对于患者来说,这些都是使人痛苦的、不愉快的、导致人崩溃的症状。

CINV 的发生取决于几个原因[1]。与患者相关的增加急性期风险的因素包括年龄小于 50 岁、女性、前一化疗周期症状控制不佳、有晕动症病史或孕期恶心、焦虑或抑郁。长期饮酒史在一定程度上可以预防 CINV 的发生。迟发性症状常见于女性、急性呕吐控制不佳及伴有焦虑和抑郁的患者。

表 22-1

预防和治疗成人晕动症的药物

药品（商品名）	剂量	推荐用法	不良反应
东莨菪碱（Transderm-Scop）	TOP，耳后 1.5mg/3d。暴露前至少 3 小时提前使用（提前 6~8 小时最佳）	长时间（>6 小时）处于中至重度刺激。短时间或轻微刺激的替代治疗	口干、嗜睡、视物模糊、意识混乱、疲劳、共济失调
茶苯海明（Dramamine）	PO 50~100mg/4~6h（最大剂量为 400mg/d）。PRN 或必要时按时服用	短时间或长时间处于轻至中度刺激。重度刺激时的替代治疗	嗜睡、口干、分泌物黏稠、头晕
异丙嗪（Phenergan）	PO 25mg/4~6h。PRN 或必要时按时服用 已出现严重症状：IM 25~50mg/4~6h。PRN 或必要时按时服用	与右旋安非他明联用于短时间的重度刺激，也可用于较长时间或轻微刺激的替代治疗	嗜睡、直立性低血压、口干
美克洛嗪（Dramamine Less Drowsy，Bonine）	PO 12.5~50mg/6~24h。PRN 或必要时按时服用	用于轻度刺激的替代治疗或联用于中至重度刺激	嗜睡、口干、分泌物黏稠、头晕
右旋安非他明（Dexedrine）	PO 5~10mg/4~6h。PRN 或必要时按时服用	与异丙嗪联用于短时间的重度刺	心神不定、易滥用、失眠、过度刺激、心动过速、心悸、血压升高

IM，肌内注射；PO，口服；PRN，根据需要；TOP，局部给药。

来源：Priesol AJ. Motion sickness. In: *UpToDate*. http://www.uptodate.com/contents/motion-sickness. Accessed September 9, 2015；Shupak A, Gordon CR. Motion sickness: advances in pathogenesis, prediction, prevention, and treatment. *Aviat Space Environ Med*. 2006；77:1213.

化疗相关的因素同样可以预测症状发生的可能性。诸如输液过快、剂量过大、频次过多均可增加 CINV 的风险。对于持续数日的化疗方案，症状通常在化疗第 3~4 日达到高峰，此后几日用药引起的急性症状与第 1 日用药的迟发性症状发生重叠。然而，最具决定性的因素为化疗药物引起 CINV 的固有能力，即其致吐能力[1,10,11]。最易引起（恶心和呕吐）症状的抗肿瘤药物（>90% 的患者）被列为高度致吐风险药物。引起 30%~90% 的患者恶心和呕吐的药物被列为中度致吐风险药物。引起 10%~30% 的患者发生症状则为低度致吐风险药物。其他化疗药物风险较低，仅能引起 10% 以下的患者发生化疗诱导性恶心和呕吐。表 22-2 列出了具有不同致吐风险的化疗药物，并指出一些抗肿瘤药致吐风险的评估会根据参考资料的不同而有所改变。致吐风险大小同样也取决于所使用的药物剂量及给药途径。

某些抗肿瘤药物较易引起迟发性 CINV。这些药物包括顺铂、卡铂、环磷酰胺、多柔比星、表柔比星、异环磷酰胺，以及伊立替康及甲氨蝶呤（后两者程度较轻）。若患者使用一种以上的这些药物，则迟发性症状的风险升高。

大多数的化疗为联合用药，而非单一用药。对化疗药物联合用药致吐风险进行评估是很困难的。应参考化疗方案的原始文献以明确致吐风险。若无法获取相关文献，则止吐方案应与当日使用的风险最高的致吐药物相对应[1,12,13]。例如，一种高度致吐风险与一种中度致吐风险的化疗药物联用，止吐方案应与高度致吐风险的化疗药物相对应。

止吐疗效或终止呕吐反应通常定义为无恶心和呕吐或是在使用化疗药物的 24 小时内仅有轻微的恶心。使用当前推荐的止吐方案，大多数患者可在急性期（最初 24 小时）免于呕吐。但是，恶心较难控制。另外，迟发型性 CINV 较难预防。

治疗概述

制定适当的止吐方案应基于化疗方案的致吐风险及患者的危险因素。由于恶心和呕吐的病理生理反应涉及多种神经递质，相较于单一用药的情况，不同治疗机制的止吐药联合使用可获得更好的疗效。用于 CINV 的主要止吐药包括 5-HT$_3$ 受体拮抗剂、NK1 受体拮抗剂及皮质类固醇。

5-HT$_3$ 受体拮抗剂

5-HT$_3$ 受体拮抗剂可抑制胃肠道及 CNS 中 5-羟色胺的反应，从而阻断催吐信号向 VC 的传递。5-HT$_3$ 受体拮抗剂疗效好，且不良反应小。目前有几种药物和剂型可供使用：昂丹司琼、格拉司琼、多拉司琼及帕洛诺司琼。这些药物的剂量在表 22-3 中列出。给药途径需与患者的临床情况相适应。口服片剂适用于大多数患者，但不能使用口服药物的患者可使用静脉注射（intravenous，IV）、局部给药或口溶片。

表 22-2

注射及口服用抗肿瘤药物的致吐性

致吐性	化疗方案		预防措施
静脉注射高度致吐风险 致吐风险>90%	蒽环类药物（多柔比星或表柔比星）与环磷酰胺联用的 AC 方案 卡铂 AUC≥4 卡莫司汀>250mg/m² 顺铂 环磷酰胺>1 500mg/m² 达卡巴嗪 多柔比星≥60mg/m² 表柔比星>90mg/m² 异环磷酰胺单次剂量≥2g/m² 氮芥 链佐星		含有阿瑞吡坦的用药方案 或含有奥氮平的用药方案 或含有奈妥匹坦的用药方案 或含有 rolapitant 的用药方案
静脉注射中等致吐风险 致吐风险 30%~90%	阿地白介素>12~15 百万 IU/m² 氨磷丁 7 300mg/m² 三氧化二砷 阿扎胞苷 苯达莫司汀 白消安 卡铂 AUC<4 卡莫司汀≤250mg/m² 氯法拉滨 环磷酰胺≤1 500mg/m² 阿糖胞苷>200mg/m² 放线菌素	柔红霉素 Dinutuximab 多柔比星<60mg/m² 表柔比星≤90mg/m² 伊达比星 异环磷酰胺<单次剂量 2g/m² 重组人干扰素 α≥10 百万 IU/m² 伊立替康 美法仑 甲氨蝶呤≥250mg/m² 奥沙利铂 替莫唑胺 曲贝替定	含有阿瑞吡坦的用药方案 或含有奥氮平的用药方案 或含有奈妥匹坦的用药方案 或含有 rolapitant 的用药方案
静脉注射低等致吐风险 致吐风险 10%~30%	曲妥珠单抗-美坦新偶联物 阿地白介素≤12 百万 IU/m² 氨磷汀≤300mg/m³ 阿特朱单抗 本妥昔单抗 卡巴他赛 Carflzomib 阿糖胞苷 100~200mg/m² 多西他赛 多柔比星（脂质体） Eribulin 依托泊苷 5-氟尿嘧啶 氟脲嘧啶脱氧核苷 吉西他滨 重组人干扰素 α5~10 百万 IU/m² 伊立替康（脂质体）	Ixabepilone 甲氨蝶呤>50~249mg/m² 丝裂霉素 米托蒽醌 耐昔妥珠单抗 高三尖杉酯碱 紫杉醇 紫杉醇（白蛋白微粒） 培美曲塞 喷司他丁 普拉曲沙 洛米地星 塞替派 托泊替康 Ziv-aflibercept	地塞米松 或甲氧氯普胺 或丙氯拉嗪 或5HT₃ 受体拮抗剂（选择一种：多拉司琼、格拉司琼、或昂丹司琼）

表 22-2

注射及口服用抗肿瘤药物的致吐性(续)

致吐性	化疗方案		预防措施
静脉注射极低等致吐风险 致吐风险<10%	阿仑单抗 门冬酰胺酶 贝伐单抗 博来霉素 硼替佐米 西妥昔单抗 克拉屈滨 阿糖胞苷<100mg/m² 地西他滨 地尼白介素 Dexrazoxane 埃罗妥珠单抗 氟达拉滨 重组人干扰素 α≤5 百万 IU/m² Ipilimumab 甲氨蝶呤≤50mg/m² 奈拉滨 Nivolumab	阿托珠单抗 奥法木单抗 帕尼单抗 培门冬酶 聚乙二醇干扰素 派姆单抗 帕妥珠单抗 雷莫芦单抗 利妥昔单抗 Siltuximab 坦西罗莫司 曲妥珠单抗 戊柔比星 长春碱 长春新碱 长春新碱(脂质体) 长春瑞滨	无常规预防用药
口服中度至高度致吐风险 致吐风险≥30%	六甲蜜胺 白消安(≥4mg/d) 色瑞替尼 克唑替尼 环磷酰胺[≥100mg/(m²·d)] 雌二醇氮芥 依托泊苷 乐伐替尼 洛莫司汀 密妥坦 Olaparib 帕比司他 丙卡巴肼 Rucaparib 替莫唑胺[>75mg/(m²·d)] Trifluridine/Tipiracil		5HT₃ 受体拮抗剂
极低至低度致吐风险 致吐风险≥30%	阿法替尼 艾乐替尼 阿西替尼 贝沙罗汀 博苏替尼 白消安(<4mg/d) 卡博替尼 卡培他滨 苯丁酸氮芥 Cobimetinib	美法仑 巯嘌呤 甲氨蝶呤 尼洛替尼 帕博西尼 帕唑帕尼 泊马度胺 帕纳替尼 瑞格非尼 卢索替尼	根据需要

表 22-2
注射及口服用抗肿瘤药物的致吐性（续）

致吐性	化疗方案		预防措施
	环磷酰胺［＜100mg/（m²·d）］	索尼吉布	
	达沙替尼	索拉非尼	
	达拉非尼	舒尼替尼	
	厄洛替尼	替莫唑胺	
	依维莫司	（≤mg/m²/日）	
	氟达拉滨	沙利度胺	
	吉非替尼	硫鸟嘌呤	
	羟基脲	托泊替康	
	伊布替尼	曲美替尼	
	Idelalisib	Tretinoin	
	伊马替尼	凡德他尼	
	伊沙佐米	维罗非尼	
	拉帕替尼	Venetoclax	
	来那度胺	维莫德吉	
		伏立诺他	

5-HT₃,5-羟色胺 3 型。静脉注射高度致吐风险:>90%致吐风险;静脉注射中度致吐风险:30%～90%致吐风险;静脉注射低度致吐风险:10%～30%致吐风险;静脉注射极低度致吐风险:<10%致吐风险。

来源:Ettinger DS et al. Antiemesis:clinical practice guidelines in oncology. V2. 2017.

http://www.nccn.org/professionals/physician_gls/pdf/antiemesis.pdf. Accessed May 30,2017;Grunberg SM et al. Evaluation of new antiemetic agents and definition of antineoplastic agent emetogenicity-an update. *Support Care Cancer*. 2005;13:80;American Society of Clinical Oncology et al. American Society of Clinical Oncology guideline for antiemetics in oncology:update 2011. *J Clin Oncol*. 2011;29:4189-4198;Roila F et al. Guideline update for MASCC and ESMO in the prevention of chemotherapy-and radiotherapy-induced nausea and vomiting:results of the Perugia consensus conference. *Ann Oncol*. 2010;21(Suppl 5):v232.

表 22-3
用于化疗诱导性恶心和呕吐的止吐药

药物（商品名）	类别	适应证	成人剂量（在化疗前 30～60 分钟给药）
阿瑞吡坦（Emend）	NK1 受体拮抗剂	急性及迟发	PO:125mg（第 1 日）,80mg（第 2、3 日）
地塞米松（Decadron）	皮质类固醇	急性（高度催吐风险）	PO/IV:12mg（联用阿瑞吡坦）或 20mg（不联用阿瑞吡坦）
		急性（中度催吐风险）	PO/IV:8～12mg
		急性（低度催吐风险）	PO/IV:4～8mg
		迟发性	PO/IV:8mg/d（第 2～4 日或第 2、3 日）PO:4mg,bid（第 2～4 日）
多拉司琼（Anzemet）	5-HT₃ 受体拮抗剂	急性	PO:100～200mg
屈大麻酚（Marinol）	大麻	爆发性	PO:2.5～10mg,tid 至 qid
氟哌利多（Inapsine）	丁酰苯类	爆发性	IV:0.625～1.25mg/4～6h,PRN
福沙吡坦（Emend）	NK1 受体拮抗剂	急性	IV:单次剂量 150mg,或初始剂量 115mg（随后在第 2、3 日口服阿瑞吡坦 80mg）

表 22-3
用于化疗诱导性恶心和呕吐的止吐药(续)

药物(商品名)	类别	适应证	成人剂量(在化疗前 30~60 分钟给药)
格拉司琼(Kytril)	$5-HT_3$ 受体拮抗剂	急性	IV:1mg 或 0.01mg/kg PO:2mg 透皮给药:贴剂 3.1mg/24h,化疗前 24~48h 使用,并且持续用药到化疗后 24h 或最多 7 日
氟哌啶醇(Haldol)	丁酰苯类	爆发性	PO/IV/IM:0.5~1mg/6h,PRN
甲氧氯普胺(Reglan)	多巴胺受体拮抗剂	爆发性	PO/IV:10~40mg/6h,PRN
劳拉西泮(Ativan)	苯二氮䓬类	爆发性	PO/IV/IM/SL:0.5~2mg/6h,PRN
大麻隆(Cesamet)	大麻	难治性	PO:1~2mg,bid(最大剂量 2mg,tid)
奈妥匹坦和帕洛诺司琼(Akynzeo)	NK1 受体拮抗剂 + $5-HT_3$ 受体拮抗剂	急性(中度或高度催吐风险)	PO:奈妥匹坦 300mg+帕洛诺司琼 0.5mg
奥氮平(Zyprexa)	5-羟色胺/多巴胺受体拮抗剂	急性/迟发性/爆发性	PO:第 1~3 日 10mg(中度风险)或第 1~4 日 10mg(高风险)
昂丹司琼(Zofran)	$5-HT_3$ 受体拮抗剂	急性(中度或高度催吐风险) 迟发	IV:8~12mg 或 0.15mg/kg PO:16~24mg 8mg PO,bid 或 8mg,IV,每日 1 次
帕洛诺司琼(Aloxi)	$5-HT_3$ 受体拮抗剂	急性/迟发性	IV:0.25mg PO:0.5mg
丙氯拉嗪(Compazine)	多巴胺拮抗剂	爆发性急性	PO/IV/IM:5~10mg(最多 20mg)/4~6h,PRN 或 PR:25mg/12h,PRN PO/IV:10mg
异丙嗪(Phenergan) 罗拉匹坦(Varubi)	多巴胺拮抗剂 NK1 受体拮抗剂	爆发性 急性/迟发性	PO/IV/IM/PR:12.5~25mg/4~6h, PO:第 1 日 180mg

$5-HT_3$,5-羟色胺 3 型;bid,每日 2 次;IM,肌内注射;IV,静脉注射;NK1,神经激肽 1;PO,口服;PR,直肠给药;PRN,根据需要,QHS,睡前;qid,每日 4 次;SL,舌下给药;tid,每日 3 次

来源:Ettinger DS et al. Antiemesis:clinical practice guidelines in oncology. V2. 2017. http://www.nccn.org/professionals/physician_gls/pdf/antiemesis.pdf. Accessed May 30,2017;American Society of Clinical Oncology et al. American Society of Clinical Oncology guideline for antiemetics in oncology:update 2011. *J Clin Oncol*. 2011;29:4189-4198;Roila F et al. Guideline update for MASCC and ESMO in the prevention of chemotherapy-and radiotherapy-induced nausea and vomiting:results of the Perugia consensus conference. *Ann Oncol*. 2010;21(Suppl 5):v232.

这些药物已得到广泛研究,且发现了一些共性。所有的 $5-HT_3$ 受体拮抗剂均被认为存在等价效应[14-19]。所有这些药物都有阈值效应,因此要阻断相关的受体必须使用足够大的剂量。此外,剂量-效应曲线相对平坦,使用超过阈值的剂量不会增加疗效。根据研究显示,当给予适当剂量时,所有药物对于急性期 CINV 具有相似的疗效,且治疗反应率为 60%~80%(根据研究设计的不同而不同)[1,2,14-19]。

$5-HT_3$ 受体拮抗剂联用地塞米松可增强疗效。兼有地塞米松和 $5-HT_3$ 受体拮抗剂的方案能使应答率提高 15%~

20%[17,20]。若患者能口服药物,则口服 $5-HT_3$ 受体拮抗剂与静脉注射等效。所有 $5-HT_3$ 受体拮抗剂的不良反应类似且相对轻微,包括头痛、便秘、腹泻及肝功能指标的暂时性升高。$5-HT_3$ 受体拮抗剂是用于急性期 CINV 最佳预防性止吐方案的一个组成部分。但对于迟发性的 CINV,$5-HT_3$ 受体拮抗剂并不比其他药物更有效(尤其是地塞米松、阿瑞吡坦或丙氯拉嗪)[17,21-23]。因此,$5-HT_3$ 受体拮抗剂一般不推荐用于迟发性 CINV。$5-HT_3$ 受体拮抗剂由不同的细胞色素 P-450 酶代谢,包括 CYP1A2、CYP2D6 及 CYP3A4。由

CYP2D6 多态性所致的 5-HT₃ 受体拮抗剂代谢率的差异可导致在不同的患者中疗效不同。然而,目前临床选择初始治疗方案并未考虑这些差异。

昂丹司琼、格拉司琼及多拉司琼具有相似的药代动力学参数。帕洛诺司琼为 5-HT₃ 受体拮抗剂家族中最新的成员,其特点是消除半衰期长于其他同类药物(大约为 40 小时)[24]。一项研究显示,在一个中度致吐风险化疗方案的非对照、Ⅱ 期研究中,帕洛诺司琼、地塞米松与阿瑞吡坦三药联用是安全有效的[25]。

帕洛诺司琼相较于其他 5-HT₃ 受体拮抗剂是否更优,需要通过帕洛诺司琼与其他 5-HT₃ 受体拮抗剂的对照试验进行比较,实验设计应确保包括急性及迟发性的实验组和对照。并且两组均应联用地塞米松及阿瑞吡坦。这些研究尚待进行。目前,帕洛诺司琼较其他 5-HT₃ 受体拮抗剂中的常规剂型更昂贵。

帕洛诺司琼通常在化疗前使用单次 0.25mg 静脉使用。一项非对照研究在多日化疗中给予帕洛司琼 3 次给药方案(给药时间为第 1、3 和 5 日)[26]。研究显示这种方案安全且有效,但缺乏其他的方案作为对比。帕洛诺司琼是否较重复使用其他 5-HT₃ 受体拮抗剂疗效更佳目前尚不清楚。此外,帕洛诺司琼也可与奈妥吡坦联用(见 NK1 受体拮抗剂部分)。

要确定总体成本-效益最高的 5-HT₃ 受体拮抗剂是很困难的,因为住院部与门诊部、医疗机构之间的药品采购成本会有所差异。每个药品使用单位或部门应自行比较不同药物的成本-效益,从而得出最优的药物。

皮质类固醇

皮质类固醇止吐的作用机制尚未完全明确。有人认为皮质类固醇可减少 5-HT 的释放,拮抗 5-HT₃,或是激活 CNS 髓质中 NTS 上的皮质类固醇受体[20]。很多研究证实了皮质类固醇预防 CINV 症状的疗效。地塞米松与甲泼尼龙的疗效均已得到证实,但地塞米松相关研究更广泛,且几乎是临床唯一使用的皮质类固醇止吐药。地塞米松可将 5-HT₃ 受体拮抗剂的止吐控制率提高 15%~20%[20]。地塞米松除用于急性 CINV,也是预防迟发型性 CINV 的基础药物之一。它的静脉注射及口服制剂均价格便宜且容易获得。

多个对照试验对不同致吐刺激的地塞米松的最优剂量进行了研究[20]。对于接受中度催吐的化疗治疗的急性期,单次给予 8mg 与大剂量给予 24mg 或长期给药疗效相当。在一个接受高度致吐的以顺铂为主的化疗方案中,12mg 或 20mg 的较大剂量的疗效优于 4mg 及 8mg。若在急性期联用地塞米松与阿瑞吡坦,推荐使用较低的化疗预防性剂量 12mg,因为阿瑞吡坦可抑制类固醇的代谢(见 NK₁ 受体拮抗剂一节)[12]。至于预防迟发性 CINV 症状,在未联用阿瑞吡坦时,地塞米松常用剂量为 8mg,每日 2 次,于化疗后的第 2 日和第 3 日使用;在治疗迟发性,联用阿瑞吡坦时,地塞米松剂量需降低至 8mg/d。

由于使用皮质类固醇具有发生不良反应的潜在风险,故未得到充分使用。皮质类固醇的不良反应包括失眠、神经过敏、食欲增加、胃肠道不适及地塞米松静脉注射过快时

的会阴部刺激[18,17,27]。然而由于治疗往往疗程较短、剂量较小,大多数患者能良好耐受地塞米松。类固醇相关的高血糖也可发生,尤其是有基础糖尿病的患者[20]。故建议这些患者经常监测血糖水平,若血糖持续升高应及时就诊。对于非糖尿病患者,高血糖较罕见。由于疗程较短,没有必要在治疗 CINV 完成后逐渐减少皮质类固醇的剂量。然而,少数患者可出现类固醇的停药反应,可重复类固醇疗程并在短期内逐渐减量最终停药。

皮质类固醇同样具有抗肿瘤活性,是某些恶性肿瘤抗肿瘤方案的一部分,例如:淋巴瘤、淋巴性白血病及多发性骨髓瘤,对于这些患者不必额外使用地塞米松预防呕吐应在其他化疗药物之前使用皮质类固醇,以发挥止吐活性。皮质类固醇用于抗肿瘤治疗时,即使止吐方案包括阿瑞吡坦,也不应该降低皮质类固醇的剂量[12]。

NK1 受体拮抗剂

当人们认识到周围神经系统及 CNS 中的 P 物质在催吐刺激通路中的作用时,NK1 受体拮抗剂作为止吐药物的潜在用途就变得显而易见了。阿瑞吡坦作为第一个应用的 NK1 受体拮抗剂,对于中高度致吐风险化疗药物所致的急性及迟发性 CINV 均有效。阿瑞吡坦通常为 3 日口服方案,第 1 日为 125mg,第 2 日与第 3 日均为 80mg。早期试验证实阿瑞吡坦不能替代 5-HT₃ 受体拮抗剂,但它可与皮质类固醇及 5-HT₃ 受体拮抗剂联用[28]。

阿瑞吡坦已被用于预防中度和高度致吐风险的 CINV[17,28]。这些研究显示,在 5-HT₃ 受体拮抗剂联用地塞米松的止吐方案中,加入阿瑞吡坦可增加应答率。

虽然 CINV 症状随化疗周期增加有进行性加重的趋势,但对于接受中度致吐风险化疗方案患者,阿瑞吡坦在前四个周期疗效可维持不变[29]。在第二周期加入阿瑞吡坦(甚至在第一周期未使用的情况下)同样可提升对 CINV 症状的控制[30,31]。对于止吐方案不包括阿瑞吡坦且症状控制不佳的患者,增加阿瑞吡坦可能对接下来的化疗周期有效。

阿瑞吡坦对于控制迟发性 CINV 症状的疗效已在一项试验中得到证实,这项试验纳入了 489 名接受高度致吐风险化疗方案的患者,比较了阿瑞吡坦的标准方案与不含瑞吡坦的标准方案(昂丹司琼及地塞米松第 1~4 日)[32]。包含阿瑞吡坦的方案在急性期、延迟期及整个周期均显示出更好的疗效。研究显示对延迟期 CINV,阿瑞吡坦疗效更优。

越来越多的证据显示化疗前使用阿瑞吡坦(或福沙吡坦)较化疗后使用收益更大[17,33]。首剂阿瑞吡坦可阻断 CNS 中 80% 的 NK1 受体[17,33]。一项关于接受高度致吐风险化疗方案患者的研究,将福沙吡坦单剂量 150mg 静脉注射与三日标准口服方案(联用昂丹司琼与地塞米松)做对比。结果显示两组的止吐疗效没有差异[34]。

阿瑞吡坦的不良反应轻微,耐受性好。不良反应包括疲劳、呃逆、头痛及腹泻[29,32]。在含有阿瑞吡坦的标准方案中,整体不良反应与不包含阿瑞吡坦的方案无明显差异。NK1 受体拮抗剂,静脉用药有福沙匹坦,口服复方制

剂有 NK1 受体拮抗剂奈妥匹坦联合帕洛诺司琼胶囊,NK1 受体拮抗剂药物为患者提供不同的剂型选择。奈妥匹坦与帕洛诺司琼的联合治疗方案被推荐用于接受中度至高度致吐方案的患者。研究尚未比较其与阿瑞吡坦的治疗作用。Rolapitant,作为最新上市的 NK1 受体拮抗剂,是一种具有很长半衰期的口服药物,其服药时间间隔不得少于 2 周,已有研究显示福沙匹坦、奈妥匹坦及 rolapitan 不可重复给药。

阿瑞吡坦由 CYP3A4 酶系代谢,它是中等程度的 CYP3A4 抑制剂及诱导剂,也是 CYP2C9 诱导剂[1,28]。因此,一些药物存在与阿瑞吡坦相互作用的可能性。其中最常见的是与皮质类固醇的相互作用。阿瑞吡坦可增加地塞米松的 AUC,当两药联用时,地塞米松的剂量(作为止吐药物)应减为正常剂量的一半[1,17,28]。当皮质类固醇口服时相互作用最大。然而,当皮质类固醇作为抗肿瘤方案的一部分时,考虑到减量可能降低抗肿瘤活性,故皮质类固醇的剂量不应减少[12]。阿瑞吡坦、福沙匹坦和奈妥匹坦可抑制地塞米松的代谢,而 rolapitant 没有这种作用。阿瑞吡坦还可通过诱导 CYP2C9 加快华法林的代谢。国际标准化比值(international normalized ratio,INR)对于使用华法林的患者极为重要,并且 INR 在阿瑞吡坦的标准治疗方案中,尤其是在化疗周期第 8 日会显著降低[17,28,35,36]。患者使用阿瑞吡坦后需监测凝血状态,尤其是在使用阿瑞吡坦后的 7～10 日。若 INR 值不在目标范围则需调整华法林的剂量。一些化疗药物(紫杉醇、依托泊苷、异环磷酰胺、伊立替康、伊马替尼、长春花碱类等)均通过 CYP3A4 代谢,所以这些药物的代谢均可能受阿瑞吡坦影响,故已有临床试验研究阿瑞吡坦与这些药物的相互作用。由于这些药物相互作用的临床意义目前尚不清楚,故使用时需谨慎[29,37]。NK1 受体拮抗剂间比较,相较于阿瑞吡坦、福沙匹坦及奈妥匹坦,罗拉匹坦极少与药物发生相互作用。

奥氮平

奥氮平为一种非典型抗精神病药物,可拮抗多种 5-HT、多巴胺受体及其他神经递质受体[38]。它的止吐作用首先发现于治疗难治性恶心和呕吐及晚期恶性肿瘤患者。奥氮平对预防中、高致吐风险患者的 CINV 有效,也可用于难治性恶心和呕吐患者的挽救治疗。在接受中度和高度致吐风险化疗方案的患者中,研究已证实奥氮平预防 CINV 的疗效。最新的对照试验显示,在 5-HT₃ 受体拮抗剂联合地塞米松的止吐方案中,加入奥氮平可提高应答率,与加用阿瑞吡坦的效果相当[23,35,38,39]。这些试验中奥氮平的剂量为第 1 日至第 5 日,每日口服 10mg。

奥氮平作为难治性 CINV 患者的挽救性治疗同样有效。这些案例中,奥氮平的常用剂量为每日 2.5～10mg,分 1～4 次服用。奥氮平常见的不良反应包括失眠、口干及头晕,但初步研究结果显示这些不良反应并不显著[23,35,38,39]。

奥氮平是接受中度和高度致吐风险化疗方案的患者预防 CINV 可选择的治疗方案,也是控制高度难治性 CINV 迟发性症状的不错选择。

其他止吐药物

其他种类的药物同样可作为止吐药用于 CINV,包括多巴胺受体拮抗剂(丙氯拉嗪、异丙嗪)、苯二氮䓬类(劳拉西泮)、丁酰苯类(氟哌利多、氟哌啶醇)、苯甲酰胺类(甲氧氯普胺)及大麻素。在其他更有效的止吐药未出现之前,这些药物曾被广泛地使用。这些药物对于突发爆发性症状及标准方案疗效不佳的患者仍然有效。剂量及适应证见表 22-3。这些药物往往比新型药物不良反应更多,尤其是镇静和锥体外系的不良反应,如肌张力障碍及静坐不能。劳拉西泮通常用作挽救性的止吐药。劳拉西泮作为止吐药的作用机制并不完全清楚,但是可能与其抗焦虑作用一样,均为阻断皮质冲动到达 VC。

大麻素类药物很早就用于治疗难治性恶心及呕吐。这是基于 CTZ、NTS 及 VC 上的 CNS 大麻素受体的作用[40]。小型试验显示其预防 CINV 的效果互相矛盾[41,42]。一种新型口服大麻素-大麻隆已获批准用于对其他止吐药物反应不佳的 CINV 患者。大麻素伴有不良反应,如:嗜睡、口干、烦躁、眩晕及欣快感[41,42]。虽然一些患者偏向于选择大麻素,且应答好,但是不良反应及缺乏显著的疗效限制了它在多数化疗患者中的使用。这类药物通常用于通过其他挽救性药物无法得到充分缓解的患者。

最佳的预防性止吐方案取决于化疗方案的致吐风险。数个小组提出了治疗指南,包括:美国临床肿瘤学会(American Society of Clinical Oncology, ASCO; http://jco.ascopubs.org/cotent/24/18/2932.full.pdf+html)[12];国家癌症协作网(National Comprehensive Cancer Network, NCCN;http://www.nccn.org/professionals/physician.gls/PDF/antiemesis.pdf;可登录获得指南)[1];国际肿瘤支持治疗协会(Multinational Association of Supportive Care in Cancer, MASCC;http://annonc.oxfordjournals.org.floyd.lib.umn.edu/content/21/suppl_5/v232.full.pdf+html)[13]。这些基于循证和共识的指南对于不同止吐药的效果看法相似,作者将其小结于表 22-4 及图 22-2 中。

一些患者可能受益于使用非药物疗法治疗 CINV 症状,尤其是预期性的恶心和呕吐及焦虑。治疗方法包括意象导引、催眠、放松技术、系统脱敏及音乐疗法[43]。针灸及指压按摩的方法已被研究用于 CINV,并使一些患者受益。有人建议使用指压按摩腕部 P6 穴位的装置;然而,在一项对乳腺癌患者的对照试验中,并未发现它的疗效[44]。若患者出现 CINV 的症状,建议在化疗前的 8～12 小时,避免进食大量的食物。同样需避免过于油腻及气味浓郁的食物。口香糖可掩盖一些患者所感觉到的金属味。干的、咸的食物同样可用于缓和胃部不适。

表 22-4
推荐用于不同致吐风险化疗方案所致 CINV 的止吐方案

潜在致吐能力	急性期 CINV（应在化疗前 30～60 分钟给予止吐药物）	迟发性 CINV	突发 CINV
高度致吐风险的静脉给药化疗方案	**包含阿瑞吡坦的方案** 第 1 日：单剂量 5-HT$_3$ 受体拮抗剂+地塞米松 12mg PO/IV+阿瑞吡坦 125mg PO 1 次/福沙吡坦 150mg IV 1 次	第 2～4 日：地塞米松 8mg PO/IV+第 2、3 日：阿瑞吡坦 80mg（福沙吡坦 150mg 使用后可不需要）	两药联用，PRN
	包含奈妥匹坦的方案 第 1 日：奈妥匹坦 300mg/帕洛诺司琼 0.5mg PO 1 次+地塞米松 12mg PO/IV1 次	第 2～4 日：地塞米松 8mg PO/IV	
	包含奥氮平的方案 第 1 日：奥氮平 10mg PO1 次+帕洛诺司琼 0.25mg IV 1 次+地塞米松 20mg IV1 次	第 2～4 日：奥氮平 10mg/d PO	
高风险	**包含罗拉匹坦的方案** 第 1 日：罗拉匹坦 180mg PO 1 次+帕洛诺司琼 0.25mg IV 1 次+地塞米松 12mg PO/IV1 次	第 2～4 日：地塞米松 8mg PO/IV 每日 2 次	
中度风险	**包含罗拉匹坦的方案** 第 1 日：罗拉匹坦 180mg PO 1 次+帕洛诺司琼 0.25mg IV 1 次+地塞米松 12mg PO/IV1 次	第 2～3 日：地塞米松 8mg PO/IV 每日 2 次	
中度致吐风险的静脉给药化疗方案	**包含阿瑞吡坦的方案** 第 1 日：单剂量 5-HT$_3$ 受体拮抗剂+地塞米松±阿瑞吡坦/福沙吡坦	第 2～3 日：5-HT$_3$ 受体拮抗剂或地塞米松或阿瑞吡坦	两药联用，PRN
	包含奈妥匹坦的方案 第 1 日：奈妥匹坦 300mg/帕洛诺司琼 0.5mg PO 1 次+地塞米松 12mg PO/IV1 次	第 2～3 日：地塞米松 8mg PO/IV	
	包含奥氮平的方案 第 1 日：奥氮平 10mg PO1 次+帕洛诺司琼 0.25mg IV 1 次+地塞米松 20mg IV1 次	第 2～3 日：奥氮平 10mg/d PO	
低度致吐风险的静脉给药化疗方案	单剂量的地塞米松或甲氧氯普胺或丙氯拉嗪或 5-HT$_3$ 受体拮抗剂	不使用	不用药或一种药物，PRN
极低致吐风险的静脉给药化疗方案	不用药	不使用	通常不用药
中度至高度致吐风险的口服给药化疗方案	5-HT$_3$ 受体拮抗剂	不使用	一种药物，PRN
低度致吐风险的口服给药化疗方案	不使用	不使用	一种药物，PRN

α NCCN 的指南还提到可选择在化疗的第 2、3 日单独使用地塞米松或昂单司琼/格拉司琼/多拉司琼。

5-HT$_3$，5-羟色胺 3 型受体；CINV，化疗诱导性恶心和呕吐；IV，静脉注射；PO，口服；PRN，根据需要。

来源：Ettinger DS et al. Antiemesis：clinical practice guidelines in oncology. V2. 2017. http://www.nccn.org/professionals/physician_gls/pdf/antiemesis.pdf. Accessed May 30，2017；American Society of Clinical Oncology et al. American Society of Clinical Oncology guideline for antiemetics in oncology：update 2011. *J Clin Oncol*. 2011；29：4189-4198；Roila F et al. Guideline update for MASCC and ESMO in the prevention of chemotherapy- and radiotherapy-induced nausea and vomiting：results of the Perugia consensus conference. *Ann Oncol*. 2010；21（Suppl 5）：v232.

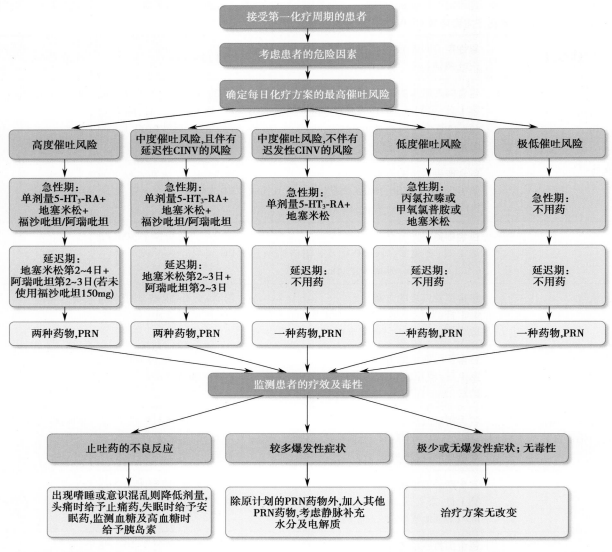

图 22-2 初始化疗周期选择止吐药的程序。CINV，化疗导致的恶心和呕吐；PRN，根据需要；5-HT$_3$-RA，5-羟色胺 3 型受体拮抗剂

临床表现及危险因素

案例 22-2

问题1：M. C.，女性，54 岁，患有乳腺癌。今日在门诊接受第一周期的化疗。她的化疗方案为：静脉注射（intravenous，IV）多西他赛 75mg/m^2，卡铂药-时曲线下面积（an area under the curve，AUC）为 6mg/（ml·min），21 日为一个周期。此外，首次接受静脉注射曲妥珠单抗 4mg/kg，之后每周 2mg/kg，共 17 周。M. C. 无吸烟饮酒史。患有成人糖尿病，已通过服用二甲双胍与饮食控制。她养育了 4 个孩子，现均已成年，每次妊娠期间均发生严重晨吐症状。M. C. 的邻居告诉过她所有的化疗均会引起严重的恶心和呕吐。M. C. 发生恶心和呕吐的可能有多大？

M. C. 存在发生急性期 CINV 的中度风险。她个人的危险因素包括女性、孕期晨吐病史、且不饮酒。多西他赛引起急性期 CINV 为低度风险，卡铂引起急性期 CINV 为中度风险，且伴有高度风险的迟发性 CINV，而曲妥珠单抗的致吐风险极低。推荐 M. C. 使用中度风险的预防方案。

案例 22-2，问题 2：M. C. 可使用什么止吐药？

对于中度风险的预防，可推荐使用包含阿瑞匹坦、奈妥匹坦、rolapitant 或包含奥氮平的预防方案。对于单日化疗方案，含阿瑞匹坦的预防方案包括第 1 日单次给予一种 5-HT3 受体拮抗剂+口服或静脉注射地塞米松 8~12mg+口服阿瑞吡坦 125mg，然后第 2~4 日口服地塞米松 8mg，以及第 2、3 日口服阿瑞吡坦 80mg。含奥氮平的预防方案包括第1~3日给予口服奥氮平10mg,第1日给予静脉注射地塞米松20mg,以及第1日给予静脉注射帕罗诺司琼0.25mg。含奈妥匹坦的预防方案包括奈妥匹坦300mg+第1日给予口服帕洛诺司琼0.5mg,然后第1日给予口服地塞米松12mg,以及第2~3日给予口服或静脉注射8mg。含rolapitant的预防方案包括口服rolapitant180mg,第1日给予一种5-HT3受体拮抗剂及口服地塞米松12mg,然后第2~3日给予口服地塞米松8mg。

> **案例22-2,问题3:** M. C.由于接受多西他赛、卡铂及曲妥珠单抗的化疗方案,在急性恶心和呕吐的中度风险,以及迟发CINV症状的高度风险。最适合M. C.的止吐方案是?

对于M. C.,最佳的方案为包含阿瑞匹坦、奈妥匹坦或rolapitant的预防方案。也可选择包含奥氮平的预防方案,但糖尿病患者需慎用。她应服用丙氯拉嗪和劳拉西泮等药物。应告知她地塞米松或奥氮平的潜在不良反应,尤其是血糖升高,建议经常监测血糖,若血糖持续增高应及时就诊。建议M. C.坚持记录自己的症状,若治疗爆发性呕吐的药物无效或不能控制症状时应及时就诊。

若M. C.采用多日化疗方案,对于中度或高度致吐风险化疗方案,应每日给予5-HT₃受体拮抗剂和地塞米松作为预防[1,2,13,45]。若多日化疗方案存在高风险的迟发性症状,对延迟性症状的治疗(例如,若已给予阿瑞吡坦,则使用地塞米松加上丙氯拉嗪或甲氧氯普胺)应持续至最后一次应用化疗药物后的至少2~3日。

现有止吐方案可完全控制70%~90%患者的呕吐,但控制迟发性CINV症状的应答率较低。若CINV症状未得到充分控制,下一化疗周期需要更改预防性止吐方案(图22-3)。建议包括:升级到用于更高致吐风险水平的推荐方案,若未使用阿瑞吡坦则加用阿瑞吡坦,或使用其他类别的止吐药物。

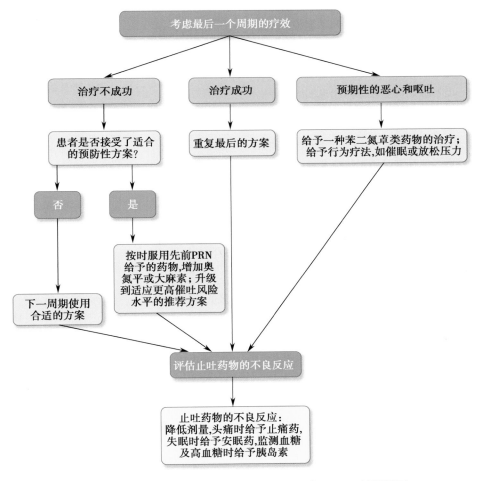

图22-3 后续化疗周期止吐药物的选择程序。PRN,根据需要

放疗导致的恶心和呕吐

临床表现及危险因素

案例 22-3

问题 1：E. G.，男，54 岁，最近被诊断为头颈部肿瘤，即将接受放疗治疗，同时接受包括顺铂和氟尿嘧啶的化疗。他每日（周一至周五）的放疗将持续 6 周。E. G. 有大量吸烟史（35 包/年）并于上周"戒烟"，但效果不佳。E. G 在化疗导致的恶心和呕吐消退之后，是否有出现放疗导致的恶心和呕吐的风险（RIVN）预防性给予什么止吐药较适合？

放疗导致恶心和呕吐的机制基本与化疗相同。40%~80% 的放疗患者可出现放疗导致的恶心和呕吐（radiation-induced nausea and vomiting，RINV）。RINV 的风险取决于几个因素，即要照射的面积和部位、分割剂量更大及患者之前是否接受过化疗[1,46,47]。放疗面积大于 400cm^2 的患者更易出现严重 RINV 症状。放疗治疗的肿瘤学家将决定放疗野的大小及分割剂量，以使放疗治疗达到最大的疗效。全身大剂量照射（同时造血干细胞移植）可导致超过 90% 的患者出现 RINV。50%~80% 接受上腹部放疗治疗的患者会出现恶心和呕吐。而其他部位的放疗较少出现恶心和呕吐。

治疗概述

与 CINV 一样，放疗引起的症状也可通过 5-HT$_3$ 受体拮抗剂、皮质类固醇或两者联用来预防。几个多学科协作组已发表基于证据及共识的推荐，在表 22-5 中列出。高度致吐风险 RINV 最佳治疗方案为一种 5-HT$_3$ 受体拮抗剂联用一种皮质类固醇[1,46-50]。同时接受化疗及放疗的患者，应接受与化疗方案相适应的止吐药[1]。接受中度致吐风险 RINV 放疗方案的患者，可接受使用一种 5-HT$_3$ 受体拮抗剂作为预防性或挽救性治疗。

虽然 E. G. 将同时接受化疗，但由于放疗部位在头颈部，放疗面积不会超过 400cm^2，且剂量分数较小，故 EG 出现 RINV 的风险低。由于 E. G. 属于 RINV 低风险，故不需要 5-HT$_3$ 受体拮抗剂的预防性治疗。若出现症状，应给予多巴胺受体拮抗剂或 5-HT 受体拮抗剂的挽救方案。

手术后恶心和呕吐

表现及风险因素临床

案例 22-4

问题 1：E. W.，女，48 岁，拟择期进行腹腔镜胆囊切除术。预期手术时间少于一个小时。她有高血压病史。无晕动症病史，不吸烟。E. W. 过去从未做过手术。她的嫂子去年在门诊手术之后出现严重的恶心和呕吐，E. W. 担心自己也会发生。E. W. 出现手术后恶心和呕吐

（postoperative nausea and vomitting，PONV）的危险因素是什么？应做什么降低风险，以及症状出现应如何治疗？

手术后恶心和呕吐是手术的常见并发症，影响 25%~30% 的患者，但高危人群发生率可高达 80%[51]。对于手术患者，PONV 可导致住院、伤口愈合不良、血肿及吸入性肺炎。患者因素、手术因素及麻醉因素均可增加 PONV 的风险。患者危险因素包括女性、晕动症病史、不吸烟、肥胖及 PONV 史[51-55]。导致 PONV 的手术危险因素包括手术时间长及手术的类型（如腹腔镜手术、耳-鼻-喉手术、妇产科手术及斜视矫正术）。麻醉危险因素包括：吸入性麻醉药或一氧化二氮（相比静脉注射丙泊酚）的使用，以及术中、术后阿片类药物的使用。儿童发生 PONV 的可能性是成人的两倍[52,56]，且风险随儿童年龄的增加而提高，但在青春期之后降低。

表 22-5

成人放疗导致的恶心和呕吐（RINV）的预防

致吐风险	放疗野	推荐
高度风险	全身照射	预防性使用一种 5-HT$_3$ 受体拮抗剂（如昂丹司琼 8mg，PO，每日 2~3 次或格拉司琼 2mg/d，PO）+地塞米松（2mg，PO，每日 3 次）
中度风险	上腹部	预防性使用一种 5-HT$_3$ 受体拮抗剂（如昂丹司琼 8mg，PO，每日 2 次或格拉司琼 2mg/d，PO）± 地塞米松 4mg/d，PO
低度风险	下胸部、骨盆、颅部、颅脊柱区域、头颈部	预防性或挽救性使用一种 5-HT$_3$ 受体拮抗剂
极低风险	四肢、乳房	挽救性使用一种多巴胺受体拮抗剂或 5-HT$_3$ 受体拮抗剂

PO，口服。

来源：Ettinger DS et al. Antiemesis：clinical practice guidelines in oncology. V2. 2017. http://www.nccn.org/professionals/physician_gls/pdf/antiemesis.pdf. Accessed May 30, 2017；Grunberg SM et al. Evaluation of new antiemetic agents and definition of antineoplastic agent emetogenicity-an update. *Support Care Cancer*. 2005；13：80；Roila F et al. Guideline update for MASCC and ESMO in the prevention of chemotherapy-and radiotherapy-induced nausea and vomiting：results of the Perugia consensus conference. *Ann Oncol*. 2010；21（Suppl 5）：v232；Feyer P et al. Radiotherapy-induced nausea and vomiting（RINV）：MASCC/ESMO guideline for antiemetics in radiotherapy：update 2009. *Support Care Cancer*. August 10, 2010.［Epub ahead of print］；Abdelsayed GG. Management of radiation-induced nausea and vomiting. *Exp Hematol*. 2007；35（4 Suppl 1）：34；Urba S. Radiation-induced nausea and vomiting. *J Natl Compr Canc Netw*. 2007；5：60.

某些麻醉操作可能降低 PONV 的风险,包括:使用局部麻醉(代替全身麻醉);使用丙泊酚全静脉麻醉;术中供氧支持;充分水化;以及避免一氧化氮、吸入式麻醉治疗和减少术中或术后阿片类药物的使用[51-53,55-57]。

已对数个风险因素模型进行了研究,以将相关危险因素关联到预防和治疗的建议中[51,53]。一个使用了以下危险因素的模型既简单又实用:女性、PONV 病史或晕动病、不吸烟、手术持续 60 分钟以上,以及术中阿片类药物的使用。若患者没有或有 1 个危险因素,PONV 的风险约为 10%~20%,若无药物致吐风险,则无需预防治疗。若患者有 2 个及以上危险因素,PONV 发生率增加至 40%~80%,则需使用一种或两种预防药物。E. W. 有超过两个危险因素(女性、不吸烟),加之若手术持续时间长于预期,或术中或术后服用了阿片类药物,则危险因素更多。因此,她有中度至高度 PONV 风险。

治疗概述

PONV 最佳预防方案的药物选择应与患者的风险水平相适应[51-53,55,56,58]。没有或有 1 个危险因素的患者不需预防用药。中等风险(2~3 个危险因素)的患者应接受一种或两种止吐药。适合单药治疗的药物包括氟哌利多、一种 5-HT₃ 受体拮抗剂或地塞米松。PONV 高风险(至少 4 个危险因素)的患者应预防性联合使用 2~3 种止吐药的。双药治疗的药物选择包括 5-HT₃ 受体拮抗剂加上氟哌利多或地塞米松。由于 E. W. 存在中高风险的 PONV,一种 5-HT₃ 受体拮抗剂(如手术后期使用昂丹司琼 4~8mg)联合地塞米松(4~8mg 麻醉诱导开始时使用)是预防性治疗的良好选择。

预防 PONV 最有效也最常用的药物包括 5-HT₃ 受体拮抗剂、地塞米松、氟哌利多及这些药物的联合使用。不同 5-HT₃ 受体拮抗剂的疗效与不良反应未发现显著区别;因此,选择治疗方案时应考虑不同药物的成本[51,59]。氟哌利多已用于 PONV 很长时间,但由于罕见的 QT 间期延长及尖端扭转性室性心动过速而引起越来越多的顾虑[58,60]。大多数临床医生认为氟哌利多是安全的,尤其是剂量不大时(成人最多 1.25~2.5mg/单剂量)[52,60,61]。地塞米松预防 PONV 的机制尚不清楚,但它的疗效已在很多试验中得到证实[52,56,58]。不同作用机制的药物联合使用较单一用药疗效好。阿瑞吡坦已被研究用于预防 PONV[28,51,52]。研究显示阿瑞吡坦的效果与昂丹司琼相似[28,51,52]。然而,阿瑞吡坦明显较昂丹司琼或地塞米松昂贵,这是一个需考虑的因素。阿瑞吡坦的使用还因为药物间潜在相互作用而被限制[55]。已有充分研究证明地塞米松与 5-HT₃ 受体拮抗剂联用疗效很好[51,52,56,58,61]。东莨菪碱透皮给药同样有效,但存在不良反应[51]。预防和治疗 PONV 的剂量已在表 22-6 中列出。5-HT₃ 受体拮抗剂与氟哌利多在手术结束时给药似乎疗效更好。皮质类固醇最好在麻醉诱导之前给药[52,60]。

表 22-6

成人预防和治疗手术后恶心和呕吐(PONV)的药物

药物	预防性剂量	治疗或挽救剂量
阿瑞吡坦	40mg,PO,麻醉诱导前 3h 内	不使用
地塞米松	4~10mg,麻醉诱导开始时	2~4mg,IV
多拉司琼	12.5mg,IV,手术结束时	12.5mg,IV
氟哌利多	0.625~1.25,mg,IV,手术结束时	0.625~1.25mg/4~6h,IV 或 IM
甲氧氯普胺	10~20,mg,IV,手术结束时	10~20mg/6h,IV 或 IM
格拉司琼	0.35~1mg,IV,手术结束时	0.1mg
昂丹司琼	4~8mg,IV,手术结束时	1mg IV/8h
帕洛诺司琼	0.075mg,IV,麻醉诱导前即刻使用	不使用
丙氯拉嗪	5~10mg,IV,手术结束时	5~10mg/4~6h,IV 或 IM
异丙嗪	12.5~125mg,IV,诱导期或手术结束时	12.5~25mg/4~6h,IV 或 IM
东莨菪碱	1.5mg,TOP,手术前一晚或手术结束前至少 4h	

IM,肌内注射;IV,静脉注射;PO,口服;TOP,局部用药。

来源:Gan TJ et al. Consensus guidelines for managing postoperative nausea and vomiting. *Anesth Analg.* 2003;97:62;Golembiewski J et al. Prevention and treatment of postoperative nausea and vomiting. *Am J Health Syst Pharm.* 2005;62:1247;Kloth D. New pharmacologic findings for the treatment of PONV and PDNV. *Am J Health Syst Pharm.* 2009;66(1 Suppl 1):S11;Ignoffo RJ. Current research on PONV/PDNV:practical implications for today's pharmacist. *Am J Health Syst Pharm.* 2009;66(1 Suppl 1):S19;Kovac AL. Prevention and treatment of postoperative nausea and vomiting. *Drugs.* 2000;59:213;Gan TJ et al. Society for Ambulatory Anesthesia guidelines for the management of postoperative nausea and vomiting. *Anesth Analg.* 2007;105:1615;Wilhelm SM et al. Prevention of postoperative nausea and vomiting. *Ann Pharmacother.* 2007;41:68;Golembiewski J, Tokumaru S. Pharmacological prophylaxis and management of adult postoperative/postdischarge nausea and vomiting. *J Perianesth Nurs.* 2006;21:385.

已有研究探索预防 PONV 的非药物治疗技术的几种方法，且至少在一部分患病人群中显示出疗效，包括针灸、经皮神经电刺激、腕部 P6 穴位按摩、催眠及异丙醇的芳香疗法。对于 PONV，并未发现姜制剂比安慰剂疗效好[52]。

即使给予了 PONV 的适当预防方案，一些患者仍可出现暴发性症状而需要挽救性治疗[51]。未使用 5-HT$_3$ 受体拮抗剂作为预防的患者可给予低剂量的 5-HT$_3$ 受体拮抗剂挽救，挽救剂量仅需预防剂量的四分之一[52]。对于所有出现暴发性症状的患者，选择一种与预防用药不同类的止吐药至关重要[51,53,58]。氟哌利多、异丙嗪、甲氧氯普胺、丙氯拉嗪是常用的挽救药物。若 E.W. 突发恶心，氟哌利多（0.625~1.25mg，静脉注射或肌内注射，每 4~6 小时 1 次）是挽救治疗的不错选择。

（李汶睿 译，于磊 校，王凌 审）

参考文献

1. Ettinger DS et al. Antiemesis: clinical practice guidelines in oncology. V2. 2017. http://www.nccn.org/professionals/physician_gls/pdf/antiemesis.pdf. Accessed May 30, 2017.
2. Priesol AJ. Motion sickness. Up To Date. http://www.uptodate.com/contents/motion-sickness. Accessed September 9, 2015.
3. Shupak A, Gordon CR. Motion sickness: advances in pathogenesis, prediction, prevention, and treatment. *Aviat Space Environ Med.* 2006;77:1213.
4. Committee to Advise on Tropical Medicine and Travel (CATMAT). Statement on motion sickness. *Can Commun Dis Rep.* 2003;29:1.
5. Miller KE, Muth ER. Efficacy of acupressure and acustimulation bands for the prevention of motion sickness. *Aviat Space Environ Med.* 2004;75:227.
6. Golding JF, Gresty MA. Motion sickness. *Curr Opin Neurol.* 2005;18:29.
7. Lien HC et al. Effects of ginger on motion sickness and gastric slow-wave dysrhythmias induced by circular vection. *Am J Physiol Gastrointest Liver Physiol.* 2003;284:G481.
8. Spinks A et al. Scopolamine (hyoscine) for preventing and treating motion sickness. *Cochrane Database Syst Rev.* 2007;(3):CD002851.
9. Dornhoffer J et al. Stimulation of the semicircular canals via the rotary chair as a means to test pharmacologic countermeasures for space motion sickness. *Otol Neurotol.* 2004;25:740.
10. Petrella T et al. Identifying patients at high risk for moderate to severe nausea and vomiting following chemotherapy: the development and validation of a prediction tool for the practicing oncologist [abstract]. *Support Care Cancer.* 2006;14:683.
11. Grunberg SM et al. Evaluation of new antiemetic agents and definition of antineoplastic agent emetogenicity—an update. *Support Care Cancer.* 2005;13:80.
12. American Society of Clinical Oncology et al. American Society of Clinical Oncology guideline for antiemetics in oncology: update 2011. *J Clin Oncol.* 2011;29:4189–4198.
13. Roila F et al. Guideline update for MASCC and ESMO in the prevention of chemotherapy- and radiotherapy-induced nausea and vomiting: results of the Perugia consensus conference. *Ann Oncol.* 2010;21(Suppl 5):v232.
14. Hamadani M et al. Relative efficacy of various 5-hydroxytyptamine receptor antagonists in the prevention and control of acute nausea and vomiting associated with platinum-based chemotherapy [abstract]. *J Clin Oncol.* 2006;24(Suppl):8623.
15. Jordan K et al. Comparative activity of antiemetic drugs. *Crit Rev Oncol Hematol.* 2007;61:162.
16. Jordan K et al. A meta-analysis comparing the efficacy of four 5-HT$_3$-receptor antagonists for acute chemotherapy-induced emesis. *Support Care Cancer.* 2007;15:1023.
17. Frame DG. Best practice management of CINV in oncology patients: 1. Physiology and treatment of CINV. Multiple neurotransmitters and receptors and the need for combination therapeutic approaches. *J Support Oncol.* 2010;8(2 Suppl 1):5.
18. Billio A et al. Serotonin receptor antagonists for highly emetogenic chemotherapy in adults. *Cochrane Database Syst Rev.* 2010;(1):CD006272.
19. Hamadani M et al. Management of platinum-based chemotherapy-induced acute nausea and vomiting: is there a superior serotonin receptor antagonist? *J Oncol Pharm Pract.* 2007;13:69.
20. Grunberg SM. Antiemetic activity of corticosteroids in patients receiving cancer chemotherapy: dosing, efficacy, and tolerability analysis. *Ann Oncol.* 2007;18:233.
21. Lindley C et al. Prevention of delayed chemotherapy-induced nausea and vomiting after moderately high to highly emetogenic chemotherapy. *Am J Clin Oncol.* 2005;28:270.
22. Hickok JT et al. 5-Hydroxytryptamine-receptor antagonists versus prochlorperazine for control of delayed nausea caused by doxorubicin: a URCC CCOP randomised controlled trial. *Lancet Oncol.* 2005;6:765.
23. Gelling O, Eichler HG. Should 5-hydroxytryptamine-3 antagonists be administered beyond 24 hours after chemotherapy to prevent delayed emesis? Systemic re-evaluation of clinical evidence and drug cost implications. *J Clin Oncol.* 2005;23:1289.
24. Navari RM. Pharmacological management of chemotherapy-induced nausea and vomiting: focus on recent developments. *Drugs.* 2009;69:515.
25. Grote R et al. Combination therapy for chemotherapy-induced nausea and vomiting in patients receiving moderately emetogenic chemotherapy: palonosetron, dexamethasone, and aprepitant. *J Support Oncol.* 2006;4:403.
26. Einhorn LH et al. Palonosetron plus dexamethasone for prevention of chemotherapy-induced nausea and vomiting in patients receiving multiple-day cisplatin chemotherapy for germ cell cancer. *Support Care Cancer.* 2007;15:1293.
27. Einhorn LH et al. Antiemetic therapy for multiple-day chemotherapy and additional topics consisting of rescue antiemetics and high-dose chemotherapy with stem cell transplant: review and consensus statement. *Support Care Cancer.* 2011;19(Suppl 1):S1–S4.
28. Curran MP, Robinson DM. Aprepitant: a review of its use in the prevention of nausea and vomiting. *Drugs.* 2009;69:1853.
29. Herrstedt J et al. Efficacy and tolerability of aprepitant for the prevention of chemotherapy-induced nausea and emesis over multiple cycles of moderately emetogenic chemotherapy. *Cancer.* 2005;104:1548.
30. Hesketh PJ et al. Aprepitant as salvage antiemetic therapy in breast cancer patients receiving doxorubicin and cyclophosphamide (AC) [abstract]. *J Clin Oncol.* 2006;24:(Suppl):8618.
31. Oechsle K et al. Aprepitant as salvage therapy in patients with chemotherapy-induced nausea and emesis refractory to prophylaxis with 5-HT(3) antagonists and dexamethasone. *Onkologie.* 2006;29:557.
32. Schmoll HJ et al. Comparison of an aprepitant regimen with a multiple-day ondansetron regimen, both with dexamethasone, for antiemetic efficacy in high-dose cisplatin treatment. *Ann Oncol.* 2006;17:1000.
33. Grunberg SM et al. Phase III randomized double-blind study of single-dose fosaprepitant for prevention of cisplatin induced nausea and vomiting [abstract]. *J Clin Oncol.* 2010;28(Suppl):15s.
34. Grunberg S et al. Single-dose fosaprepitant for the prevention of chemotherapy-induced nausea and vomiting associated with cisplatin therapy: randomized, double-blind study protocol-EASE. *J Clin Oncol.* 2011;29:1495.
35. Navari FM. Antiemetic control: toward a new standard of care for emetogenic chemotherapy. *Expert Opin Pharmacother.* 2009;10:629.
36. Depre M et al. Effect of aprepitant on the pharmacokinetics and pharmacodynamics of warfarin. *Eur J Pharmacol.* 2005;61:341.
37. Aapro MS, Walko CM. Aprepitant: drug–drug interactions in perspective. *Ann Oncol.* 2010;21:2316.
38. Tan L et al. Clinical research of olanzapine for prevention of chemotherapy-induced nausea and vomiting. *J Exp Clin Cancer Res.* 2009;28:131.
39. Navari RM et al. Olanzapine versus aprepitant for the prevention of chemotherapy-induced nausea and vomiting (CINV): a randomized phase III trial [abstract]. *J Clin Oncol.* 2010;28(Suppl):15s.
40. Slatkin NE. Cannabinoids in the treatment of chemotherapy induced nausea and vomiting: beyond prevention of acute emesis. *J Support Oncol.* 2007;5(5 Suppl 3):1.
41. Meiri E et al. Dronabinol treatment of delayed chemotherapy-induced nausea and vomiting (CINV) [abstract]. *J Clin Oncol.* 2005;23(Suppl):8018.
42. Meiri E et al. Efficacy of dronabinol alone and in combination with ondansetron versus ondansetron alone for delayed chemotherapy-induced nausea and vomiting. *Curr Med Res Opin.* 2007;23:533.
43. Figueroa-Moseley C et al. Behavioral interventions in treating anticipatory nausea and vomiting. *J Natl Compr Canc Netw.* 2007;5:44.
44. Roscoe JA et al. Acustimulation wrist bands are not effective for the control of chemotherapy-induced nausea in women with breast cancer. *J Pain Symptom Manage.* 2005;29:376.
45. Ellebaek E, Herrstedt J. Optimizing antiemetic therapy in multiple-day and multiple cycles of chemotherapy. *Curr Opin Support Palliat Care.* 2008;2:28.
46. Maranzano E et al. A prospective observational trial on emesis in radiotherapy: analysis of 1020 patients recruited in 45 Italian radiation oncology centres.

Radiother Oncol. 2009;94:36.

47. Feyer P et al. Radiotherapy-induced nausea and vomiting (RINV): MASCC/ESMO guideline for antiemetics in radiotherapy: update 2009. *Support Care Cancer.* 2011;19(Suppl1):S5–S14.

48. National Cancer Institute of Canada Clinical Trials Group (SC19) et al. 5-Hydroxytryptamine-3 receptor antagonist with or without short-course dexamethasone in the prophylaxis of radiation induced emesis: a placebo-controlled randomized trial of the National Cancer Institute of Canada Clinical Trials Groups (SC19). *J Clin Oncol.* 2006;24:3458.

49. Abdelsayed GG. Management of radiation-induced nausea and vomiting. *Exp Hematol.* 2007;35(4 Suppl 1):34.

50. Urba S. Radiation-induced nausea and vomiting. *J Natl Compr Canc Netw.* 2007;5:60.

51. Le TP, Gan TJ. Update on the management of postoperative nausea and vomiting and postdischarge nausea and vomiting in ambulatory surgery. *Anesthesiol Clin.* 2010;28:225.

52. Gan TJ et al. Consensus guidelines for managing postoperative nausea and vomiting. *Anesth Analg.* 2003;97:62.

53. Golembiewski J et al. Prevention and treatment of postoperative nausea and vomiting. *Am J Health Syst Pharm.* 2005;62:1247.

54. Kloth D. New pharmacologic findings for the treatment of PONV and PDNV. *Am J Health Syst Pharm.* 2009;66(1 Suppl 1):S11.

55. Ignoffo RJ. Current research on PONV/PDNV: practical implications for today's pharmacist. *Am J Health Syst Pharm.* 2009;66(1 Suppl 1):S19.

56. Kovac AL. Prevention and treatment of postoperative nausea and vomiting. *Drugs.* 2000;59:213.

57. Gan TJ et al. Society for Ambulatory Anesthesia guidelines for the management of postoperative nausea and vomiting. *Anesth Analg.* 2007;105:1615.

58. Wilhelm SM et al. Prevention of postoperative nausea and vomiting. *Ann Pharmacother.* 2007;41:68.

59. Golembiewski J, Tokumaru S. Pharmacological prophylaxis and management of adult postoperative/postdischarge nausea and vomiting. *J Perianesth Nurs.* 2006;21:385.

60. McKeage K et al. Intravenous droperidol: a review of its use in the management of postoperative nausea and vomiting. *Drugs.* 2006;66:2123.

61. Leslie JB, Gan TJ. Meta-analysis of the safety of 5-HT$_3$ antagonists with dexamethasone or droperidol for prevention of PONV. *Ann Pharmacother.* 2006;40:856.

第 23 章　上消化道疾病

Elaine J. Law and Jeffrey J. Fong

核心原则	章节案例

消化性溃疡

① 慢性消化性溃疡（chronic peptic ulcer disease，PUD）通常与幽门螺旋杆菌（*H. pylori*）的感染或者应用非甾体抗炎药（nonsteroidal anti-inflammatory drugs，NSAIDs）有关，主要症状为上腹痛或上腹部不适，有时伴有胃灼烧、腹胀、打嗝。

案例 23-1（问题 1 和 2）
案例 23-2（问题 1）
案例 23-4（问题 3）

② PUD 治疗的目标为减轻溃疡相关症状，愈合溃疡，清除幽门螺旋杆菌（如阳性），减少溃疡相关并发症；对于所有患活动性溃疡、有溃疡病史或溃疡相关并发症病史的患者，如 *H. pylori* 阳性，均推荐行 *H. pylori* 清除治疗。应选用质子泵抑制剂（proton-pump inhibitors，PPIs）治疗 NSAIDs 相关溃疡并降低其发生风险；消化性溃疡患者应该戒烟或减少吸烟，停用 NSAIDs 药物，减轻心理压力，并避免食用引发症状的食物及饮料。

案例 23-1（问题 3~10）
案例 23-2（问题 2~10）

③ *H. pylori* 阳性溃疡的治疗应以基于 PPI 的三联方案为初始治疗。方案应有效、耐受性好、易于依从、经济实惠，并应考虑抗生素耐药性；如果需要第二疗程，第二疗程方案中应当包括与第一次疗程不同的抗生素。

案例 23-1（问题 3、4 和 6~10）

④ 对于 *H. pylori* 阴性的 NSAIDs 相关溃疡，PPI 优于组胺-2 受体拮抗剂（H₂-receptor antagonists，H₂RAs）和硫糖铝，因为 PPI 可以加速溃疡愈合并更有效缓解症状；如将继续服用 NSAIDs，则需延长治疗时间；如患者为 *H. pylori* 阳性，应使用基于 PPI 的三联方案。

案例 23-2（问题 2、3 和 10）

⑤ 对于溃疡或溃疡并发症高风险的患者推荐预防性使用 PPI 或米索前列醇，或者改为使用特异性抑制环氧合酶 2（cyclooxygenase-2，COX-2）的 NSAID；当选用 PPI 时，需评估患者胃肠道受益、合并使用 COX-2 抑制剂及同时进行抗血小板治疗的相关心血管风险。

案例 23-2（问题 4~7）
案例 23-5（问题 2）

⑥ 对于接受 *H. pylori* 清除治疗的活动性溃疡患者、接受 *H. pylori* 清除治疗以预防溃疡风险的患者，应给予关于溃疡风险、溃疡并发症相关风险以及药物治疗的教育

案例 23-1（问题 5）
案例 23-2（问题 8 和 9）

胃食管反流病

① 胃食管反流病（gastroesophageal reflux disease，GERD）的经典症状通常是非常特异的，包括胃灼烧和反酸，然而，并非所有患者都会出现这些典型症状，也可能表现为更加严重的"报警症状"或额外的食管症状，需要转诊进行进一步评估。

案例 23-3（问题 1）

② GRED 患者恰当的治疗重点在于缓解症状，促进食管黏膜愈合，预防复发以及并发症。这些目标需要改善生活方式和旨在减少食管黏膜暴露于胃酸的药物治疗

案例 23-3（问题 2~4）

③ 对更严重的 GERD 患者的诊断策略包括：试验性抑酸治疗、上消化道内镜及活检、24 小时持续 PH 监测、放射影像学检查和食管测压。

案例 23-4（问题 1）

	章节案例
④ 轻度至中度 GERD 患者通过抗酸药、硫糖铝和 H_2RAs 治疗可有效缓解症状,然而对于更加严重的、发作频繁或复杂性 GERD 患者,应选用 PPI 治疗,因其在促进食管愈合以及缓解症状方面优于其他药物。	案例 23-4(问题 2)
⑤ GERD 相关的表现也可能是食管外的,包括非心源性胸痛、哮喘、声音嘶哑、喉炎和慢性咳嗽。	案例 23-5(问题 1)
上消化道出血	
① 应激性黏膜出血(stress-related mucosal bleeding,SRMB)是出现在经受严重生理压力的重症患者中的严重并发症。恰当的预防措施包括:确认 SRMB 的危险因素,例如机械通气和凝血障碍,并给予恰当的药物干预(如 PPI、H_2RAs、硫糖铝),以减少发生 SRMB 的风险。	案例 23-6(问题 1~4)

上消化道功能紊乱

上消化道功能紊乱涵盖从简单的感觉不适到危及生命的状态等一系列重要性不等的病症,包括消化不良、消化性溃疡(peptic ulcer disease,PUD)、胃食管反流病(gastroesophageal reflux disease,GERD)和上消化道出血。大部分上消化道疾病是酸相关性的,胃酸在其发生、发展和治疗中起重要作用。在美国,每年用于治疗消化道疾病的直接花费超过 1 420 亿美元,其中超过 100 亿用于质子泵抑制剂,一种用以减少胃酸分泌的药物[1]。这些疾病对患者和卫生保健系统造成了沉重的负担。据 2009 年数据估计,腹痛是最常见的消化道症状,导致 1 590 万人次就诊,而 GERD 是最常见的门诊患者的诊断,约为 900 万人次的诊断为 GERD[1]。尽管诊断技术和治疗策略均有明显进展,每年有 25 万~30 万的患者因上消化道出血被收入院,其中仍有 1.5 万~3 万例死亡,据报道死亡率大约在 10%~15%,每年花费超过 25 亿美元[2-4]。

上消化道生理

上消化道由口、食管、胃和十二指肠组成(图 23-1)。进食的食物或液体经口、食管进入胃部。在这些物质进入食管时,食管下括约肌(lower esophagealsphincter,LES),即邻近食管远端的胃部肌肉放松以允许食物进入胃部。LES 通常保持收缩状态以防胃内容物反流入食管。然而,食管肌肉的蠕动收缩可使 LES 保持开放直至所有食物进入胃部[5]。尽管 LES 是预防胃食管反流的基本屏障,健康人群在白天或夜间会发生胃食管反流,但无临床意义[6]。

胃从解剖和功能上由三个不同的区域组成:贲门、胃体、幽门(见图 23-1)。胃底(约占胃表面积 5%)位于食管和胃部连接部分,是胃的最高点。胃底黏膜分泌黏液保护胃黏膜免受胃酸损害。胃体组成胃的大部分黏膜(约 80%~90%),它包括分泌胃酸和内因子(维生素 B_{12} 吸收所必需)的壁细胞和分泌胃蛋白酶原(胃蛋白酶的前体)的主细胞。胃蛋白酶原在胃内酸性环境下转化为胃蛋白酶(一种

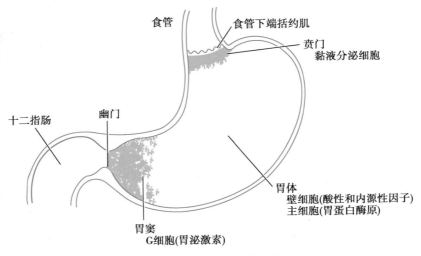

图 23-1　胃肠道解剖区域

蛋白水解酶），用以降解蛋白质。幽门约占胃的 10% ~ 20%，它含有分泌胃泌素的 G 细胞，通过反馈机制刺激壁细胞分泌胃酸。上消化道的最后一部分是十二指肠，起始于幽门延伸至屈氏韧带。空肠是下消化道的起始部分。

壁细胞负责分泌胃酸（图 23-2）。共有 3 种刺激（神经、物理和激素）促使壁细胞分泌酸。来源于中枢神经系统（central nervous system, CNS）的神经冲动和食物的形象、气味、味道刺激产生的神经冲动沿胆碱能通路传导，释放乙酰胆碱到达局部神经末端激活壁细胞的毒蕈碱型受体[7]。进食后食物扩张胃壁，也可促使释放乙酰胆碱，刺激胃窦 G 细胞产生胃泌素。胃内 pH 升高也可刺激胃泌素的产生。胃泌素通过反馈机制被调节，胃内 pH 升高可促进胃泌素产生，低 pH 可抑制胃泌素产生。胃窦 D 细胞释放生长抑素，进而抑制 G 细胞分泌胃泌素[7,8]，从而避免过度胃酸分泌造成胃黏膜损害。胃泌素进入血液，抵达壁细胞并与其上的胃泌素受体结合。乙酰胆碱和胃泌素促进主细胞或肠嗜铬样（enterochromaffin like, ECL）细胞释放组胺，组胺与壁细胞表面的组胺 H_2 受体结合。组胺的释放与餐后及夜间酸分泌相关。胃泌素、组胺和乙酰胆碱 M 受体均位于壁细胞的基底膜上（见图 23-2）。任一受体与其配体的结合将导致一系列级联反应，刺激胃酸分泌。钙离子内流入壁细胞，细胞内钙离子浓度升高。细胞内单环磷酸腺苷水平也

可升高，并激活蛋白磷酸激酶。这些分子事件进而激活 K^+/H^+-ATP 酶或质子泵，进入位于壁细胞顶膜的分泌小管。质子泵是转运离子的通道，可以将胞浆中的氢离子转运至分泌小管内，并在此通过一反向通道交换钾离子进入壁细胞。在分泌小管中，氢离子与来自血液的氯离子结合形成盐酸，排放入胃酸管道[7]。质子泵是胃酸分泌的共同最终步骤[7]。

治疗酸相关疾病药物的药理治疗学

以下部分主要回顾治疗酸相关疾病药物的药理治疗学（表 23-1）。药物的具体使用将在各个消化疾病中探讨。

抗酸药和海藻酸

抗酸药被广泛用于较轻的和发作不频发的酸相关疾病的症状。它们通过中和胃酸来升高胃内 pH[9]。胃内 pH 升高是剂量依赖性的，通常需要一个相当的剂量来将 pH 升高至 4 或 5 以上[9,10]。抗酸药作用迅速，可在数分钟内使胃内 pH 中度升高，但其作用不持久（空腹胃作用持续时间约 30 分钟）。当在餐后 1 小时内给予药物，其作用时间可延长至 3 小时[9]。抗酸药的形式可以是单独的盐，或者与镁离子、铝离子、钙离子和钠离子结合形成的盐。含有铝或镁离子的盐还可以与胆盐结合[9]。铝盐还可增加黏膜前列腺素合成、刺激黏液及碳酸盐分泌，增强微血管血流，从而促进黏膜保护作用。抗酸药还可以抑制胃泌素的作用。这些发现提示，除抗酸药本身的中和酸作用外，抗酸药还有其他的作用机制。这有助于解释抗酸药的治疗机制和益处[9]。已有综述讨论特异性抗酸产品及其中和酸的能力[9]。抗酸药还可与海藻酸结合。海藻酸并不是酸中和剂。它通过在形成一层黏稠液体漂浮在胃内容物表面，理论上可以保护食管黏膜免受酸反流的损害[11]。

通常患者对抗酸药的耐受性较好。含有镁离子的抗酸药可能引起剂量依赖性的渗透性腹泻，但与铝盐结合可抵消该副作用（单独使用铝盐引起便秘）。当使用较高剂量的铝镁盐时，其主要副作用是腹泻[9,12]。小剂量的铝和镁会被累积吸收，对肾功能不全的患者有潜在毒性。因此，对于肌酐清除率小于 30ml/分钟的患者应避免使用含有铝的抗酸药。肾衰竭患者也应避免长期使用含铝的抗酸药[9,12]。有文献报道超疗程大剂量使用碳酸钙引起高钙血症（肾功能正常者，>20g/d；肾衰竭患者，>4g/d）[9]。这一事项特别值得注意，因为许多大众熟知的非处方药物（OTC）的抗酸产品原本不含钙剂，近来其配方中添加了钙，但仍保留相似的商品名[12]。高剂量的钙（4~8g/d）与铝剂（碳酸盐）合用可以产生导致奶-碱（milk-alkali）综合征（即高钙血症性肾病伴碱中毒）。含铝抗酸药（除磷酸铝外）可直接与消化道中的磷酸结合形成不溶于水的盐，通过粪便排出。高剂量或频繁使用含铝抗酸药可导致低磷血症[12]。碳酸盐不能长期应用（尤其是肾功能损害患者），因为它使碳酸氢盐在体内累积引起全身性碱中毒。另外，高剂量钠盐的使用（274mg 钠/g 碳酸氢钠）与钠潴留有关，可能对高血压、腹水、严重肾功能不全或心力衰竭的患者造成不良影响[9,12]。

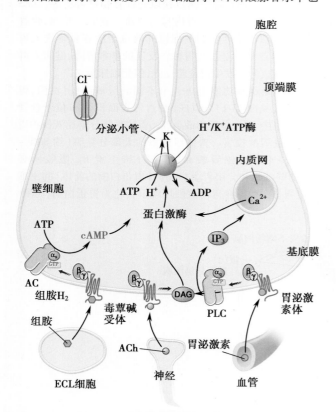

图 23-2　壁细胞。ECL，肠嗜铬样；DAG，二酰甘油；PCL，磷脂酶 C。（来源：Adapted with permission from Golan DE, et al. *Principles of Pharmacology*: *The Pathophysiologic Basis of Drug Therapy*. 3rd ed. Baltimore, MD: Wolters Kluwer Health; 2011.）

表 23-1　治疗上消化道紊乱的口服药物

	胃十二指肠溃疡愈合	维持胃十二指肠溃疡愈合	减少 NSAIDs 相关溃疡风险	缓解胃灼烧和消化不良（OTC 使用）	缓解 GERD 症状（处方药使用）	食管病变愈合[a]	维持食管病变愈合[a]	高胃酸分泌病[a,b]
组胺-2受体拮抗剂								
西咪替丁	300mg，每日4次 400mg，每日2次 800mg，每日1次	400~800mg 睡前		200mg，每日1次，需要时	300mg，每日4次	400mg，每日4次 800mg，每日1次	400~800mg 睡前	[a]
法莫替丁	20mg，每日2次 40mg 睡前	20~40mg 睡前		10mg，每日2次，需要时 20mg，每日1次，需要时	20mg，每日2次	40mg，每日2次	20~40mg，每日2次	[a]
尼扎替丁	150mg，每日2次 300mg 睡前	150~300mg 睡前		75mg，每日2次，需要时	150mg，每日2次	300mg，每日2次	150~300mg，每日2次	[a]
雷尼替丁	150mg，每日2次 300mg 睡前	150~300mg 睡前		75mg，每日2次，需要时 150mg，每日2次，需要时	150mg，每日2次	300mg，每日2次	150~300mg，每日2次	[a]
质子泵抑制剂								
埃索美拉唑	20~40mg，每日1次	20mg，每日1次	20mg，每日1次	20mg，每日1次	20mg，每日1次	20~40mg，每日1次	20mg，每日1次	60mg，每日1次
右旋兰索拉唑					30mg，每日1次	60mg，每日1次	30mg，每日1次	30mg，每日1次
兰索拉唑	15~30mg，每日1次	15~30mg，每日1次	15~30mg，每日1次	15mg，每日1次	15~30mg，每日1次[c]	30mg，每日1次	15~30mg，每日1次	60mg，每日1次
奥美拉唑	20mg，每日1次	20mg，每日1次	20mg，每日1次	20mg，每日1次	20mg，每日1次	20~40mg，每日1次	20mg，每日1次	60mg，每日1次
泮托拉唑	40mg，每日1次	40mg，每日1次	40mg，每日1次		20mg，每日1次	40mg，每日1次	40mg，每日1次	80mg，每日1次
雷贝拉唑	20mg，每日1次	20mg，每日1次	20mg，每日1次		20mg，每日1次	20mg，每日1次	20mg，每日1次	60mg，每日1次
其他药物								
硫糖铝	1g，每日4次 2g，每日2次							
米索前列醇			200μg，每日3~4次					

[a] 尽管 FDA 批准了该项适应证，但 H2RAs 不推荐更高剂量适应，因为他们不如 PPIs 有效。

[b] 起始剂量：每日剂量需要根据胃酸分泌反应来来状定。

[c] 疗程不超过连续14日，如果需要，可每4个月重复一次，14日一个疗程

抗酸药通过改变胃内的 pH 可以影响一些口服药物（如地高辛、苯妥英、异烟肼、酮康唑、伊曲康唑、铁剂）的吸收，而这些药物一般需要在酸性的环境下溶解和吸收[9,11,13]。这可能导致这些药物的潜在治疗失败。抗酸药中的钙、铝、镁等成分与其他同服的药物结合，若两者形成络合物则会影响这些药物的吸收。四环素和喹诺酮类抗生素可与二价或三价阳离子结合，故吸收易受影响[12]。与抗酸药合用时，环丙沙星的生物利用度下降大于 50%，这是因为铝离子或镁离子可以和喹诺酮类抗生素螯合形成不溶物。在服用抗酸药前两小时服用环丙沙星，比在其后两小时服用，环丙沙星的生物利用度要高[14]。抗酸药可升高胃内的 pH，溶解与其同服的药物的肠衣，使原本应在 pH 大于 6.0 环境中溶解的肠衣药物提前在胃中溶解[13]。尿液碱化可导致药物从尿中排出增多（水杨酸类），或排出减少（苯丙胺类和奎宁类），从而导致血液中的药物浓度降低或增加[9,12]。通过与抗酸药服用时间间隔大于 2 小时，大部分药物相互作用可以避免[12]。

组胺-2 受体拮抗剂

在美国应用的组胺-2 受体拮抗剂（H_2RAs）有 4 种，包括西咪替丁、雷尼替丁、法莫替丁和尼扎替丁。这 4 种药有处方剂量和非处方剂量，剂型包括口服和静脉用药（尼扎替丁在美国没有静脉用药剂型）。H_2RAs 选择性地抑制组胺和壁细胞上 H_2 受体的结合，从而减少基础胃酸分泌和刺激后的胃酸分泌（见图 23-2）。尽管这 4 种药物在毫克-毫克基础上进行比较时，抗酸效能不同（法莫替丁抗酸效能最强，其次是尼扎替丁、雷尼替丁、最弱的是西咪替丁），但这并不重要，因为这 4 种药物的口服剂量都相应作了调整，以获得等效的抗分泌效果（见表 23-1）[15]。药物口服在小肠吸收迅速，在服用后 1~3 小时内即可达到其血药浓度峰值[15]。因雷尼替丁、西咪替丁和法莫替丁在人体内吸收不完全，生物利用度较低，首过效应导致 40%~65% 的生物利用度。尼扎替丁的生物利用度接近 100%，因其不经过首过代谢效应[15,16]。通过静脉点滴给药的 H_2RAs 生物利用度为 90%~100%。上述 4 种药物是通过肝脏代谢、肾小球滤过和肾小管分泌的共同作用而清除的[15]。西咪替丁、法莫替丁和雷尼替丁的主要清除途径为肝脏代谢，尼扎替丁的主要清除途径是肾脏排泄[15-19]。这 4 种药物的半衰期越长，其药物清除率越低，中、重度肾功能不全患者使用这些药物时应减量。尽管肝功能不全不会影响 H_2RAs 的药物代谢动力学，但肝衰竭及肾功能不全患者使用这些药物时用药剂量应做相应的调整[17]。

H_2RAs 是相当安全的，其副作用的发生率很低[20]。安慰剂随机对照试验的 meta 分析显示在副作用方面，西咪替丁和安慰剂组之间无显著性差异[21]。最常见的副作用有：胃肠不适（如腹泻、便秘）、中枢神经系统反应（如头痛、头晕、嗜睡、精神错乱、幻觉）及皮肤症状（如皮疹）[20]。最常见的血液系统副作用为血小板减少症，发生率约 1%，在停药后可以恢复[22]。尽管血小板减少症在静脉点滴的患者中报道较多，H_2RAs 相关的血小板减少症的发病率可能是被过高估计的[23]。肝细胞毒性尽管不常见，但偶有报道静

脉使用 H_2RAs 出现肝毒性[24]。西咪替丁具有对抗雄激素的作用，大量服用该药可出现男性乳房发育及阳萎。该效应在停用药物或改用其他种类 H_2RAs 后是可逆的[21,26]。发生副作用的危险因素包括老年患者、较大剂量用药者（通常为胃肠外用药）以及肾功能异常者[25,26]。

4 种 H_2RAs 均可以通过改变胃液的 pH 影响一些需要在酸性环境下被吸收的药物，并降低其生物利用度。这类药物相互作用中最重要的是与酮康唑的相互作用，酮康唑需要酸性环境下溶解吸收。同时服用 H_2RAs 和酮康唑会导致抗真菌治疗失败[13]。西咪替丁引起药物相互作用的潜能最大，因其抑制肝脏细胞色素 P450 多功能氧化酶系统。这种药物之间的相互作用对于那些有效治疗浓度较窄的药物（如苯妥英、奎宁丁、利多卡因、华法林和茶碱）作用更明显[13]。尽管雷尼替丁在摩尔水平上效能更强，但与西咪替丁相比，它和细胞色素 P450 系统结合的不甚紧密。因此，服用等效剂量的药物时，雷尼替丁比西咪替丁对其他药物在肝脏的代谢影响更小，引起的药物相互作用也更小。法莫替丁和尼扎替丁不与细胞色素 P450 结合，也不与需在肝脏中代谢的药物发生相互作用[13]。一些 H_2RAs 通过肾小管的分泌进行清除，因此可能与其他药物存在竞争[27]。西咪替丁和雷尼替丁抑制 44% 普鲁卡因从肾小管进行分泌量，但法莫替丁无此效应[28]。快速抗药反应和药物耐受性可发生于所有的 H_2RAs 中，因其可上调 H2 受体的数量。此现象多见于大剂量胃肠外用药时，但也偶有报道口服用药时发生[26,29]。在规律持续使用 H_2RAs 数天后可能发生抗分泌耐受性，但可以通过仅在需要时服用 H_2RAs 避免耐受性产生[30]。

质子泵抑制剂

质子泵抑制剂（proton pump inhibitors, PPIs）是胃酸分泌的高度特异性抑制剂，包括奥美拉唑、兰索拉唑、雷贝拉唑、泮托拉唑、埃索美拉唑及右兰索拉唑。这些药物是经修饰替换的苯并咪唑，通过不可逆地与 H^+/K^+-ATP 酶（质子泵）结合发挥作用。PPI 是最强力的胃酸分泌抑制剂，因为它们抑制了酸产生的最终环节[31-33]。它们同时抑制基础胃酸和刺激后的胃酸分泌，这种抑制作用有剂量依赖性及持续性[32]。PPIs 是前体药物，需要在酸性环境下转化为活性磺胺类形式。前体药物从小肠吸收入血（被肠溶衣包被以免被胃内的酸性环境破坏），通过循环系统进入壁细胞的酸分泌小管，转变为活性形式（见图 23-2）[31,33]。这种转变需要分泌活跃的质子泵，因此在餐前 30~60 分钟空腹服用这些药物的效果最佳[33]。最新的 PPIs，改性释放的右兰索拉唑和延迟释放的雷贝拉唑与其他的 PPIs 不同，因为他们使用了双重延迟释放技术，使得其抗酸分泌效果的持久性延长。改性释放的右兰索拉唑含有 2 种不同 pH 依赖的颗粒。第一种颗粒与其他 PPI 类似，在近端十二指肠释放，4 小时后第二次释放发生在远端小肠。由于药物暴露时间延长，服用改性释放的右兰索拉唑可不考虑用餐时间[34]。延迟释放的雷贝拉唑目前正在研究中，是使用 2 种不同药物释放方式的新剂型。其余 PPI 尽管血浆半衰期比较短（大约为 1~2 小时），但是由于药物在胃壁细胞内同 H^+/K^+-ATP

酶共价结合（不可逆），所以抑制分泌的作用可以持续到服药后48~72小时[33,35]。当使用相等剂量时，PPIs具有相同的抑酸效果（见表23-1）[36-41]。在减少胃酸分泌和黏膜愈合方面，PPIs的效果优于H$_2$RAs[35,41,42]。对于肾功能不全的患者无需调整用药剂量，但是那些严重肝功能损害的患者应该谨慎调整用量[43]。

口服的PPIs的剂型为延迟肠道释放的肠衣胶囊（奥美拉唑、兰索拉唑、延迟释放的雷贝拉唑、埃索美拉唑及改性释放的右兰索拉唑），延迟肠道释放的肠溶片（泮托拉唑、雷贝拉唑和非处方药的奥美拉唑），快速崩解片剂（兰索拉唑）和即刻释放配方（奥美拉唑和碳酸氢钠胶囊及口服混悬液）[36]。美国使用的静脉点滴配方中包括泮托拉唑和埃索美拉唑。对于不同需求的患者（如吞咽困难、管状胃），可选用不同的给药方式和特殊的药物剂量，这部分内容将在本章后面讨论（见上消化道出血部分）。

PPIs短期的副作用相对较少，与H$_2$受体阻滞剂及安慰剂的发生率相当。最常见的副作用包括包括胃肠症状（如恶心、腹泻、上腹痛），神经系统反应（如头晕、头痛）及偶见的局部症状（如皮疹、肝脏转氨酶增高）[31,44]。正如在"治疗酸相关疾病药物的药理治疗学"一节"抗酸药和海藻酸"部分中讨论的一样，快速释放剂型的奥美拉唑含有碳酸钠，因此对于需要限制钠摄入的人群使用时应该谨慎。所有PPIs均经过肝脏CYP450微粒酶系统代谢。奥美拉唑和埃索美拉唑可抑制CYP2C19的活性，降低地西泮、苯妥英和华法林的代谢，而兰索拉唑可通过诱导CYP1A表达增加茶碱的代谢[33,45]。尽管这些药物间相互作用的临床意义不大，当需要联合使用以上药物时仍需谨慎以预防可能发生的毒性或治疗失败。

PPIs与CYP2C19的相互作用及其对噻吩并吡啶类抗血小板药物氯吡格雷的影响引起了广泛的关注和讨论。在2008年，美国心血管和胃肠病学共识指南推荐对于同时接受阿司匹林和氯吡格雷双重抗血小板治疗的患者，应该预防性给予PPIs以减少上消化道出血的风险[46]。文件发布以来，有大量报道提示PPIs和氯吡格雷之间的相互作用减弱了氯吡格雷的抗血小板效应，并增加了不良心血管结局的潜在风险[47-51]。这些相互作用的假说是基于氯吡格雷需要经过CYP2C19的生物转化从前药转化为活性代谢产物。因为PPIs的代谢也需要经过这些代谢途径，药物动力学和药效学的研究提示同时应用PPIs可能抑制或竞争这些酶类，导致氯吡格雷向活性代谢产物转化减少，因此减弱了氯吡格雷的抗血小板效果[48-51]。在使用安慰剂的观察性心血管临床研究发现由此导致更高的心血管事件发生率（包括综合性缺血重点、全因死亡、非致死性心肌梗死、中风、支架狭窄）[51]。

在评估该药物相互作用时，一个容易混淆的变量是CYP2C19的基因多态性在其中扮演的角色——该多态性可导致位点的功能丧失，这将导致氯吡格雷向活性形式转化减少，与氯吡格雷抗血小板效果降低有关[52]。在回顾了该研究证据之后，美国食品药品管理局（FDA）于2009年发布了氯吡格雷标签和安全警告的更改，并推荐对药物提供者安全警告避免在处方氯吡格雷的同时处方奥美拉唑、奥美

拉唑/碳酸钠或埃索美拉唑[53]。2008年共识更新尝试更加严格的评估关于药物相互作用的证据，并给予医务保健人员指导[54]。尽管使用了更谨慎的分析方法，提示氯吡格雷和奥美拉唑之间可能存在相互作用，但一些观察性研究的数据支持该药物相互作用与不良的临床后果之间存在确切的因果关系。并且，共识中提到尚无证据说明从一种PPI转为使用另一种PPI，或者间隔时间服用PPI后可以明确减少该药物相互作用[54]。一项包含新近发表的随机对照临床研究的meta分析结果提示该药物相互作用对心血管事件发生并无显著影响[55]。在有更加完善的证据出现之前，需要考虑的最重要方面是确保患者有使用PPI的恰当适应证，从而针对每个病例决定风险与受益，如非必要，尽量避免氯吡格雷与奥美拉唑或埃索美拉唑合用。

胃内pH升高可能增加某些药物的生物利用度（如地高辛、硝苯吡啶），导致可能的毒性，或者减少酮康唑和头孢泊肟的吸收，使其治疗失败的风险增加[33,45]。

长时间高剂量使用PPIs可与许多不良反应有关[56,57]。然而，大多数情况下，缺乏证据支持PPIs与这些效应之间明确的因果关系。有证据提示，因为PPIs可抑制胃酸分泌，导致高胃泌素血症及肠嗜铬细胞增生，而这可能进展为胃类癌（一种胃癌的前体状态）。尽管有报道使用PPI时ECL细胞增生，但没有证据提示长期使用（>10年）PPIs导致更高级别的增生或胃ECL细胞类癌[58]。长期使用奥美拉唑的患者在尸检时胃部发现幽门螺杆菌阳性及萎缩性胃炎。然而，经FDA审阅的数据并不具结论性，不能证实长期使用PPIs、幽门螺杆菌和萎缩性胃炎之间的关联[56-58]。

PPIs与感染风险相关（如肺炎、肠道感染），可能由于微生物在酸性减弱的环境下更容易生存[56-60]。重症患者的急性院内感染（肺炎）将在随后讨论高剂量口服或胃肠外使用PPI治疗的部分论及（见上消化道出血部分）。大量回顾性研究探讨了使用PPI患者发生社区获得性肺炎的风险，然而确定其因果关系非常困难，目前尚无定论[57]。肠道感染和肿瘤也被认为是潜在细菌生长的结果。最常见的病原是艰难梭菌、鼠伤寒杆菌和空肠弯曲菌；然而，研究数据提示它们很少致病[59-60]。一项PPI使用的回顾性研究提示，在接受PPI治疗的患者中发生艰难梭菌感染的比未接受PPI治疗者增加近3倍，但整体风险仍然很低，不应作为治疗的禁忌证[61]。两项纳入共约30万患者的meta分析提示PPI使用者发生艰难梭菌相关性腹泻的风险增加65%[61,62]。

老年人长期高剂量使用PPI可增加髋关节骨折风险，因为PPI诱导的高氯血症可抑制钙的吸收，或者抑制了破骨空泡的质子泵导致骨吸收下降[56,63]。长期PPI使用也可能与脊柱、前臂和手腕的骨折相关[63]。在纳入8 400名患者的大型回顾性队列研究中，经过5~10年的随访发现，PPI治疗与骨密度流失加速并无关联。为了确定长期使用PPIs和骨折之间的因果关系，还需要研究进一步证实。目前不推荐超出年龄范围进行骨密度检测和补充钙剂[60,64-67]。

有报道称长期使用PPI的患者可发生维生素B$_{12}$（氰钴胺）水平降低，可能由于胃酸是吸收膳食中的维生素所必需

的[56-58,67]。在一项大型回顾性病例对照研究中发现,长期使用PPI(大于2年)与风险率升高为1.65有关(95% CI 1.58~1.73)。同时存在剂量依赖性关系,高剂量使用可使风险率升高为1.95(95% CI 1.77~2.15)[67]。使用PPI超过1年的成年患者可发生低镁血症,但也有使用3个月后发生低镁血症的报道[68-70]。有两项关于流动救护站患者的回顾性研究证实了PPI与低镁血症的联系。PPIs增加低镁血症的风险增加的机制尚不明确,但可能与肠道镁离子吸收状态改变有关。有研究提示长期胃酸抑制后继发离子吸收障碍,但尚未被临床研究证实[56,57]。PPIs与间质性肾炎有关,但是非常罕见[57,71]。尽管长期使用PPIs的不良反应并不普遍,对于每一例患者必须评估受益与潜在风险。

硫糖铝

硫糖铝(一种硫化多糖的铝盐)可保护溃疡组织免受蛋白酶、胃酸及胆盐等侵袭因素的损害[72]。pH为2.0~2.5的环境中,硫糖铝与损伤及溃疡的组织结合,形成一物理屏障抵抗侵袭因素的伤害。硫糖铝不能被机体吸收,也无抗酸活性,但它可通过增加前列腺素和胃碳酸氢盐的分泌起到保护胃黏膜作用[72]。硫糖铝最常见的副作用是因含有硫铝合物而引起的便秘,大约1%~3%的患者发生便秘[72]。由于肾功能不全的患者体内可蓄积铝而导致中毒,此类患者应避免长期使用铝剂[72]。铝盐可以与消化道内膳食中的磷酸结合,因此存在导致低磷血症的潜在风险(请见"治疗酸相关疾病药物的药理治疗学"一节"抗酸药和海藻酸"部分)。硫糖铝片剂很大,一些患者尤其是老年患者很难将其吞下。口服喹诺酮类抗生素、华法林、苯妥英、左旋甲状腺素、奎尼丁、酮康唑、阿密曲替林、茶碱等药物与硫糖铝同时使用时,硫糖铝可降低这些药物的生物利用度[13]。其机制与硫糖铝在胃肠道同这些药物相结合有关,因此应将硫糖铝与这些药物分开服用(如2小时后再服用硫糖铝)。

米索前列腺素

米索前列腺素是一种人工合成的前列腺素E_1的类似物,也是美国唯一批准使用的前列腺素类似物。米索前列腺素的作用机制主要是增强黏膜抵御有害因素的能力[73]。通过刺激黏膜产生重碳酸盐和黏液、改善黏膜血液循环、减少黏膜细胞翻转等类似内源性前列腺素的作用,米索前列腺素发挥着细胞保护作用[73]。米索前列腺素抑制胃酸的作用呈剂量依赖性,但即便使用高剂量,其抑酸效果也不如H_2RAs。米索前列腺素的应用范围有限,因为它可引起剂量依赖性腹泻(约30%的患者发生)以及腹部绞痛[73]。随餐服药有助于减轻腹泻。减少每日药物剂量也可减轻腹泻,但可能减弱药效[74](见"消化性溃疡"部分)。其他副作用包括恶心、胃肠胀气和头痛。米索前列腺素以代谢物形式从尿中排出,但是对于肾功能不全的患者无需调整剂量。米索前列腺素可引起流产,因为它具有收缩子宫的作用。因此,孕妇禁忌因消化系统症状服用米索前列腺素[73,75]。育龄妇女使用该药之前需要确认妊娠检测阴性,在用药过程中应避孕。

铋盐

次水杨酸铋作为消化道非处方药已经使用了许多年。尽管它的作用机制还不完全清楚,一般认为铋是通过与病损黏膜处结合,发挥保护黏膜及细胞的作用。铋剂还具有抗微生物的效应,主要可以抑制幽门螺杆菌[76]。铋盐无抑酸作用。包含铋盐的产品副作用很少,但肾损害的患者对铋盐的清除降低。同时服用水杨酸盐的患者应谨慎使用次水杨酸铋,因为潜在水杨酸毒性及消化道出血风险。对水杨酸过敏的患者应避免使用含有水杨酸成分的药物。不建议长期使用铋盐。铋盐还可以引起大便颜色变黑,这种颜色变化是无害的,主要由于结肠内铋转化为硫化铋;当使用液体剂型时,患者舌也可变黑[8]。枸橼酸铋钾(biskalcitrate)是唯一四环素和甲硝唑联合制剂用以治疗幽门螺杆菌感染的药物[77](见"消化性溃疡"部分)。枸橼酸铋钾的副作用和次水杨酸铋类似,其优点在于不含有水杨酸。

消化不良

消化不良是指主要位于上腹部的疼痛或不适的主观感觉,影响大约25%的美国人口,是一个相当普遍的问题[78,79]。消化不良的病因可以继发于器质性疾病,如PUD、伴有或不伴有食管炎的GRED和胃部恶性病变,或者药物治疗[如非甾体抗炎药(NSAIDs)、抗生素(如红霉素、四环素)、铁和钾补充剂、地高辛、茶碱、二膦酸盐等]引起的;吸烟或压力较大的生活方式(图23-3)也可能引起症状。慢性消化不良被定义为以下症状中一种或多种的反复发作:上腹痛、胃灼烧、腹胀、打嗝、恶心、呕吐和早饱(进餐早期感到腹饱)。尽管有缓解期,在很长一段时间内患者间断出现症状。胃灼烧可存在于消化不良患者,但更多提示GERD。

未经诊断检查的患者被称为具有"未经审查"的消化不良,而经过检测(常常是胃镜)的患者称为具有"经过审查"的消化不良(见图23-3)。功能性消化不良,也称为不明原因的消化不良或非溃疡性消化不良(non-ulcer dyspepsia,NUD),是一种经过内镜检查无PUD、GERD或恶性病变相关的黏膜损害的临床症状。

基于罗马III诊断标准来定义功能性消化不良:在诊断之前,患者首次发生症状时间距离诊断大于6个月,并且在近3个月曾有至少一次以下症状发生,且无器质性病变的证据[80,81]:

- 症状1:餐后饱胀感(被归类为餐后压力综合征)
- 症状2:早饱(不能完成正常食量进餐,也被归类于餐后压力综合征)
- 症状3:上腹部疼痛或胃灼烧(归类于上腹疼痛综合征)

病理生理学

急性、不常发生的消化不良最常与食物、酒精、吸烟或应激相关。慢性消化不良可能与潜在原因有关,如PUD、GERD或恶性肿瘤,或可能无任何已知原因(内窥镜检查阴

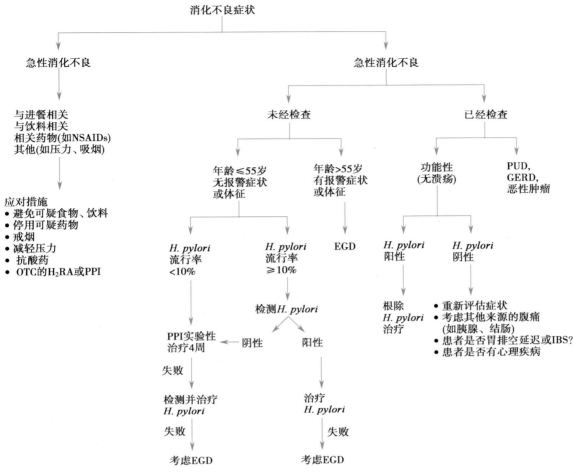

图 23-3　消化不良症状的诊治。EGD，食管胃十二指肠镜；GERD，胃食管反流病；*H. pylori*，幽门螺杆菌；H_2RA，组胺 2 受体拮抗剂；IBS，肠易激综合征；NSAID，非甾体抗炎药；OTC，自购药；PPI，质子泵抑制剂；PUD，消化性溃疡病

性、功能性、特发性消化不良）。约 40% 的功能性消化不良患者有病理生理障碍，涉及胃排空延迟[81]。还有证据表明，食管、胃、十二指肠和胃肠道其他区域敏感，可能与肠易激综合征相关，尤其是女性[81]。其他人未能发现功能性消化不良与胃十二指肠运动、超敏反应或任何其他上消化道异常之间的病理关联，提示心理障碍是重要的影响因素。虽然在 20% 至 60% 的功能性消化不良患者中发现了幽门螺杆菌感染，但其病理生理学相关性仍不确定[80]。

临床评估与诊断

急性、不常发生的消化不良多是自限性的，通常无需进一步诊治。在未经检查的患者，慢性消化不良症状不能用于预测 PUD、GERD 或恶性病变的内镜诊断[81-83]。此外，单个症状或者症状群，如 PUD 样症状、GERD 样症状或对于区分功能性消化不良和器质性病变并无作用，对于治疗也并无帮助。因为 PUD、GERD 或恶性病变患者的症状与功能性消化不良患者的症状有相当的重叠。

对未经检查的消化不良患者的临床评估如下：如果年龄小于 55 岁，没有报警症状，在中度到高度幽门螺旋杆菌流行的地域（≥10%）[81]（见图 23-3）应给予患者幽门螺旋

杆菌检测和根除治疗。应该使用非内镜的检查来检测幽门螺杆菌（见"幽门螺杆菌的检测"部分）。老年人新发的消化不良应被考虑为潜在恶性疾病如胃癌的独立风险因素[81]。年龄大于 55 岁的消化不良患者，或者有报警症状的患者应当行上消化道内镜检查（见图 23-3）。其他辅助确认潜在重大疾病尤其是恶性疾病的特征包括早饱、恶心、进行性吞咽困难或吞咽痛、不能解释的体重下降（下降>10% 体重）、呕吐、贫血、消化道出血、淋巴结病变、黄疸、消化性溃疡病史、上消化道肿瘤家族史、既往胃部手术史或恶性病史[81]。尽管病程时间阈值还不确定，症状长期存在或者长期服用抗酸分泌药物提示存在严重的潜在疾病。

治疗

图 23-3 中是关于成年消化不良患者的诊疗策略。急性消化不良患者如不愿或不能停止引起症状的药物、食物、饮料或戒烟，那么使用抗酸药或者 OTC 的抑制酸分泌药物可有效治疗症状。对于年龄小于 55 岁、慢性消化不良、无报警症状的患者，起始治疗取决于当地幽门螺杆菌流行的状况以及患者幽门螺杆菌感染检测是阴性还是阳性（表 23-2）。对幽门螺杆菌流行率较低地域的患者和幽门螺杆菌阴性患

者,服用 PPI 共 4 周是经验性治疗中的一线治疗,经济有效[81-83]。1 个月后如果患者的症状治疗有效,应停止使用 PPIs。如果症状复发,应考虑长期 PPI 治疗,但应每 6~12 个月评估一次是否还需要 PPI 继续治疗[80]。对于起始经验性 PPI 治疗 4~8 周后症状无改善的患者,或停药 PPI 后症状复发的患者,推荐行内镜检查(见图 23-3)[80,81]。幽门螺杆菌阳性的患者应接受 PPI 为基础的根除方案[80-83](见"幽门螺杆菌相关性溃疡"部分)。

表 23-2

检测并治疗幽门螺杆菌的适应证

推荐的(有确定证据支持)

■ 不能解释的消化不良(根据幽门螺杆菌的流行情况)
■ PUD(活动性胃或者十二指肠溃疡)
■ 胃 MALT 淋巴瘤
■ 早期胃癌切除后
■ 减少胃十二指肠溃疡再次出血的风险

有争议的(证据不确定)

■ NUD
■ 服用 NSAIDs 的人群(没有消化性溃疡的症状/体征)
■ GERD
■ 胃癌高风险的人群
■ 难以解释的缺铁性贫血

GERD,胃食管反流病;MALT,黏膜相关性淋巴组织;NUD,非溃疡性消化不良;NSAIDs,非甾体抗炎药;PUD,消化性溃疡

来源:Talley NJ, Holtmann G. Approach to the patient with dyspepsia andrelated functional gastrointestinal complaints. In: Yamada T et al, eds. Principlesof Clinical Gastroenterology. 5th ed. Hoboken, NJ: Wiley-Blackwell; 2008:38; CheyWDet al. American College of Gastroenterology guideline on the management of *Helicobacter pylori* infection. *Am J Gastroenterol*. 2007;102:1808; De Vries AC, Kuipers EF. *Helicobacter pylori* infection and nonmalignant diseases. *Helicobacter*. 2010;15(Suppl 1):29; Figura N et al. Extragastric manifestations of *Helicobacterpylori* infection. *Helicobacter*. 2010;15(Suppl 1):60.

对于年龄大于 55 岁未经检查的慢性消化不良患者或者有报警症状的患者,推荐早期进行胃镜检查加活检测试幽门螺杆菌。如内镜检查发现异常(如 PUD、GERD 或恶性疾病)则按照相应疾病治疗。功能性消化不良(如 NUD)的药物治疗非常有挑战性,尽可能考虑经济实惠的治疗[81-83]。尽管对多数患者要考虑药物治疗,由于没有良好设计的研究,药物治疗的受益的证据以及对该疾病的理解是有限的。Meta 分析证明了 PPIs 和 H_2RAs 的疗效,但是没有证据证实抗酸药硫糖铝和米索前列醇治疗消化不良有效[84]。使用双剂量和全剂量 PPIs 之间的疗效没有明显差异[84]。一项经济学的回顾提示在美国 PPIs 是经济实惠的[85]。根除幽门螺杆菌治疗对功能性消化不良的作用仍有限,在部分患者中有效,因为治疗无益于短期症状缓解,幽门螺杆菌流行率在美国稳步降低[82]。然而有研究报道,经 12 个月随访后发现根除治疗组与安慰剂组相比获得少量治疗增

益[86]。尽管有研究报道促动力药物的益处,大部分研究是使用西沙必利,而西沙必利已经从美国市场上撤回[84]。目前可有的促动力药(甲氧氯普胺、红霉素)用于难治性患者时应谨慎,因为这些药物疗效有限而副作用较明显[81,83]。新的指南不推荐促动力药和 H_2RAs 联合使用,因为联用的效果并不优于单药,因此除了胃肌轻瘫外并不常联用。抗抑郁药,尤其是三环类抗抑郁药经常被处方给功能性消化不良患者并有一定效果,但是这些效果的机制尚不明确,已发表的临床研究均为小样本研究,证据质量较差,导致不能确切认定疗效[81,83,84]。尚无正式批准的包括草药在内的替代疗法[81]。尽管内镜检查阴性,经 PPI 治疗及幽门螺杆菌根除治疗后消化不良症状持续的患者应重新评估其诊断。

消化性溃疡

消化性溃疡(peptic ulcer disease, PUD)是最常见的影响上消化道的疾病[87]。慢性消化性溃疡是胃黏膜(胃溃疡)或者十二指肠黏膜(十二指肠溃疡)的缺损,胃酸在其形成中起重要作用。慢性消化性溃疡与胃炎及胃侵蚀不同,溃疡深达黏膜肌层[87,88]。

应激性溃疡是消化性溃疡的一种急性形式,但通常发生在重症患者,且其病理机制不同(见"应激性黏膜出血"部分)。

流行病学

估计 PUD 的流行状况比较困难,因为有不同的方法来诊断消化性溃疡(例如:基于症状的,溃疡相关并发症的,影像学的和内镜诊断),并且各地的 NSAIDs 应用、幽门螺杆菌感染、吸烟等流行病学情况也不尽相同。药物治疗改进、医院诊断的方法和标准的改变,医院编码的变化、死亡率变化、基于医院的其他保健的开展,这些因素都改变着 PUD 的流行状况[87]。目前的数据提示在美国,以前 PUD 以男性为主的趋势已经渐渐转变为男女患病率相当[87]。年轻人溃疡患病率降低,老年人患病率升高,反映出美国人群幽门螺杆菌感染下降而 NSAIDs 使用增多。过去 40 年间,消化性溃疡的门诊量、入院人数、死亡数均轻度下降,但是老年患者(>75 岁)死亡率增加,多数与 NSAIDs 应用有关[87]。

发病机制与危险因素

幽门螺杆菌和 NSAIDs 是慢性 PUD 最常见的两大原因,并影响了疾病的慢性过程[87]。不太常见的原因还有高酸分泌状态,如卓-艾综合征(详见"卓-艾综合征"部分)、病毒感染(如巨细胞病毒)、放射、化疗(如肝动脉灌注化疗)[87]。其他增加消化性溃疡风险的因素还包括饮酒、吸烟、心理应激、皮质激素和慢性疾病状态(如肾衰竭、肝硬化、胰腺炎、阻塞性肺病、克罗恩病或器官移植)[87]。

幽门螺杆菌相关性溃疡

幽门螺杆菌感染与多种疾病存在因果关系:慢性胃炎、PUD、黏膜相关性淋巴组织(mucosa-associated lymphoid tissue, MALT)淋巴瘤和胃癌(见表 23-2)[87-92]。幽门螺杆菌

阳性的个体一生中出现内镜下可见溃疡的风险是 10% ~ 20%，而发生胃癌的风险为 1% ~ 2%[87,88,92]。不同菌株和宿主因素不同时，该微生物的引起疾病的病理机制也不同[88,91]。不断有证据表明缺铁性贫血和不明原因的血小板减少症可能与幽门螺杆菌感染有关，但其因果关系尚未得到证实[89,93]。幽门螺杆菌和 PUD 出血的关系尚不明确，但是幽门螺杆菌根除治疗可以降低再次出血发生率[89]（见"上消化道出血"部分）。

幽门螺杆菌的流行状况随地理位置、社会经济状况、种族、年龄而不同，在发展中国家比在发达国家普遍[88]。在美国整体而言感染率为 30% ~ 40%，老年人感染更多（50% ~ 60%），儿童感染较低（10% ~ 15%）[88]。在老年成人中流行率更高反映了人们获得该细菌是在婴儿或儿童早期。而在美国儿童中的感染率降低是由于社会经济条件的改善[88,89]。

幽门螺杆菌的传播通常发生在儿童时期，由携带者经胃-口（呕吐）或粪-口（腹泻）途径传染，或者来自于被粪便污染的水或者食物[88,90]。与幽门螺杆菌阳性的人一同居住，尤其是在居住条件拥挤（家庭内聚集）时，获得感染的风险增加[88,90]。幽门螺杆菌可经未充分消毒的内镜传播。

非甾体抗炎药诱发的溃疡

相当多的证据表明长期使用 NSAIDs 与胃肠道损伤有关[87,94-97]。15% ~ 30% 长期使用 NSAIDs 的患者经内镜证实患有胃和十二指肠溃疡，2% ~ 4% 经历过溃疡相关的出血和穿孔[94,95]。胃溃疡最为常见，常常发生在胃窦。NSAIDs 可引起食管和结肠的溃疡，但是这些溃疡发生率较低，且具有不同的病理机制[94,97]。据估计，美国每年 NSAIDs 导致 100 000 例入院，7 000 ~ 10 000 例死亡，但死亡率可能被高估，因为近年的住院人数有所下降[95]。美国国家处方审计表明每年花费在 NSAIDs 的费用为 49 亿美元，非处方 NSAIDs 的销售为 30 亿美元[98]。表 23-3 中列出了 NSAIDs 诱发溃疡以及上消化道并发症的风险因素。同时存在多个因素时风险会进一步增加。

病理生理学

健康个体的胃酸分泌和胃十二指肠黏膜防御之间存在生理性的平衡。当该平衡被各种因素（胃酸、胃蛋白酶、胆盐、幽门螺杆菌和 NSAIDs）打破时，或者黏膜防御机制（黏膜血供、黏液、黏膜重碳酸盐分泌、黏膜细胞重建、表皮细胞更新）被破坏时，就会发生消化性溃疡[87,96]。酸分泌增加可发生于十二指肠溃疡患者，但是大多数胃溃疡患者的酸分泌是正常或者低的[7]。胃蛋白酶是蛋白水解过程中重要的辅因子，在溃疡形成中也起重要作用。黏膜防御和修复机制保护胃十二指肠黏膜免于内源性和外源性物质的侵蚀[87]。黏稠的黏液-重碳酸盐屏障为接近中性 pH，可保护胃黏膜免受胃内酸性物质的侵蚀。维护黏膜的完整性和黏膜修复则是通过产生内源性前列腺素完成的。当侵蚀性因素改变了黏膜防御机制，氢离子反向弥散时则发生黏膜损害。幽门螺杆菌和 NSAIDs 通过不同的机制改变了黏膜防御机制，是形成消化性溃疡的重要因素。

表 23-3

非甾体抗炎药相关溃疡和溃疡相关上消化道出血并发症的风险因素

推荐的（有确定证据支持）
■ 曾经确诊溃疡或溃疡相关并发症
■ 年龄大于 65 岁
■ 多次或高剂量的应用 NSAID
■ 同时使用阿司匹林（包括心脏保护的低剂量使用，如 81mg）
■ 同时使用抗凝药、皮质类固醇、双磷酸盐、氯吡格雷或 SSRI
■ 选择性使用 NSAID（选择性 COX2 抑制剂）

有争议的（证据不确定）
■ 幽门螺杆菌感染
■ 饮酒
■ 抽烟

COX-1，环氧合酶-1；COX-2，环氧合酶-2；NSAID，非甾体抗炎药；SSRI，选择性血清素回收抑制剂

来源：Soll AH，Graham DY. Peptic ulcer disease. In：Yamada T et al，eds. *Textbook of Gastroenterology*. 5th ed. Hoboken，NJ：Wiley-Blackwell；2009：936；Chey WD et al. American College of Gastroenterology guideline on the management of *Helicobacter pylori* infection. *Am J Gastroenterol*. 2007；102：1808；Scarpignato C，Hunt RH. Nonsteroidal anti-inflammatory drug-related injury to the gastrointestinal tract；clinical picture，pathogenesis and prevention. *Gastroenterol Clin North Am*. 2010；39：433；Lanza FL et al. Guidelines for prevention of NSAID-related ulcer complications. *Am J Gastroenterol*. 2009；104：728；Malfertheiner P et al. Peptic ulcer disease. *Lancet*. 2009；374：1449；Vonkeman H et al. Risk management of risk management：combining proton pump inhibitors with low-dose aspirin. *Drug Healthc Patient Saf*. 2010；2：191；Targownik LE et al. Selective serotonin reuptake inhibitors are associated with a modest increase in the risk of upper gastrointestinal bleeding. *Am J Gastroenterol*. 2009；104：1475；Dall M et al. There is an association between selective serotonin reuptake inhibitor use and uncomplicated peptic ulcers：a population-based case-control study. *Aliment Pharmacol Ther*. 2010；32：1383；Andrade C et al. Serotonin reuptake inhibitor antidepressants and abnormal bleeding：a review of clinicians and a reconsideration of mechanisms. *J Clin Psychiatry*. 2010；71：1565.

幽门螺杆菌相关性溃疡

幽门螺杆菌是一种革兰氏阴性的螺旋菌，在微需氧环境下生存。该细菌定植于黏液和表层上皮细胞中，在胃或任何覆有胃型上皮的消化道部分均可发现[88]。鞭毛使细菌可以在胃管腔内移动，从 pH 较低处移动至黏液层，即 pH 中性处。急性幽门螺杆菌感染伴有一过性低氯血症，使得微生物能够生存于酸性胃液中。尽管幽门螺杆菌诱发低氯血症的具体机制尚不明确，目前假说认为其产生尿素酶后在胃液内水解尿素，将尿素转化为氨和二氧化碳，从而在细菌周围形成一个中性的微环境[88,96]。黏附底座帮助细菌黏附于胃型上皮细胞，预防细菌在细胞翻转或黏液分泌时

脱落。

疾病的结局取决于幽门螺杆菌的集落化模式和在胃内引起的炎症反应[88,96]。在胃窦和分泌胃酸的胃体部分形成集落与胃溃疡和胃腺癌相关,典型病例伴有胃萎缩和酸分泌下降。当幽门螺杆菌没有在胃窦和胃体集落化时,十二指肠溃疡的风险增加,而胃酸分泌水平正常或者轻度升高。胃窦的细菌进入十二指肠,因十二指肠 pH 的变化,细菌在其中胃型上皮部分集落化[88]。

造成直接的黏膜损伤的因素有:幽门螺杆菌的毒力因子(如细胞毒素相关基因、空泡细胞毒素),复杂的细菌酶类(如尿素酶、脂肪酶、蛋白酶)和细菌黏附性[88,96,99]。在美国,细胞毒性相关基因 A(CagA)蛋白存在于 60% 的幽门螺杆菌菌株中,与 CagA 阴性的菌株相比,阳性菌株与严重的胃炎、消化性溃疡和胃癌相关[88,96,99]。尽管空泡毒素 A(VacA)存在于几乎所有幽门螺杆菌的菌株中,其细胞毒性与 *VacA* 不同基因结构有关,并可增加 PUD 甚至胃癌的风险[88,99]。幽门螺杆菌感染也可引起宿主免疫反应的变化[88,99]。宿主白介素(IL)-1β 及其受体拮抗剂、肿瘤坏死因子 α(TNF-α)和 IL-10 的基因多态性可能与胃酸分泌增加以及十二指肠溃疡有关,或与抑制酸分泌以及胃癌相关[88,99]。

非甾体抗炎药引起的溃疡

非选择性 NSAIDs(表 23-4)包括阿司匹林,通过系统抑制胃黏膜产生保护性前列腺素可引起消化性溃疡和上消化道并发症[87,94,96]。NSAIDs 抑制环氧合酶(COX),该酶为花生四烯酸转化为前列腺素过程中的限速酶。COX 有 2 种同工酶:环氧合酶 1(COX-1),分布于胃、肾脏、小肠和血小板;环氧合酶 2(COX-2),则在急性炎症时诱导表达[87,94]。抑制 COX-1 与上消化道和肾毒性有关,抑制 COX-2 则有抗炎效果[87,94]。非选择性 NSAIDs,包括阿司匹林对 COX-1 和

表 23-4

选择性非甾体抗炎药

水杨酸类
■ 乙酰化的:阿司匹林
■ 非乙酰化的:三水杨酸,双水杨酯

非水杨酸类[a]
■ 非选择性(传统的)非甾体抗炎药:布洛芬、萘普生、氯碘羟喹、非诺洛芬、舒林酸、吲哚美辛、酮洛芬、酮洛酸、氟比洛芬、吡罗昔康
■ 部分选择性 NSAIDs:依托度酸、双氯芬酸、美洛西康、萘布美酮
■ 完全选择性 COX-2 抑制剂:塞来昔布[b]、罗非考昔[c]、伐地考昔[c]

[a] 基于体外 COX-1/COX-2 选择性比例。

[b] 最初被标定为 COX-2 抑制剂,但目前 FDA 将其标定为非选择性和部分选择性 NSAIDs。

[c] 已被撤出美国市场。

COX-2,环氧合酶-2;NSAIDs,非甾体抗炎药

COX-2 在不同程度上均有抑制,并且降低血小板聚集水平,因此可增加上消化道出血风险[87,94]。同时使用选择性 NSAIDs(如布洛芬)和阿司匹林也可减少阿司匹林的抗血小板效果[46]。尽管抑制前列腺素被认为是引起胃溃疡的主要原因,但花生四烯酸通过脂氧合酶途径增加,导致白介素合成增加,进而血管收缩,释放氧自由基也可破坏黏膜防御机制[94]。一氧化氮和硫化氢是维持胃黏膜完整性的重要介质,越来越多证据表明 NSAIDs 可通过干扰黏膜合成一氧化氮和硫化氢引起胃损伤[94]。

不同 NSAIDs 对 COX 的相对选择性不同,这是决定其诱发溃疡形成能力的重要因素[87,94]。因此,某些 NSAIDs 可能比其他种类对于 COX-1 的影响更小(如部分选择性 NSAIDs;表 23-4),因而胃肠道毒性更小,但是目前很少有对照研究支持这一结论[87,94,100,101]。COX-2 抑制剂如罗非考昔、伐地考昔(表 23-4)不抑制胃黏膜的前列腺素合成及血清血栓素 A_2,因此胃肠道安全性更佳[94,101]。与非选择性 NSAIDs 相比,COX-2 抑制剂不抑制血小板聚集,也不会改变出血时间。不幸的是,考虑到心血管安全性,罗非考昔和伐地考昔在 2004 年从美国市场撤回[87]。塞来昔布是最早上市的 COX-2 抑制剂,人们对塞来昔布也有类似关于心血管风险的担忧(尤其是高剂量使用时),它仍是美国市场上使用的药物[87]。然而,塞来昔布减轻胃溃疡和上消化道并发症的功效不如罗非考昔和伐地考昔(表 23-4)。

阿司匹林和非阿司匹林类的 NSAIDs 对胃黏膜也有局部(直接的)激惹作用,但其导致的炎症和侵蚀通常在数天内愈合。与阿司匹林非阿司匹林类的 NSAIDs 的酸性相关,也与药物降低胃黏膜黏液胶体层的疏水性有关[94,102]。因此,直接黏膜损伤似乎与化合物的 pKa 值有关,酸性越低的药物造成的短期局部损伤越小[94]。阿司匹林肠溶片、阿司匹林缓释片、NSAIDs 前药和胃肠外或直肠用等剂型对胃黏膜可能无局部损伤作用,但均有引起胃溃疡的潜在危险,因为他们均可抑制体内内源性前列腺素的产生[87,103]。

临床表现

症状和体征

与消化性溃疡相关的症状和体征广泛,包括从轻度上腹部疼痛到危及生命的上消化道并发症[87,96]。疼痛特点的改变可能提示溃疡相关的并发症。缺乏上腹疼痛并不能排除溃疡或其相关并发症,对服用 NSAIDs 的老年人来说尤其如此。尽管其机制尚不明确,目前认为可能与 NSAIDs 的止痛效果有关。没有症状和体征可用以区分幽门螺杆菌相关溃疡和 NSAIDs 相关溃疡。溃疡样的症状也可以发生在没有消化性溃疡的幽门螺杆菌相关性胃炎或十二指肠炎。

并发症

与慢性 PUD 相关的最严重的并发症是上消化道出血,穿孔入腹腔或穿孔入邻近结构(如胰腺、肝脏或胆道),以及梗阻[87,96,104,105]。溃疡相关出血是最常见的并发症,可发生于各种类型的溃疡(见"上消化道出血"部分)。溃疡相关上消化道出血和穿孔发生率最高的人群是年龄大于 60 岁的

服用 NSAIDs 患者[94,96]。出血可能表现为大便隐血阳性、黑便或呕血。在持续出血或初次出血停止后再次出血的患者和溃疡穿孔患者的死亡率较高[4,5]。典型与穿孔相关的疼痛是突发的、尖锐的剧烈疼痛,开始于上中腹部但迅速扩散至全上腹部。胃出口梗阻是发生率最低的并发症,由幽门或者十二指肠球部的溃疡愈合和瘢痕、水肿引起,可导致胃潴留的症状包括早饱、腹胀、厌食、恶心、呕吐和体重下降。

临床评估和诊断

检测幽门螺杆菌的检查

检测幽门螺杆菌感染可以通过上消化道内镜检查时获取黏膜活检组织标本,或者非内镜的检查(表 23-5)[88,89,106]。检查方法的选择受临床环境、可用方法、检查费用等因素影响。内镜检查的方法要求取黏膜活检组织用于快速尿素酶试验、组织学检查或培养。药物可以减少快速尿素酶试验 25% 的敏感性[89]。因此,如可能,应在内镜检查前 4 周停用抗生素、铋盐,1～2 周前停用 H₂RAs 和 PPIs。正在服这些药物的患者如果行内镜检查,除需进行快速尿素酶试验还需要进行组织学检测。至少应在胃的不同部位取 3 块活检组织,因为幽门螺杆菌在胃内的分布是小片状的,可能出现假阴性结果。检查时发生急性溃疡出血则可降低快速尿素酶试验和组织学检查的敏感性,可能导致假阴性结果[89,107]。

表 23-5
幽门螺杆菌感染的诊断检测

使用行胃镜检查患者的胃黏膜活检标本检测

快速尿素酶试验

■ 检测活跃的幽门螺杆菌感染;>90% 敏感性和特异性
■ 在幽门螺杆菌尿素酶存在的情况下,尿素被代谢为氨和重碳酸盐,导致 pH 升高,改变 pH 敏感的试纸颜色改变
■ 可迅速获得检测结果(24 小时内),比组织学或细菌培养花费低
■ 在检测前应停用 PPIs 和 H₂RAs 1～2 周,停用铋盐 4 周,以减少出现假阴性的风险

组织学

■ 是检测幽门螺杆菌活跃感染的"金标准";>95% 的敏感性和特异性
■ 允许对感染组织(如胃炎、腺癌)进行更深入的组织学分析和评估;检测活跃的幽门螺杆菌感染
■ 不能即刻获得结果;不推荐用于初次诊断;比快速尿素酶试验更昂贵

细菌培养

■ 允许进行药敏试验以确定抗生素的选择或耐受性;100% 特异性;检测活跃的幽门螺杆菌感染
■ 经常用于首次根除治疗失败的患者

多聚酶链式反应

■ 检测胃组织中的幽门螺杆菌 DNA,高度的敏感性和特异性
■ 假阳性和假阴性率均较高;阳性的 DNA 并不直接与微生物存在相关;主要用于研究

无需使用胃黏膜组织活检的非内镜检测

尿素呼吸试验

■ 检测活动的幽门螺杆菌感染;敏感性及特异性 >95%
■ 口服以 C13 或 C14 放射性标记的尿素,胃内幽门螺杆菌分泌的尿素酶(如有)可水解放射性标记的尿素,产生放射性标记的 CO₂,并被患者呼出,由此检测细菌感染;患者暴露的放射剂量极低
■ 在检测时,应停用 H₂RAs 和 PPIs 治疗 1～2 周,停用抗生素和铋盐 4 周,以减少假阴性的风险
■ 可用于治疗前幽门螺杆菌的检测,以及治疗后是否彻底根除
■ 通常 2 日内收到检测结果;相比使用胃黏膜活检组织的检测价格更低,但比血清学的检测更昂贵;在不同地区是否易获得不一致

抗体检测(诊所内或近患者)

■ 定量检测;检测全血或指尖幽门螺杆菌特异性的 IgG
■ 对于初次诊断有效,但对证实是否根除治疗成功无益,因为即使成功根除幽门螺杆菌后其特异性抗体仍然保持阳性
■ 可迅速获取结果(通常在 15 分钟之内),但与基于实验室的检测相比敏感性和特异性降低;检测方法易获取且花费较低
■ 检测结果不受 H₂RAs、PPIs 及铋盐的影响,由于其他原因而使用的抗生素可能会导致抗体阳性的结果

表 23-5

幽门螺杆菌感染的诊断检测（续）

抗体检测（实验室）

- 定量检测；使用基于实验室的 ELISA 和乳胶凝集试验技术来检测血清中幽门螺杆菌特异性的 IgG
- 比诊所内的抗体检测更精确；敏感性和特异性与尿素活检法及尿素呼吸试验类似
- 不能确定抗体是否与活动感染状态或感染治愈后状态有关；不同个体的抗体滴度不同，需要 6 个月到 1 年的时间滴度才恢复到未感染状态
- 检测结果不受 H$_2$RAs、PPIs 及铋盐的影响，由于其他原因而使用的抗生素可能会导致抗体阳性的结果

粪便抗原检测

- 酶联免疫检测类粪便中的幽门螺杆菌特异性抗原；初次诊断时的敏感性与特异性与 UBT 类似
- H$_2$RAs、PPIs、抗生素及铋盐可以能引起假阴性结果，但其程度较 UBT 更低
- 考虑可以作为一种治疗前检测幽门螺杆菌的方法，也可用于检测根除治疗是否成功；患者可能不愿意获取大便样本

ELISA，酶联免疫检测法；H$_2$RA，组胺-2 受体拮抗剂；IgG，免疫球蛋白 G；PPI，质子泵抑制剂；UBT，尿素呼吸试验。
来源：Washington MK，Peek RM. Gastritis and gastropathy. In：Yamada T et al，eds. *Textbook of Gastroenterology.* 5th ed. Hoboken，NJ：Wiley-Blackwell；2009：1005；CheyWD et al. American College of Gastroenterology guideline on the anagementof *Helicobacter pylori* infection. *Am J Gastroenterol.* 2007；102：1808；Calvet X et al. Diagnosis of*Helicobacter pylori* infection. *Helicobacter.* 2010；15（Suppl 1）：7.

非内镜检查则检测是否存在幽门螺杆菌的感染，或检查幽门螺杆菌的抗体[88,89,106]。如果没有计划内镜检查，这些检测都是确定幽门螺杆菌感染状态的选择，它们是无创性的，也比内镜检查更方便、便宜。只有计划发现阳性结果后将行根除治疗时，才应该做这些检测。尿素呼气试验（UBT），是最准确的非侵入式检测，用以检测幽门螺杆菌感染，对于根除治疗后复查也同样有效[88,89,106]。^{13}碳（非放射性）和 ^{14}碳（放射性）试验需要患者吞入放射性标记的尿素，标记的尿素在胃内由幽门螺杆菌（如果胃内存在的话）水解为氨和放射性标记的重碳酸盐。放射性标记的重碳酸盐被吸收入血，并可在呼出的气体内被检测到。诊所和实验室抗体检测也是一种初步检测幽门螺杆菌的经济有效的方法，但是抗体检测不能区别是现症感染还是既往感染，因此不应用于幽门螺杆菌根除治疗后复查[88,89,106]。粪便抗原检测可检测粪便中幽门螺杆菌的抗原，该方法比 UBT 更便宜、方便[88,89,106]。粪便检测在用于初次检测幽门螺杆菌与 UBT 方法相当，但是用于根除治疗后复查则不够精确。唾液和尿中的抗体检测还在研究中[106]。

实验室检查、影像学检查和内镜检查

通常实验室检查对针对 PUD 并无帮助。空腹血清胃泌素水平仅在患者对治疗无反应或者怀疑患者有胃酸高分泌疾病的情况下才使用。血细胞压积（Hct）和血红蛋白（Hgb）及粪便潜血试验均可帮助评估溃疡相关出血的情况。

对于怀疑无并发症的溃疡患者，胃酸分泌检测不需常规进行。然而，在评估严重的、反复发作的、对标准药物治疗无反应的 PUD 时，应该测定酸分泌水平。酸分泌分为基础酸分泌（basal acid output，BAO），即对于进食的反应（进餐刺激的酸分泌），或最大酸分泌（maximal acid output，MAO）[7]。通过插入胃管并吸出胃内容物，这些检测可估计不同环境下胃酸分泌反应[7]。用已知浓度的碱性溶液滴定吸出物，最后以每小时分泌氢离子的毫克当量表述结果。

每个患者得到的结果可以与每次检测的标准范围进行比对。随着年龄、性别、健康状况和进行检测的时间不同，结果中的 BAO，即进餐刺激的酸分泌，以及 MAO 也会变化。BAO 跟随昼夜节律，在夜间酸分泌最高，在清晨最低。BAO/MAO 的比值升高提示基础酸分泌升高的状态，如卓-艾综合征。

证实消化性溃疡需要从影像学或者上消化道内镜下发现溃疡[87]。影像学检查不如内镜检查昂贵，故有时作为诊断的初步检查，使用更加广泛，但是很小的溃疡常常难以发现，而滞留的钡剂可能造成假阳性[87]。上消化道内镜检查（食管胃十二指肠镜）是诊断的金标准，因为它可以检查出超过 90% 的消化性溃疡，并可以直接观察表浅的糜烂、活动性出血的部位以及可取活检。如果怀疑患者有溃疡相关并发症或者需要做出精确诊断，应当选择上消化道内镜检查。如影像学检查发现溃疡，需要内镜检查直接观察病变并行组织学检查以排除恶性病变。

临床经过及预后

除非治疗好潜在病因，PUD 的自然病程以间歇性的发作和缓解为特点[87]。幽门螺杆菌和 NSAIDs 是发生消化性溃疡的两个最重要危险因素[87]。成功根除幽门螺杆菌可使溃疡愈合，并降低溃疡复发以及消化道并发症的发生率[87]。发生 NSAIDs 相关溃疡和危及生命的消化道并发症的风险在老年人和有 PUD 病史的人群中最高。预防性治疗或者使用选择性 COX-2 抑制剂可明显降低溃疡和并发症的风险[94,95]。与十二指肠溃疡的患者和普通人群相比，幽门螺杆菌感染的人群，历经 20~40 年时间可缓慢发展为胃癌，发生胃癌的风险轻度升高[88,91,92]。

治疗

治疗目标

成人 PUD 治疗的目标取决与溃疡是否与幽门螺旋杆

菌或者 NSAIDs 有关。根据溃疡是初次发现还是复发,以及是否发生并发症等情况,治疗目标也有所不同。治疗的目的是为了减轻溃疡症状,愈合溃疡,预防溃疡复发,并减少溃疡相关的并发症。如有可能,应采取最经济实惠的药物治疗方案。

非药物治疗

如有可能,PUD 患者停止使用 NSAIDs(包括阿司匹林)。不能耐受某些食物和饮料(如辛辣食物、咖啡因、酒精)的患者应改善其饮食习惯。鼓励患者改善生活习惯,包括减轻压力、减少或停止吸烟。

益生菌,尤其是产生乳酸菌株的益生菌如乳酸杆菌和双歧杆菌,乳铁蛋白及食物(红莓果汁、生姜、红辣椒、牛至和一些牛奶蛋白)可以用来辅助根除幽门螺杆菌[87,108-110],动物试验和体外试验数据提示益生菌具有杀菌和保护效应,但是临床研究的 meta 分析提示益生菌仅仅在幽门螺杆菌根除方面有一定效果[87,108,109]。乳铁蛋白,是转铁蛋白家族的成员,被报道可抑制幽门螺杆菌黏附于胃上皮细胞上[110]。尽管乳酸杆菌和双歧杆菌的某些菌株或者乳铁蛋白可以增强幽门螺杆菌根除效果,它们作为单药使用是无效的。在常规推荐益生菌和乳铁蛋白作为幽门螺杆菌根除的辅助治疗之前,我们还需更多的临床试验来证实其有效性。

患有溃疡相关并发症的患者可能由于出血、穿孔或梗阻需要外科手术治疗[105]。因为药物治疗已非常有效,因药物治疗失败而行手术(迷走神经切除术加幽门成形术或迷走神经切除术加胃窦切除术)非常少见。而患者因为这些手术治疗反而可能留下后遗症(如迷走神经切除后腹泻、倾倒综合征、贫血)。

药物治疗

在表 23-6 中确认了根除幽门螺杆菌的药物治疗方案。在美国推荐的一线治疗方案包括基于 PPI 的三联方案或基于铋剂的四联方案(图 23-4)。然而对于序贯治疗是否应该取代标准的基于 PPI 的三联方案成为一线治疗方案,目前还有争议。如果初次根除治疗失败,第二个疗程的治疗应该基于之前没有选用过的抗生素。成功的治疗可以根除幽门螺杆菌感染并使溃疡愈合。不推荐对幽门螺杆菌阳性的患者使用传统的抗溃疡药物或联合使用抗酸分泌药物和硫糖铝,因为这样治疗溃疡复发率和并发症发生率均较高。只有对既往有溃疡并发症病史的高风险患者、幽门螺杆菌阴性溃疡患者和同时患有其他酸相关疾病(如 GERD)的患者,才使用 PPI 或 H_2RA 维持治疗(见表 23-1)。

表 23-6
根除幽门螺杆菌感染的口服药物治疗方案

药物方案	剂量	服药频次	疗程
基于质子泵抑制剂的三联方案			
PPI	标准剂量[a]	bid[a]	14 日[b]
克拉霉素	500mg	bid	14 日[b]
阿莫西林[c]	1g	bid	14 日[b]
或 PPI	标准剂量[a]	bid[a]	14 日[b]
克拉霉素[c]	500mg	bid	14 日[b]
甲硝唑	500mg	bid	14 日[b]
基于铋盐的四联方案			
亚水杨酸铋	525mg	qid	10~14 日
甲硝唑	250~500mg	qid	10~14 日
四环素加	500mg	qid	10~14 日
PPI	标准剂量[a]	qd 或 bid[a]	10~14 日
或 H_2RA[e]	标准剂量[c]	bid[c]	4~6 周
序贯治疗[f]			
PPI	标准剂量[a]	bid[a]	第 1~10 日
阿莫西林	1g	bid	第 1~5 日
克拉霉素	250~500mg	bid	第 6~10 日
甲硝唑	250~500mg	bid	第 6~10 日
二线治疗或挽救治疗			
亚水杨酸铋[d]	525mg	qid	10~14 日
甲硝唑	500mg	qid	10~14 日

表 23-6

根除幽门螺杆菌感染的口服药物治疗方案(续)

药物方案	剂量	服药频次	疗程
四环素	500mg	qid	10~14 日
PPI	标准剂量[a]	qd 或 bid[a]	10~14 日
或 PPI	标准剂量[a]	bid[a]	10~14 日
阿莫西林	1g	bid	10~14 日
左氧氟沙星	500mg	qd	10~14 日

[a] 奥美拉唑 20mg bid;兰索拉唑 30mg bid;泮托拉唑 40mg bid;雷贝拉唑 20mg,qd 或 bid;埃索美拉唑 20mg bid 或 40mgqd。

[b] 尽管 7~10 日方案提供更可接受的根除治疗,在美国仍推荐 14 日的方案。

[c] 使对盘尼西林不过敏的患者使用阿莫西林;对盘尼西林过敏的患者使用甲硝唑。

[d] Pylera,一种预先包装的药物,一个胶囊包含枸橼酸铋钾 140mg 及甲硝唑 125mg 和四环素 125mg。患者三餐及睡前服用胶囊 3 粒,外加 PPI 的标准剂量,每日 2 次。所有的药物疗程为 10 日。

[e] 见溃疡愈合的药物剂量标准(详见表 23-1)。

[f] 需要美国的认证。

Bid,每日 2 次;H$_2$RA,组胺-2 受体拮抗剂;PPI,质子泵抑制剂;qd,每日 1 次;qid,每日 4 次。

来源:Soll AH,Graham DY. Peptic ulcer disease. In:Yamada T et al,eds. *Textbook of Gastroenterology.* 5th ed. Hoboken, NJ:Wiley-Blackwell;2009:936;Washington MK,Peek RM. Gastritis and gastropathy. In:Yamada T et al,eds. *Textbook of Gastroenterology.* 5th ed. Hoboken, NJ:Wiley-Blackwell;2009:1005;Malfertheiner P et al. Peptic ulcerdisease. *Lancet.* 2009:374:1449;Gisbert JP et al. Sequential therapy for *Helicobacter pylori* eradication:a critical review. *J Clin Gastroenterol.* 2010:44:313;Gisbert JP et al. *Helicobacter pylori* first-line treatment and rescue options in patients allergic to penicillin. *Aliment Pharmacol Ther.* 2005:22:1041;Gisbert JP et al. *Helicobacter pylori* first-linetreatment and rescue option containing evofloxacin in patients allergic to penicillin. *Dig Liver Dis.* 2010:42:287;Vergara M et al. Meta-analysis:comparative efficacy ofdifferent proton-pump inhibitors in triple therapy for *Helicobacter pylori* eradication. *Aliment Pharmacol Ther.* 2003:18:647;Gisbert JP et al. Meta-analysis:proton pumpinhibitors vs. H$_2$-receptor antagonists-their efficacy with antibiotics in *elicobacter pylori* eradication. *Aliment Pharmacol Ther.* 2003;18;757;Gisbert JP. Review:Second-linerescue therapy of *Helicobacter pylori* infection. *Therap Adv Gastroenterol.* 2009:2:331.

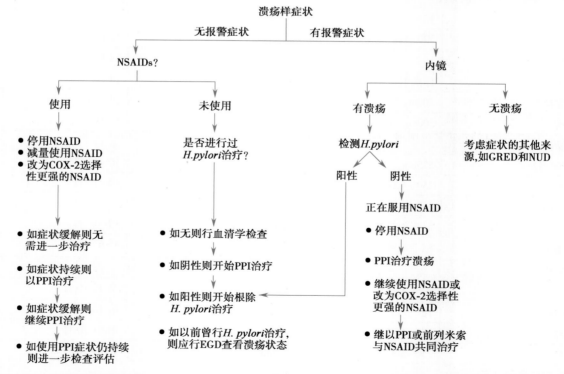

图 23-4　消化性溃疡的诊治。COX-2,环氧合酶 2;EGD,食管胃十二指肠镜;GERD,胃食管反流病;*H. pylori*,幽门螺杆菌;NSAIDs,非甾体抗炎药;NUD,非溃疡性消化不良;PPI,质子泵抑制剂

治疗和预防 NSAID 相关溃疡的药物方案见表 23-1。NSAID 相关溃疡的患者应该进行检查以确定是否存在幽门螺杆菌的感染。幽门螺杆菌阳性的患者治疗应从基于 PPI 的三联根除方案开始。如果患者为幽门螺杆菌阴性，应停用 NSAID 药物，并给予抗溃疡药物治疗。如果需要继续使用 NSAID，则治疗的疗程应该延长。如果患者发生溃疡相关上消化道并发症的风险较高，则推荐预防性应用 PPI 或米索前列腺素，或者转为采用其他对 COX-2 选择性更强的 NSAID。

幽门螺杆菌相关的消化性溃疡

案例 23-1

问题 1：R.L. 是一名在其他方面都很健康的 45 岁男性，在一个大机场从事高压力的空中交通管理工作。主诉腹部烧灼痛 2 周，有时伴有消化不良和胃胀。疼痛开始是每日数次，通常在两餐之间，也有夜间痛；但是从上周起疼痛频率增加。起初，进食或者抗酸药可以暂时缓解疼痛。上周，R.L. 服用了非处方类 H_2 受体拮抗剂，但并没有缓解症状。R.L. 陈述在 12 年前曾出现类似的疼痛，并服用奥美拉唑治疗可疑的消化性溃疡。他有吸烟史 20 年，每日 1 包；偶尔喝杯红酒；通常每日喝 4~6 杯含咖啡因的咖啡。R.L. 偶尔服用对乙酰氨基酚治疗头疼，每日服用多种维生素；否认服用其他非处方药或处方药，如 NSAID、克拉霉素或甲硝唑。否认恶心、呕吐、食欲减退、体重减轻和大便性状改变等情况。无其他身体不适，没有食物或者药物过敏史。

体格检查正常，仅触诊时上腹部压痛。生命体征：体温 37.1℃，血压 132/80mmHg，心率 78 次/min。实验室检查包括：

血红蛋白（Hgb）：14.0g/dl

血细胞比容（Hct）：44%

粪便愈创木脂检查：阴性

其他实验室检查均在正常范围内。以上那些症状和结果提示这是复发性溃疡？

消化性溃疡的诊断不能仅仅依靠临床症状，还需要观察到溃疡的存在。因为症状学、疼痛的程度、疼痛的时间特点（例如季节性、间歇性或疼痛停歇时间可为数周到数年）每个患者主诉各不相同，相差很大。大部分消化性溃疡的患者表现为上腹疼，通常被描述为烧灼痛和阵发性疼痛，还可能伴有腹部不适、饱胀或者腹部疼挛。但是，上腹痛不是总和溃疡的出现与消失有关，无症状的患者可能存在 NSAID 相关溃疡，有消化不良症状的患者也可以没有活动性溃疡病。胃灼烧、胃胀和嗳气也会伴随着疼痛出现。溃疡可表现为白天疼痛，也可为夜间痛。十二指肠溃疡疼痛的特点以胃排空时（如夜间或两餐之间）疼痛出现而进食和服用抑酸药后缓解最为常见，但也因患者而异。相反，进食则可促进或者加重胃溃疡患者的疼痛。

抑酸药或者抑制分泌的药物通常可以缓解溃疡患者的疼痛。在治疗的过程中，疼痛也可能减轻或消失，但是上腹痛再次出现则预示着治疗不成功或溃疡复发。疼痛性质的改变可能提示并发症的出现。恶心、呕吐、食欲减退和体重减轻在消化性溃疡患者中常见，但也可能是溃疡相关并发症的表现。

案例 23-1，问题 2：R.L. 进行食管、胃、十二指肠内镜检查，在十二指肠球部发现一个 0.5cm 大小的溃疡。溃疡底部清晰，无活动性出血。胃窦部活检幽门螺杆菌（H. pylori）阳性。那这个患者有哪些危险因素促进溃疡复发呢？

R.L. 主诉 12 年前出现类型相似的上腹痛，给予奥美拉唑治疗可疑的消化性溃疡。在溃疡愈合后停止服用传统的抑酸药物（如 PPI），出现溃疡复发。影响溃疡复发的最重要的病原学因素是 H. pylori 感染和 NSAID 的使用。R.L. 不清楚 12 年前是否进行 H. pylori 检测。患者也否认服用非处方药或者 NSAID。在抗溃疡药物常规治愈溃疡后，推荐长期的维持治疗[96]（见表 23-1）。但是，成功的根除 H. pylori（对于 H. pylori 感染阳性的患者）可以消除感染、治愈溃疡且不需要进行长期的维持治疗[89,96]。

其他如吸烟，精神压力和饮食等因素也可促进患者的溃疡复发。流行病学资料强烈提示吸烟是消化性溃疡的一个主要危险因素，危险程度与每日的吸烟数量成比例[87]。目前，猜测的几种机制主要包括：胃排空延迟、胰碳酸氢盐分泌抑制、胃十二指肠反流增强、黏膜前列腺素减少和胃酸分泌增加。尽管吸烟可以恶化消化性溃疡，但没有足够的证据证明吸烟可以引起溃疡。吸烟、尼古丁或者香烟中其他成分可能促进 H. pylori 的感染。

R.L. 是一个空中交通指挥员，这是一个高压力行业。精神压力的重要性以及它如何影响消化性溃疡是复杂的、多因素的。相关的对照试验结果不一致，并不能阐明两者间的因果关系[87,96]。但是，临床观察从事高压力行业和生活压力大的溃疡患者，发现他们是负相关的。另外，情感压力可能会引起吸烟、NSAID 药物的使用或者改变对 H. pylori 感染的炎性反应及耐受性等。

富含咖啡因的咖啡、茶和可乐饮品，无咖啡因的咖啡或茶中的组分、无咖啡因的二氧化碳饮品，诸如啤酒和白酒的酒精饮料，都可以增强胃酸分泌。但是，还没有证据表明这些因素可以增加消化性溃疡的风险。有些食物（如香辣的）会引起消化不良，但不会引起消化溃疡。高浓度的酒精和急性胃黏膜损伤，上消化道出血有关，但是不能说明会引起溃疡的发生[87]。饮食限制和温和饮食并不能改变溃疡的复发率。患者应该尽量避免可以加重或恶化溃疡的症状的食物和饮料。

案例 23-1，问题 3：治疗这个患者的目标是什么？

对于有活动性溃疡的 H. pylori 感染患者、之前已发现有溃疡或者有溃疡相关并发症的病史，治疗的目标是缓解症状，促进溃疡愈合，根除感染和治愈疾病。治疗手段应该有效的、患者可耐受、容易实施和经济实惠的。药物治疗应该至少达到 80% 的清除率［目的治疗（（intention-to-treat，ITT）或者 90% 的清除率（指南分析），尽量降低抗生素耐药风险[111]。单一抗生素、铋盐或者抗溃疡药物的使用不能达到治疗目标。在美国是不推荐两种药物（PPI 和阿莫西林或克拉霉素）的联合使用，因为只包含一种抗生素，清除率低、根除率变化大。

治疗 *H. pylori* 感染的主要措施

案例 23-1，问题 4：选择首次清除药物时需要考虑哪些因素？在美国根除 *H. pylori* 感染有哪些治疗选择？推荐哪些药物根除 R. L. 的 *H. pylori* 感染？

根除 *H. pylori* 感染的一线治疗药物的选择考虑有效性、可选择二线方案的抗生素组合、治疗周期、抗生素耐药情况及患者对治疗的依从性。美国广泛研究了抗生素，发现克拉霉素、阿莫西林、甲硝唑和四环素的不同组合治疗是有效的[87,89,96]。治疗方法的总结可见表 23-6。

在欧美，目前的治疗指南是对于 *H. pylori* 阳性的消化溃疡患者推荐使用两个一线清除治疗：标准的 PPI 三联疗法；PPI 或 H_2RAs 基于铋盐的四联疗法（见表 23-6）[89,111]。尽管目前指南如此推荐，但近来一些问题受到关注，主要为随着抗生素耐药（尤其是克拉霉素），此方案根除效率降低。患者对治疗方案依从性差，尤其是基于铋盐的四联方案（见案例 23-1，问题 8）[89,112-116]。在美国，关于标准 PPI 三联疗法是否还作为一线治疗存在争论[89,112-116]。考虑到更高的清除率，有些临床医师相信序贯的治疗可以代替标准 PPI 三联疗法或者基于铋盐的四联疗法应该更广泛地作为一线治疗手段[112,116]。其他人则认为在序贯治疗代替标准 PPI 三联疗法之前还需要更大样本量的临床试验，而且基于铋盐的四联疗法的依从性仍存在问题[89,113,114]。

在美国，*H. pylori* 感染的推荐治疗手段是标准 PPI 三联疗法。当联合 PPI 和克拉霉素时，加入阿莫西林或者甲硝唑有着相似的根除率[89]。最初，阿莫西林通常是首选的药物，因为它很少引起细菌耐药、副作用少；使得甲硝唑成为二线治疗选择[87]。但是，最近的数据显示 PPI 三联疗法的根除率在过去十几年一直呈下降趋势，在美国从大于 90% 下降到 70%，在西欧则降至 60%。为了提高根除率，采取了延长治疗时间、加大抗生素或抑制分泌药物的剂量。在美国推荐的治疗时间是 14 日，而国际指南推荐的是 7～10 日[89]。14 日的治疗比 7 日或者 10 日治疗的优越性已经被确认，与抗菌耐药性没有关系[83]。低于 7 日的治疗时间不能取得理想的根除率，不被推荐使用[89]。而提高每日的抗生素剂量或者延长抗生素治疗时间超过 14 日也不能提高根除率。为了溃疡的愈合，PPI 的使用通常延迟到 28 日。每日 2 次服用 PPI 的效果好于每日 1 次[117]。在开始清除 *H. pylori* 感染前预先服用 PPI 不能降低根除率[118]。

基于铋盐的四联疗法主要包括铋盐、甲硝唑、四环素和 PPI 或者 H_2RAs，已经被推荐为一线治疗药物，因为尽管克拉霉素耐药性增加仍可以产生满意的根除率[89,116]。如果之前没有使用过，这一疗法的复杂性和潜在的副作用使之通常作为二线药物。但是，当作为一线疗法时，它的根除率、耐受性和药物依从性和 PPI 三联疗法相似，两者都能产生低于 80% 的根除率[119]。使用 PPI 而不是 H_2 受体拮抗剂可以缩短治疗时间（10 日 vs 14 日），而且可以提高甲硝唑耐药的 *H. pylori* 感染患者的疗效[89]。尽管活动性溃疡的患者额外使用 2 周的 PPI 或者 4 周的 H_2 受体拮抗剂，延长四联疗法的时间至 1 个月并不能增加根除率。

一些在意大利进行的小规模研究提示，PPI 和阿莫西林治疗 5 日，接着 PPI、克拉霉素和咪唑治疗 5 日，可以得到理想根除率（>80% ITT）。这使得美国倾向于以该序贯治疗作为一线治疗方法[112-114]。最近一项未经治疗的成人对照研究的 meta 分析表明，序贯治疗比 7 日疗程的标准 PPI 三联疗法效果更好[89,112-116,120-122]。然而序贯治疗并不比持续 10 日或 14 日的标准 PPI 三联疗法效果更好[115]。在克拉霉素耐药的 *H. pylori* 感染患者中已发现序贯治疗可以提高疗效[112,120,123]。序贯治疗是先用很少引起耐药的抗生素（如阿莫西林）治疗患者，主要是为了减少细菌量和减少先前的耐药细菌；之后利用不同的抗生素杀死剩下的细菌。尽管序贯治疗的确切机制尚不清楚，其疗效可能和细菌接触的抗生素数量（阿莫西林、甲硝唑和克拉霉素）有关。此外，序贯疗法比标准 PPI 三联疗法更加复杂，因为它需要在治疗中更换药物。最后，序贯疗法没有和包含 PPI、克拉霉素、甲硝唑的标准三联疗法以及基于铋盐的四联疗法充分比较。

根除 *H. pylori* 感染的治疗选择应当个体化。因为 R. L. 之前没有接受过克拉霉素治疗，无青霉素过敏史，因此 PPI-阿莫西林-克拉霉素的三联疗法是 R. L. 的一线治疗疗法。R. L. 在治疗后应考虑做 *H. pylori* 的检测，但不是必需的。尽管序贯疗法可以避免克拉霉素耐药，作为一线治疗可以起到一定的作用，但是它是否适用于这个患者尚不清楚。

患者教育

案例 23-1，问题 5：R. L. 接受包含阿莫西林、克林霉素的 14 日 PPI 三联疗法进行治疗。针对其治疗方案，应该给 R. L 提供什么用法说明呢？

应该告知 R. L. 严格按照医嘱服药的重要性，这样可以将治疗失败和出现抗生素耐药的几率降至最低。PPI 是三联药物疗法中的必须组成部分，应该在早餐和晚餐前 30～60 分钟和阿莫西林和克林霉素一同服用，每日 2 次（见"药物治疗"中"质子泵抑制剂"部分）。如果 R. L. 采用包含 PPI 的铋剂四联疗法，那么，他应该在饭后及睡前服用除 PPI 之外的其余药物，每日 4 次。PPI 则采用每日 1 次，早餐前 30～60 分钟服用；或者每日 2 次，早餐和晚餐前 30～60 分钟各服用 1 次。

R. L. 还应该了解他治疗方案中常见的副作用。所有抗生素，包括根除幽门螺杆菌治疗中的所用到的抗生素通常都可能会引起轻微的不良反应,包括恶心、腹痛、腹泻,偶尔会引起艰难梭菌相关的严重腹泻。在女性患者中也可能引起口腔和阴道的念珠菌病。克拉霉素和甲硝唑可能引起味觉障碍。克拉霉素和咪唑可引起味觉紊乱。

还应该告知 R.L. 和其他接受根除幽门螺杆菌治疗的患者,其治疗方案中可能存在药物之间相互作用所带来的风险。特别值得注意的是甲硝唑和克拉霉素(CYP3A4 抑制剂),以及 CYP2C9 底物(可被甲硝唑抑制)[124]。H_2RAs 和 PPIs 也可能发生药物之间的相互作用(见"治疗酸相关疾病药物的药理治疗学"部分)。

对青霉素过敏的幽门螺杆菌感染患者的治疗方案

案例 23-1,问题 6:如果 R.L. 有青霉素过敏史,那么他首选的根除幽门螺杆菌的治疗方案是什么?

如果 R.L. 对青霉素过敏,那么他首选的根除幽门螺杆菌治疗的一线治疗方案有两种。以 PPI 为基础的三联疗法中,用甲硝唑代替阿莫西林能达到与其类似的幽门螺杆菌根除率(见表 23-6)[89,125]。也可使用以铋剂为基础的四联疗法,它也能达到与以 PPI 为基础的三联疗法相似的根除率[89,119]。

如果 R.L. 的治疗中包含甲硝唑、四环素或铋剂,还应该告知他更多关于这些药物的信息。甲硝唑可能会增加副作用出现的频率(尤其是当治疗剂量大于 1g/d 时),还可能与患者饮酒后出现双硫仑反应有关。四环素可能会引起光敏感,且由于它可导致牙齿变色而不宜用于儿童。铋剂可能会导致患者舌头、大便发黑。三联疗法中用左氧氟沙星代替阿莫西林已成功应用,但很少有研究证实其有效性[126]。由于最常见的序贯疗法包含阿莫西林,因此对青霉素过敏的患者不适用。

案例 23-1,问题 7:在标准的以 PPI 为基础的三联疗法和以铋剂为基础的四联疗法中,哪些药物可被替代?

目前没有足够的数据支持氨苄西林替代阿莫西林,多西环素替代四环素,阿奇霉素或者红霉素替代克拉霉素。以铋剂为基础的四联疗法(见表 23-6)中,用克拉霉素 250~500mg,每日 4 次,替代四环素可产生类似的效果,但是用阿莫西林替代四环素会降低其根除率,因而不被推荐[87,96]。

案例 23-1,问题 8:影响幽门螺杆菌治疗效果最重要的因素是什么?这些因素是怎样改变 R.L. 对治疗的反应?

影响幽门螺杆菌治疗结果最重要的两项因素是抗生素耐药性和服药依从性[89,112,113,116]。在美国甚至整个世界,抗生素的耐药率是有很大差异的,因此很难作出比较[89,113,116]。但是,有证据表明,克拉霉素耐药在北美和欧洲逐渐增加,这也被认为是含克拉霉素的根除治疗方案疗效降低最重要的原因[89,112,113,116]。由于克拉霉素可能增加

幽门螺杆菌耐药的概率,因此,临床医生在制定根除治疗方案时应该询问患者之前大环内酯类药物的使用情况[89]。

甲硝唑耐药的临床意义尚不清楚,较高的甲硝唑治疗剂量和甲硝唑与其他抗生素联合应用的协同效应似乎呈现出与甲硝唑更为相关的耐药性[89,113,116,124]。对阿莫西林和四环素耐药是罕见的。左氧氟沙星是新兴的用于根除治疗的药物,但是最近的报道发现氟喹诺酮类药物的耐药性有所增加[112,113,116,124]。

药物种类繁多、用药频率增加、治疗时间延长、对不良反应不能耐受和昂贵的治疗费用都可引起患者的药物治疗依从性降低[89,112]。尽管大多数的关于幽门螺杆菌根除治疗的研究报道,超过 95% 的患者能够坚持药物治疗,但是由于临床试验中难以准确评估患者服药的依从性,因此,这一数据会受到质疑[112]。此外,服药依存性在临床试验中通常存在更多的问题。更长时间的治疗可能导致依存性差,但是在较短的治疗方案中出现漏服药物现象也会导致根除治疗失败。多数以铋剂为基础的四联疗法中,要求患者每日服药 4 次,每日服药多达 18 片/胶囊。该治疗方案的复杂性,以及序贯疗法中期治疗的改变都应该在选择根除方案时考虑到。虽然在所有的根除方案中出现轻微的副作用很常见,但是一些患者会出现临床上严重的反应而导致患者中断服用某种特定的药物甚至整个治疗方案。

其他导致治疗失败的因素包括当 PPI 作为根除治疗方案的一部分时,出现高细菌载量,特殊的幽门螺杆菌(如 CagA),胃内 PH 过低,遗传多态性(如 CYP2C19 基因多态性)[89,113,116,124,127,128]。能够表明吸烟、饮酒、饮食影响治疗效果的证据不足。

案例 23-1,问题 9:应监测哪些指标以确定 R.L. 对治疗的反应?

幽门螺杆菌相关的溃疡、持续性消化不良、MALT 淋巴瘤及早期胃癌的患者都应该被建议治疗后检测以确认根除效果[89]。然而对所有幽门螺杆菌阳性的消化性溃疡患者进行治疗后内镜检查既不实际也不符合花费经济原则[89]。当内镜随访不必要时,UBT(见表 23-5)可作为确认幽门螺杆菌根除效果的首选检查。为避免混淆细菌抑制和根除,UBT 应推迟至治疗完成后至少 4 周。根除或者治愈是指治疗完成后 4 周检查未发现该病原体。抗体检测不能作为治疗后检查手段,因为抗体会在根除治疗成功后很长一段时间内(长达 1 年)仍保持高滴度[88,89]。如果进行该项检查,只有阴性结果才是可信的。

上消化道内镜检查由于价格昂贵,而且是侵入性检查,所以仅用于有指征的患者以证实其幽门螺杆菌根除和溃疡愈合情况(严重或经常复发的症状,目前或者既往存在溃疡并发症)。如果必须进行内镜随访时,应行快速尿素酶实验及组织学活检检查以确认其根除效果(见表 23-5)和溃疡愈合情况。

在临床实践中,由于大多数推荐的根除药物效果不好,需要从需求、灵活性、可获得性和检查、治疗的费用等确认溃疡的愈合和根除情况。尽管被推荐应进行根除治疗后检

查,但是像 R. L. 这样患有非复杂性的幽门螺杆菌相关溃疡的患者,通常在治疗完成后 1~2 周应监测其症状复发情况[89]。无症状可被认为是溃疡愈合和根除治疗成功的替代指标。治疗结束后 2 周之内症状持续存在或者复发提示溃疡未愈合或者根除幽门螺杆菌失败,或者该患者还应被诊断为 GERD。

幽门螺杆菌感染的二次治疗或者挽救治疗

案例 23-1,问题 10: 如果 R. L. 使用 PPI-阿莫西林-克拉霉素方案进行初次根除治疗失败,应该再使用什么药物?当二次治疗也失败之后还应该使用什么治疗方案?

所有的初次根除治疗方案都要求备有有效的二线治疗。如果初次治疗失败,根除幽门螺杆菌会更加困难,根除治疗的意愿也很多变[89]。二线治疗方案应当:(a) 避免使用在初次根除中曾使用过的抗生素;(b) 使用耐药性比较小的抗生素;(c) 使用具有局部作用的药物(如铋盐);(d) 使用 10 日方案或者 14 日治疗方案[89,112,116,129]。如果 R. L. 在使用 PPI-阿莫西林-克拉霉素方案进行初次根除治疗失败,他应该使用包括水杨酸铋、甲硝唑、四环素和一种 PPI 的二线治疗,疗程为 10~14 日[89,112,116,129,130]。

在美国,当标准的基于 PPI 的三联方案根除治疗失败后,基于铋剂的治疗方案是最常用的二线治疗(见表 23-6)[89]。在一些小型临床研究中,对许多含氟喹诺酮类和利福喷丁(一种抗结核药物)或者呋喃唑酮(美国市场已无销售)的备选治疗方案进行了评估[89,112]。基于左氧氟沙星的临床研究结果看起来很有前景,提示这些方案可以替代基于铋剂的四联方案作用根除幽门螺杆菌的二线治疗[89,112,126,129]。然而左氧氟沙星比较容易发生耐药,其耐药性增加限制了左氧氟沙星在根除幽门螺杆菌中的应用[129]。各种不同的基于利福平的方案用于耐克拉霉素或甲硝唑的幽门螺杆菌菌株的根除是有效的[89,129]。包含利福平的方案应当作为最后的选择,仅仅用于多次幽门螺杆菌根除失败的患者,因为利福平较昂贵,并且其血液系统副作用,也有耐药的可能性[129]。

非甾体抗炎药相关性溃疡

案例 23-2

问题 1: A. D. ,70 岁女性,1 周前出现乏力并伴有眩晕,数日前出现便血,诊断为 NSAID 继发的消化道出血而入院治疗。患者既往无溃疡病史及相关症状,5 年前诊断为骨关节炎并此后每日早晨和晚上分别服用 250mg 和 500mg 萘普生。否认皮质醇、双膦酸盐、抗凝药、氯吡格雷及 SSRI 类药物使用史。每日服用氢氯噻嗪 25mg 和赖诺普利 20mg 控制血压,另外口服阿司匹林肠溶片 81mg/d,以及碳酸钙制剂和复合维生素。无吸烟史,偶尔饮酒。患者否认上腹疼痛,也无恶心、呕吐、消化不良和体重减轻等症状。无药物、食物过敏史。体查腹软,

无压痛反跳痛,肠鸣音正常,无肝脾肿大,直肠指检正常,大便潜血试验阳性。体温 37.2℃ ,血压 100/65mmHg,心率 90 次/min。相关实验室结果如下:

> 血红蛋白:11g/dl
>
> 红细胞比容:35%
>
> BUN:40mg/dl
>
> SCr:1.5mg/dl
>
> 其他实验室指标均在正常范围内。

那么导致 A. D. 发生 NSAID 相关溃疡和上消化道出血的危险因素是什么呢?

NSAID 相关溃疡及其并发症的危险因素在表 23-3 中列出。非选择性 NSAIDs 如萘普生等可使消化道症状的发生率增高约 4 倍,使用 COX-2 选择性抑制剂人群消化道症状的发生率则高出未使用者 2~3 倍(见表 23-4)[101]。非处方 NSAID 引发的消化道症状具有剂量依赖性,但其可以在任何治疗剂量下[131],并在治疗中的任何时间均可发生[94-96]。A. D. 由于长期联合使用阿司匹林(81~325mg/d)和 NSAID(萘普生),使得她发生消化道症状的风险比单独使用其中一种要高[94-96]。使用缓释或肠溶性阿司匹林并不能对溃疡和上消化道症状起到额外的保护作用[95,103,132]。A. D. 的年龄(70 岁)是发生 NSAID 相关溃疡的独立相关因素,因为有研究表明患者年龄的增加使溃疡的发生风险增加(见表 23-3)[94,95]。老年患者中,这种 NSAID 相关溃疡风险的增加可以用胃肠道黏膜保护屏障的改变来解释。虽然 A. D. 否认溃疡病史,但研究显示 NSAID 相关的消化道症状可以促进 NSAID 相关疾病的发生风险[94-96]。皮质醇类单独使用时不增加溃疡的发生风险,但是在同时使用 NSAID 时可以使其发生风险增加两倍[94-96]。当 NSAIDs 和氯吡格雷、双膦酸盐等抗凝药或抗血小板药同时使用时,上消化道出血的风险显著增加[54,94-96,101]。SSRI 是上消化道出血的独立危险因素,虽然这一风险的大小存在差异,但对于使用 NSAID 的患者来说,其使出血的风险显著增加[133-135]。这一副作用的药理学机制可能与 SSRI 阻断血小板聚集后抑制了溃疡愈合有关,但对于 SSRI 是否直接参与了溃疡的发生并不清楚[133-135]。对于 *H. pylori* 是否是 NSAID 相关溃疡的危险因素并不明确,但是 *H. pylori* 阳性且服用 NSAID 的患者中消化性溃疡的高发病率提示幽门螺杆菌可能会促进 NSAID 相关消化道并发症的发生[94-96]。A. D. 的多种危险因素导致她具有较高的风险发生 NSAID 相关上消化道并发症(见案例 23-2,问题 4)。

案例 23-2,问题 2: A. D. 进行了进一步的检查和治疗,内镜检查示胃窦处两个溃疡(0.2cm 和 0.4cm),并进行了镜下止血。胃窦活组织检查提示 *H. pylori* 阴性,检查前已停止服用所有药物。住院过程中,患者内镜检查后每 6 小时口服氧可酮 5mg 控制骨关节炎疼痛,嘱减少萘普生剂量,并换用另一种部分选择性 NSAID 药——对乙酰氨基酚,但因患者耐受性较差未进一步调整。患者入院后,进行泮托拉唑静脉滴注,3 日后换成口服 40mg/d。出院医嘱为泮托拉唑 40mg/d,萘普生每日早晨 250mg 和晚上 500mg,氢氯噻嗪、赖诺普利、碳酸钙和复合维生素继续服用。如果 A. D. 继续服用萘普生,她的胃溃疡会痊愈吗?

如果可能的话,活动性溃疡患者应该停用萘普生[87,96]。如果停用 NSAID 药,A. D. 可以考虑使用氧可酮等进行替代治疗。推荐使用 PPI 进行治疗,因为与 H2RA 和硫糖铝相比,其治疗溃疡愈合的速度更快(4 周 vs 6~8 周)[87,94,96]。活动性溃疡患者出院后再次开始服用萘普生时,PPI 是最好的选择,因为其有效的抑酸作用对于治疗溃疡和患者症状至关重要[87,94,96]。NSAID、阿司匹林或其他 COX-2 抑制剂的使用会影响溃疡愈合,因此继续使用这些药物时 PPI 疗程应当由 4 周延长至 8~12 周[87,96]。心血管风险以及低剂量阿司匹林的使用应当由心内科医师进行评估,如果为非必需,应当停药。对于那些具有心血管风险的患者,在镜下止血后应继续服用低剂量阿司匹林[87,136],并且为减少消化道出血,不得使用氯吡格雷替代低剂量阿司匹林[54,95]。

案例 23-2,问题 3:如果 *H. pylori* 阳性,A. D. 应答采用什么样的治疗方案?

所有的 NSAID 相关胃肠道并发症患者均应进行幽门螺杆菌检查(见图 23-4),对于服用 NSAID 的幽门螺杆菌阳性活动性溃疡患者,应当采用基于 PPI 的治疗方法。其原因在于,我们并不能确定幽门螺杆菌和 NSAID 中哪一个或是共同作用,导致了溃疡发生。如果患者检查发现幽门螺杆菌阳性,无论溃疡发生与否,他/她都应该接受幽门螺杆菌根治治疗。治疗方案的选择(见表 23-6)应当基于多种因素,包括患者是否有青霉素过敏史等。

降低 NSAID 相关消化性溃疡发生风险的策略

案例 23-2,问题 4:3 个月后,A. D. 进行胃镜复查,示溃疡已愈合。随后更换泮托拉唑为雷尼替丁 150mg/d,其他药物用量维持不变。在 A. D. 溃疡已愈合并继续服用萘普生的情况下,如何减少其今后再次发生 NSAID 相关溃疡的风险?

减少 NSAID 相关溃疡及消化道并发症的方案包括联用 PPI 或米索前列醇、使用特异性 COX-2 抑制剂,以及这几种药物的不同组合[46,87,94-96,98,104]。在推荐剂量下(见表 32-1),所有的 PPI 对这一情况都有较好疗效[95]。不推荐使用标准的 H₂RA 剂量(见表 32-1)来预防 NSAID 相关溃疡,因为其对 NSAID 使用后最常见的胃溃疡的作用有限[95,96]。高剂量 H₂RA(如法莫替丁 80mg/d)可以减少胃和十二指肠溃疡的发生风险,但其效率较 PPI 更低[94,95]。服用低剂量阿司匹林的患者可以采用法莫替丁(20mg,每日 2 次)来代替 PPI[137],但是这一方案的有效性尚需通过与 PPI 对照的临床试验来进行确定。目前尚无研究评估 H₂RA 对溃疡相关消化道并发症的影响,对于 NSAID 相关消化不良或可使用 H₂RA 进行治疗。

米索前列醇可减少因使用 NSAID 类药物引起的胃溃疡和十二指肠溃疡的形成[94-96],并能降低消化道并发症高风险患者的发病风险[136]。最初其推荐剂量为 200μg,每日 4 次,但腹泻和腹痛的副作用限制了其使用。更低的剂量 600μg/d 时,米索前列醇依然能获得较好疗效,同时其副作用减轻[95,96]。剂量降低到 400μg/d 时或者更低时,副作用更轻,但是其胃肠道保护作用降低。米索前列醇和 PPI 在预防胃溃疡上具有相似的效果,但 PPI 的副作用更少[95,96]。200μg 米索前列醇和双氯芬酸(50mg 或 75mg)的固定剂量方案的也可使用,但是无法针对不同患者进行药物剂量个体化。

两项大型多中心 RCT 研究比较了选择性 COX-2 抑制剂和非选择性 NSAID 药物胃肠道作用的不同,结果显示 COX-2 抑制剂的胃肠道症状降低了 50%~60%[138,139]。一项对未服用小剂量阿司匹林的患者为期 6 个月的塞来昔布临床试验(CLASS 研究)显示,与布洛芬和双氯芬酸相比,患者溃疡相关症状发生率更低[139],但是治疗 1 年后的随访结果又提示塞来昔布并没有更好的胃肠道保护作用[95]。这一结果也解释了为什么塞来昔布与非选择性或部分选择性 NSAID 一样,同样需要关注胃肠道副作用(见表 23-4)[140]。此外,对于同时服用小剂量阿司匹林患者而言,使用塞来昔布 6 个月后的消化道症状与布洛芬和双氯芬酸没有区别[139]。小剂量阿司匹林对其他 COX-2 抑制剂的胃肠道副作用具有相似的影响。

虽然 A. D. 的溃疡已愈合,但由于她继续服用萘普生,因此依然存在较高的 NSAID 相关溃疡复发风险。联合使用 PPI 或米索前列醇能够有效降低其 NSAID 相关溃疡的复发风险,推荐作为治疗选择。由于萘普生即可较好的控制 A. D. 的骨关节炎,无需进行更换为塞来昔布等其他更昂贵的药物。而 PPI 和米索前列醇两者同时联用也没有必要,但对于合并多种危险因素的老年患者,部分医师还是倾向于将两者联合使用。虽然标准剂量下 H2RA 能够降低溃疡的发生风险,但其效果不如 PPI。在标准剂量下,所有种类 PPI 均能取得理想疗效,对于 A. D. 来讲,在选择使用哪种 PPI 时她可能得考虑下具体的治疗花费。

COX-2 抑制剂的心血管毒性

案例 23-2,问题 5:如何看待 COX-2 抑制剂心血管毒性的风险?

COX-2 抑制剂使用者发生心血管事件的风险与多种因素有关,包括 COX-2 选择性、剂量过高、疗程过长及既往心血管事件风险等[95,96,140-142]。虽然在 VIGOR 研究中,罗非昔布的溃疡及相关消化道并发症发生率较萘普生更低,但心肌梗死和卒中的发生率相对更高。[138] 相似的结果在其他一些罗非昔布的研究中得到证实[143]。2004 年罗非昔布在美国市场撤回,随后伐地考昔也因升高血压等心血管风险而被撤回[95]。

塞来昔布的心血管安全性已得到相关评估,但其对心梗和脑血栓形成的风险尚需要进一步验证[95]。虽然在 CLASS 研究中,塞来昔布的心血管事件发生率与布洛芬和双氯芬酸相比没有差异[139],但也有其他研究表明高剂量塞来昔布(400mg,每日 2 次)可使心血管事件的发生率显著增加[144]。在美国,塞来昔布依然在使用,但是其对患者潜在的心血管风险需要进一步进行验证。塞来昔布应当以最小的有效剂量,在尽量短的疗程内进行安全使用[140]。

而对于非选择性和部分选择性 NSAIDs 来说,可能除了萘普生之外,都可以使心血管事件的发生风险增加[95,96,145-147]。萘普生是最常使用的 NSAID 类药物,特别对于具有较高心血管风险的患者而言[95,96,145-147]。NSAIDs 和 COX-2 抑制剂应当尽量避免在高胃肠道和心血管风险患者中使用[95],可以考虑其他风险更低的药物选择,包括对乙酰氨基酚、曲马多和麻醉剂等[148]。综上所述,在选择合适的抗炎药以降低 NSAID 相关溃疡和并发症发生率时,不仅需考虑 NSAID 和 COX-2 抑制剂的胃肠道安全性,同时也应评估其对每位患者心血管风险的影响[95,96,147]。

非甾体抗炎药相关消化性溃疡的未来风险分层

案例 23-2,问题 6:与 PPI 和非选择性或部分选择性 NSAID 联合相比,选择性 COX-2 抑制剂对消化性溃疡和并发症的影响是怎样的?目前是否有相关研究评估了 COX-2 抑制剂与 PPI 联用时的消化道安全性呢?

目前有一些小样本非安慰剂对照临床试验探讨在 H. pylori 阴性高风险 NSAID 相关溃疡患者中,单独使用塞来昔布对比联合使用 PPI 和非选择性或部分选择性 NSAID 治疗的胃肠道安全性[95,149,150]。其结果显示,这两种方案治疗的 NSAID 相关溃疡和并发症的发生率相近。然而,无论是选择性 COX-2 抑制剂,还是 PPI 和非选择性或部分选择性 NSAID 联合治疗,均不能降低高风险患者溃疡的复发以及上消化道出血的发生[90,148]。对于部分极高风险的患者,可以考虑联合 COX-2 抑制剂和 PPI,但由于现有临床研究中最长随访时间是 1 年,因此其长期治疗获益还不清楚[95,149,150]。

案例 23-2,问题 7:对有患 NSAID 相关溃疡风险的患者,当评估处理策略时需要考虑哪些方面?对 A.D 可以考虑哪些可行的风险降低策略?

降低 NSAID 相关溃疡和相关并发症的风险的策略要根据上消化道(见表 23-3)和心血管风险进行评估。虽然没有普遍认可的定义,但风险水平可以分为低、中、高上消化道风险和低或高心血管风险[95,96]。高心血管风险是指内科医生推荐需要使用低剂量阿司匹林来防止严重的血栓性心血管事件[95]。总体来说,年龄小于 65 岁,短时间服用 NSAID,未被要求服用低剂量阿司匹林的患者,被认为是低消化道和心血管风险,通常不需要进行消化道风险降低治疗[95,96]。

有中等消化道风险的患者通常有 1~2 个风险因子,包括年龄大于 65 岁,有单纯溃疡病史(不伴有并发症),使用高剂量 NSAID 治疗,或同时使用阿司匹林(包括低剂量)和糖皮质激素或抗凝剂(见表 23-3)。这组推荐的风险降低策略是同时服用 PPI 或米索前列醇,但是米索前列醇常被作为第二选择来考虑,因其剂量依赖性腹泻、腹痛及需要更

多频次的日剂量[95,96]。如果患者需要低剂量的阿司匹林,萘普生可以作为 NSAID 的选择。虽然 COX-2 抑制剂与非选择性或部分选择性 NSAID 加 PPI 或米索前列醇发挥了同样的胃保护作用,但是 COX-2 抑制剂(包括塞来昔布)的使用很大程度的减少,是因为 COX-2 抑制剂较 NSAID 加 PPI 更贵,以及大众对其相关的心肌梗死和血栓形成事件的关注[95]。

有高消化道风险的患者包括有溃疡相关并发症病史和多重(>2)危险因子[95,96]。如果心血管风险低,替代治疗如羟考酮是较好的选择,但是 COX-2 抑制剂加 PPI 或者米索前列醇也可以使用[95]。虽然既往患有复杂型溃疡的患者最好避免使用 NSAID,但有些医生仍会使用 NSAID 以提供最有效的抗炎作用。这时需要非常小心,并使用最有效的协同疗法。高消化道风险和高心血管风险的患者应当避免使用 NSAID 和 COX 抑制剂,应使用替代疗法[95,96]。

像 A.D. 这样近期有溃疡并伴有相关的上消化道出血病史的患者,将来罹患 NSAID 相关溃疡及并发症的风险高,需要有效的风险降低策略。此外,A.D. 还有其他一些因素使其处于高风险状态,包括她的年龄(70 岁),持续使用非选择性的 NSAID 药物(萘普生)。A.D. 需要立即停用雷尼替丁,并且转换一种基于证据的风险降低疗法。如果使用塞来昔布,必须权衡其心血管影响风险和胃保护效应,尤其是 A.D. 有高血压病史。如果 A.D. 有肾脏功能紊乱(肌酐清除率<30ml/min),应当避免使用 NSAID 和 COX-2 抑制剂,患者应当使用其他镇痛药(如曲马多,麻醉剂),应时刻谨记 NSAID 和 COX-2 抑制剂与体液潴留、高血压、肾脏衰竭相关。虽然将萘普生换成塞来昔布加 PPI,或持续使用羟考酮可能是某些患者的首选,但对像 A.D. 这样的高风险患者,最佳策略的选择还是有争议的,应当考虑到风险、益处、患者选择权、治疗花费。考虑到 A.D. 的消化道和心血管风险,加用 PPI 或米索前列醇的协同疗法是可以接受的风险降低策略。使用塞来昔布和 PPI 联合治疗可最大程度降低消化道风险,是该患者应当考虑的治疗。

案例 23-2,问题 8:关于联合使用 OTC 阿司匹林和 NSAIDs,哪些信息需要告知 A.D.?

提醒 A.D.:她的医生推荐她停用肠溶阿司匹林,并且不能重新服用直到他/她同意。向 A.D. 解释:肠溶阿司匹林可能会保护胃黏膜局部免受损害并使消化不良最小化,但是肠溶阿司匹林不能阻止溃疡。甚至低剂量(如 81mg/d)的阿司匹林都能引起溃疡,尤其是同时联用 NSAID(萘普生)。缓释的阿司匹林可能会引起较轻的消化不良,但并不能阻止溃疡。服用阿司匹林和 NSAID 时同时吃点食物、喝点牛奶或者服用抗酸药可以使消化不良最小化,但是不能阻止溃疡。告知 A.D.:除非她的医生建议,否则不能同时服用 OTC NSAIDs 和萘普生,因为联合使用 NSAID 会增加她的溃疡和消化道出血的风险。建议 A.D.:虽然对自我治疗有用的 NSAID 有不同的通用名(如布洛芬、萘普生)或者不同的商品名(如 Advil,Aleve),但是它们都属于同一类药,有相同的副作用。

应该告知A. D. 上消化道出血和心血管病的主要体征和症状,以及当这些体征和症状出现时A. D. 应该怎么做。应该嘱咐A. D. 每日早饭前30~60分钟服用兰索拉唑,继续服用萘普生,每日2次。应该强调遵守PPI协同治疗的重要性,因为A. D. 可能并未伴有消化不良或者溃疡样症状。在像A. D. 这样高风险的NSAID服用者中,遵守胃保护药物治疗的程度和溃疡以及严重消化道并发症的风险间有很强的关联[151]。像A. D. 这样的有骨质疏松症和髋部骨折风险或者需要长期PPI治疗的老年患者,应该建议他们服用年龄相关的推荐剂量的钙盐和维生素D,并且定期进行骨密度检查(详见"治疗酸相关疾病药物的药物治疗学"部分)。

像A. D. 这样的高风险且还持续服用一种NSAID的患者,应该严密监测上腹部疼痛,出血、梗阻或穿孔的相关症状和体征。上腹部疼痛的出现或疼痛严重程度的改变提示上消化道并发症。还应尽可能的监测A. D. 对其PPI药物疗法的依从性,因为在高风险NSAID使用者中,不依从性和上消化道并发症风险有很强的关联。

卓-艾综合征

卓-艾综合征(Zollinger-Ellison syndrome,ZES)是一种较少见的胃酸高泌性疾病,以严重的、反复发作性的PUD,由显著的高胃酸分泌及分泌胃泌素性肿瘤(胃泌素瘤)所导致[130,152]。原发肿瘤通常位于十二指肠或胰腺,但其他位置(如肠系膜、淋巴结、脾、胃、肝)的原发肿瘤也有报道[130,152]。虽然大多数胃泌素瘤呈散在发病,但约25%患者常合并1型多发性内分泌瘤综合征(multiple endocrine neoplasia type 1,MEN1),一种常染色体显性遗传病[152]。大多数胃泌素瘤是恶性的,增长缓慢,但少数增长迅速可侵犯区域淋巴结、肝脏和骨骼。腹痛是最主要的症状,与抑酸治疗不敏感的持续性溃疡相关。十二指肠溃疡最常发生,但也可见胃和空肠的溃疡。超过半数患者常发生腹泻,且腹泻症状常先于溃疡症状,可能与高胃酸分泌激活胃蛋白酶原,进而导致胃黏膜损伤相关[130,152]。脂肪泻产生可能源于高酸负载使十二指肠pH降低,导致胰脂肪酶失活,胆酸异常,使得乳糜微粒形成降低,进一步加剧脂肪酸吸收障碍[152]。维生素B_{12}缺乏可能引发二次吸收不良。GERD多见,且常合并食管溃疡和狭窄。其他症状包括恶心、呕吐、上消化道出血和体重减轻。上消化道出血的发生常与十二指肠溃疡相关。

流行病学

ZES在美国十二指肠溃疡患者中的发病率为0.1%~

1.0%[152]。30~50岁多见,男性稍高于女性。由于医疗技术的改进和手术治疗的出现,ZES的发病率和死亡率均呈下降趋势。

病理生理学

ZES与非β细胞促胃泌素分泌瘤相关,其刺激胃壁细胞分泌大量胃酸[130,152]。胃泌素瘤产生大量促胃泌素,导致高胃泌素血症。胃壁细胞反应性增多,导致基础胃酸和刺激性胃酸分泌增多。胃酸分泌过多导致严重的黏膜溃疡、腹泻和吸收不良,从而引起相应的ZES相关症状和体征。

临床评估和诊断

ZES的诊断建立在:空腹血清胃泌素>1 000pg/ml,基础胃酸分泌>15mEq/h的全胃患者(已做过减酸手术患者>5mEq/h)或高胃泌素血症伴发胃pH<2[152]。当血清胃泌素在100~1 000pg/ml之间,胃pH<2时,建议采用诱发试验(胰泌素或钙)协助诊断。成像技术可用于定位肿瘤的位置,评估转移情况。胃镜检查可用于确认黏膜溃疡。使用PPIs可能掩盖临床表现,使诊断变得复杂化[130]。

治疗

ZES治疗的目标是药物控制胃酸分泌和手术切除肿瘤,如果可能的话。由于PPIs有效、持久的抗分泌作用,可选择口服PPIs类药物抑制胃酸分泌。起始治疗可以选择奥美拉唑60mg/d,或口服相等剂量的兰索拉唑、泮托拉唑、埃索美拉唑或雷贝拉唑(见表23-1),维持BAO<10mEq/h(在下一剂量前1小时)。胃酸分泌控制后,PPI可以逐渐减量,每8~12小时给药一次。大多数患者,奥美拉唑60~80mg/day可以将BAO降至目标水平。不能口服给药的患者可以采用Ⅳ型PPI。H_2RAs不再用于治疗ZES,即使最初证明其是有效的(见表23-1)。

生长抑素类似物可以有效治疗胃泌素瘤,但只能用于非胃肠道,很少作为一线治疗方案[152]。奥曲肽,是一种合成的生长抑素类似物,能够抑制胃酸分泌,降低血清促胃泌素浓度,但由于其皮下给药途径、频繁地给药以及副作用谱(腹痛、腹泻、胆结石、注射部位疼痛)使其很难成为ZES的理想治疗方案。长效醋酸奥曲肽微球的给药次数较少,可暂时用于控制胃酸分泌。已发生转移的胃泌素瘤患者可以采用化疗药物抑制肿瘤生长或手术切除肿瘤。除非发生广泛转移,定位和手术切除是所有胃泌素瘤患者都应考虑的。

胃食管反流病

胃食管反流病(gastroesophageal reflux disease,GERD)是一种常见的酸相关的消化功能紊乱,会出现各种各样的症状,最常见的症状是胃灼烧和反酸。胃食管反流(gastroesophageal reflux,GER)被认为是胃内容物由胃反流入食管。它主要是由食管下端括约肌(LES)一过性的松弛导致。LES松弛时,食管暴露于少量酸性胃内容物中,这种正常的生理过程在健康个体身上每日发生多次[6,153,154]。食管蠕动及碳酸氢盐屏障等保护机制可以迅速使酸性 pH 返回正常。如果正常的反流状态发生改变,就会出现相应的症状和(或)食管黏膜的损伤,进而发展为 GERD[65]。食管黏膜受损,伴有黏膜持续的暴露于胃酸并且导致了炎症,就会进展为溃疡亦即糜烂性食管炎[6,155]。与长期持续存在的 GERD 相关的并发症包括食管狭窄、Barrett 食管(正常的食管鳞状上皮被特殊的柱状肠上皮替代)和食管腺癌[7]。

流行病学

GERD 是一种慢性疾病,患者分布在各个年龄段,男女患病无差别[7]。GERD 在西方人群的流行率大约 10% 到 20%,而亚洲 GERD 流行率更低。在西方人群中,据报道25% 的患者每月会出现一次胃灼烧,12% 的患者每周会出现一次,5% 的患者每日都出现[156,157]。估计大约 7% 的美国人患有与糜烂性食管炎相关的顽固性 GERD;然而,这个数据很难被证实,因为大多数患者未行食管内镜检查[7]。很多糜烂性食管炎患者诊断时并无症状,这表明症状与食管损伤程度并不相关。多达 75% 有 GERD 相关症状的患者经内镜检查后发现食管正常[158]。这些患者被认为是功能性胃灼烧、非糜烂性反流病(nonerosive reflux disease,NERD)或内镜阴性反流病(endoscopy-negative reflux disease,ENRD)。有些 GERD 患者出现不典型的食管表现或食管外 GERD 的表现。食管外的表现可能伴有或不伴有典型 GERD 症状(如胃灼烧)。大约 80% 每周会出现 GERD 症状的患者会出现食管外表现(见"食管外表现"部分)[159]。

儿童 GERD 患者似乎会持续到青春期至成年。尽管大部分婴幼儿表现出生理性反流,或者呕吐,大多数(95%)在1 岁时症状减轻[160]。然而,症状持续超过 2 岁的婴幼儿表现出患有顽固性 GERD 的风险[161,162]。一项前瞻性研究评估了大约在 5 岁之前被诊断为顽固性 GERD(糜烂性食管炎)的儿童,然后 15 年后再次进行评估。这项研究显示,80% 的孩子每月出现胃灼烧和反流症状,23% 的每周出现上述症状。30% 仍然需要抑酸治疗,24% 需行抗反流手术[163](见第 104 章)。妊娠与 GERD 发病率增加相关,30% ~ 50%的孕妇出现胃灼烧,尤其是在妊娠第二、第三胎时;然而,之前没有被诊断为 GERD 的孕妇,症状在孩子出生后就会消失[6]。妊娠期 GERD 发病机制与黄体酮和雌激素的影响有关,这些激素会降低 LES 压力,增加腹内压[6,164](见第 49 章,有完整的关于妊娠 GERD 患者治疗风险和好处的讨论)。

GERD 并发症包括食管损伤(5%)、狭窄(4% ~ 20%)和Barrett 化生(8% ~ 20%)[6]。男性和年龄增加(男性和女性)与食管并发症的发病率增加相关,可能是由于反流的酸性胃内容物长时间损伤食管黏膜所致[6]。比较 GERD 与其他慢性疾病患者的生活质量,GERD 患者生活质量可能会降低。GERD 患者的生活质量在精神疾病患者和轻度心衰患者之间[165]。

病因和危险因素

GERD 的病因与胃食管反流的频率或反流过程中酸性反流物与食管黏膜接触增加等因素相关。与 GERD 相关危险因素包括饮食和生活方式、药物及某些手术[7,8,153-155,166,167](表 23-7)。这些因素可能通过降低 LES压力引发或加剧 GERD 症状(如硝酸盐、黄体酮、高脂食物、薄荷、巧克力)或对食管黏膜有直接刺激效应(如柑橘、西红柿、磷酸盐)。腹内压增加引起的压力性反流与暴饮暴食、咳嗽、弯腰或举起重物及穿紧身衣服有关[6-8]。某些医疗和外科疾病如胃轻瘫、硬皮病、ZES 及长期放置鼻胃管也可能与 GERD 有关。虽然已有研究表明根除幽门螺杆菌感染可能增加 GERD 症状的发生和食管炎的风险,但是仍需要更多资料来证实这种相关性[6]。

表 23-7

GERD 相关的危险因素[6,8,153-155,166,167]

药物	饮食
α 受体激动剂	高脂食物
抗胆碱能类	辛辣食物
阿司匹林	泻药(薄荷、留兰香)
巴比妥类	巧克力
苯二氮䓬类药物	咖啡因(咖啡、茶、可乐)
β₂ 受体激动剂	大蒜或洋葱
磷酸盐	柑橘类水果及其果汁
钙通道阻滞剂	西红柿及其果汁
多巴胺	碳酸饮料
雌激素	**生活方式**
异丙肾上腺素	香烟和雪茄烟
铁	肥胖
麻醉剂	仰卧体位
硝酸盐	紧身衣服
NSAID	剧烈运动
黄体酮	**医学/外科手术**
钾	怀孕
前列腺素类	硬皮病
奎尼丁	ZES
四环素	胃肌轻瘫
茶碱	鼻胃管插管
三环类抗抑郁药	
齐多夫定	

NSAID,非甾体抗炎药;ZES,Zollinger-Ellison 综合征

病理生理学

GERD 的病理生理学与 LES 一过性松弛的缺陷、食管酸清除和缓冲能力、解剖学、胃排空、黏膜屏障及食管黏膜暴露于腐蚀性因素(胃酸、胃蛋白酶和胆盐)导致食管损伤相关。

食管下端括约肌—过性松弛

LES 在静息状态时,会维持在一个高压(10~30mmHg)水平,防止胃内容物进入食管[6]。在白天和进餐时压力最低,夜间压力最高[6]。LES 一过性的松弛是一种不同于吞咽或蠕动的短暂的括约肌的松弛[7,168,169]。它的出现是由于进食后迷走神经受到刺激引起胃的扩张(最常见)、气体过多、呕吐、咳嗽等引起,持续超过 10 秒[7]。这些 LES 一过性的松弛事实上与所有健康个体的胃食管反流相关,但是在病理性 GERD 患者中 50%~80%会出现[7]。因此,并非所有 LES 一过性松弛都与 GERD 相关。

一小部分患者也可能存在持续 LES 无力或压力降低(LES 松弛的频率降低)。压力性反流增加腹内压并且可能使低压的 LES 受到更大的冲击[7]。当 LES 压力持续低下,出现严重并发症的风险(如糜烂性食管炎)将显著增加。平滑肌纤维化相关的硬皮病可能会降低 LES 压力,增加 GERD 发病的潜在风险[170]。

食管酸清除和缓冲能力

尽管反流的次数与反流物的数量值得关注,但主要是有害物质与黏膜接触的时间决定食管的损伤和并发症的发生。超过 50%的被诊断为严重食管炎患者食管酸清除能力下降。[6] 蠕动是酸性反流物被食管清除的主要机制。其他机制包括吞咽、反流物存在时食管的扩张及重力(只在患者直立体位时有效)。

唾液在中和食管胃酸中扮演重要的角色。唾液中的碳酸氢盐可以缓冲食管蠕动后仍残留在食管中的胃酸[6]。然而,唾液仅对少量的胃酸有效,当患者分泌大量胃酸时唾液可能不足以中和胃酸以保护食管[6]。吞咽增加唾液分泌的频率和食管酸清除能力。睡眠时吞咽频率下降与夜间 GERD 相关。唾液分泌减少的患者(如老年患者、服用抗胆碱能药物的患者及某些患口干症或 Sjögren 综合征患者)GERD 患病风险可能会增加[6,171]。

解剖异常

食管裂孔疝(由于横膈肌张力减弱,胃上部突入胸腔)通常被认为是 GERD 的病因之一,但是它们的因果关系尚不清楚[6]。尽管食管裂孔疝在很大程度上与食管炎、食管狭窄、Barrett 化生相关,但是并非所有食管裂孔疝患者表现出这些症状或并发症。这可能与食管裂孔疝的大小及其对 LES 压力的影响有关[6]。疝的增大可能会降低其在吞咽过程中仍然处在膈下的能力,而因此降低了 LES 的压力。LES 低压并发食管裂孔疝会增加反流的可能性和并发症的发生[6]。

胃排空

胃排空延迟增加了胃内残留液的体积,这些残留液容易反流,并且与胃扩张相关[6]。尽管胃排空延迟出现在 15% 的 GERD 病患,但是两者之间的因果关系尚不清楚[6,172]。因为一些患者如糖尿病胃轻瘫患者也会出现 GERD,所以胃排空延迟与 GERD 之间的关系不能忽视[6]。

黏膜屏障

食管黏膜耐受胃反流物(胃酸和胃蛋白酶)的能力是决定 GERD 发展的关键因素。比较食管与胃和十二指肠黏膜耐受的能力,食管更易受到胃酸的损伤[6]。然而,食管黏膜有许多防御因素共同保护食管免受损伤。黏膜细胞厚度增加和细胞联接复合体可以防止氢离子扩散渗透进入食管上皮而导致细胞死亡[6]。食管还可以分泌黏液形成黏液-碳酸氢盐保护层。在食管的酸性环境中增加血液流动可以改善组织氧供、提供营养物质且有助于维持正常的酸碱平衡[6,173]。当胃酸和胃蛋白酶的浓度超过了黏膜屏障机制的保护能力时就会出现食管的损伤。

与食管损伤相关的侵袭性因素

以胃酸和胃蛋白酶为主的胃反流物是与 GERD 相关的主要侵袭性因素。黏膜损伤的进展和程度取决于 pH、反流的内容物及食管黏膜暴露于反流物的时间。pH 小于 4 通常会对食管黏膜产生损伤,但随着反流物酸性增强,黏膜损伤会加重。酸性反流物中含有胃蛋白酶(在酸性 pH 时由胃蛋白酶原转换而成)将显著增加反流物对黏膜屏障的损伤及食管出血的风险[6,172,174]。含有胆汁酸和胰液的十二指肠胃反流或碱性反流也可以导致食管炎的发生[6]。因为胃和十二指肠胃反流往往伴随出现,这种现象可能会增加食管的损伤。食管暴露于反流物的总时间是 GERD 及其并发症发生的主要机制。暴露时间持续越长,病情可能更严重,包括可能出现 Barrett 化生。

幽门螺杆菌的根除

幽门螺杆菌感染与 GERD 之间的关系仍然存在争议[175]。早期的研究表明,幽门螺杆菌的根除与胃酸过量和后期进展为糜烂性食管炎相关。在这种情况下,似乎 H. pylori 实际上是 GERD 症状和相关并发症的保护性因素。这种推测可能是由于微生物具有降低反流物酸性的能力,而并不影响食管的保护机制。然而,一篇系统评价显示,目前关于根除 H. pylori 的指南并不支持这种假设。而且对于 GERD 患者尽管 H. pylori 测试不是标准的做法,如果患者测试发现是 H. pylori 阳性,建议根除治疗[89](见幽门螺杆菌的主要治疗部分)。

临床表现

症状和体征

案例 23-3

问题 1:W. J.,男性,39 岁,体重 130kg,身高 170cm,主诉消化不良。自述:胸骨后烧灼感,打嗝伴口酸。症状出现于几月前,每月 2~3 次,尤其多见于饱食或辛辣饮食后。并且睡前饮食后,烧灼感令其夜不能寐。既往服用液体抗酸药后症状有所缓解,但由于症状会再次迅速出现,故不得不反复服用。未服用其他任何药物。W. J. 的哪些症状与 GERD 一致?

GERD 相关的典型临床表现包括胃灼烧、胃灼热感（出现在食管上端且蔓延至咽部的胸骨后灼烧感）、胃内容物反流入咽部，很多患者这些症状会同时出现[6,65,171]。这些症状可以是连续的或与进食相关的，通常抗酸治疗后会减轻[6]。胃灼烧是最典型的症状，是因酸性反流物与食管黏膜中神经末梢接触引起的[6]。其他症状包括反酸水（碱性或酸性液体突然出现在口中）、早饱、嗳气、打嗝、恶心及呕吐[6]。令人担忧的症状（警报信号或症状）包括吞咽困难、吞咽痛、呕血、血便、无法解释的体重减轻及贫血[6,65]。上述这些症状提示并发症的出现比如糜烂性食管炎、食管狭窄、恶变或上消化道出血，需要保健专家及时的评估。一些患者如年龄较大的患者可能没有典型的 GERD 症状，但最初会出现一些警报症状[6,176]。部分原因可能是因为高龄患者对疼痛的感知降低而且酸性反流物可能减少[6]。其他患者可能仅仅出现一些食管外的症状或者不典型症状（见"胃食管反流病食管外表现的治疗"部分）。尽管缺乏食管的症状，但潜在的严重的食管损伤也是存在的，因为症状和食管损伤程度并不相关[6]。W. J. 的胃灼烧、反流症状在进食刺激性或大量食物时很快会出现，而且这些与临睡前进餐相关的症状都与 GERD 一致。使用抗酸药后他的症状缓解的事实也支持 GERD 诊断。

治疗

治疗目标

案例 23-3,问题 2：W. J. 的 GERD 的治疗目标是什么？

GERD 的治疗目标是：缓解症状，促进食管黏膜愈合，防止复发，提供高效价比的药物，避免远期的并发症[6]。其中的一个远期并发症是巴雷特食管，或者巴雷特化生，在接受内镜评估的 GERD 患者中其发生率为 10% ~ 15%[6,177]。这种癌前状态可能导致患者易患食管腺癌。具有巴雷特食管患者比无巴雷特食管的患者患食管癌风险增加了 30 ~

40 倍[177]。因此，GERD 是一种导致潜在严重的并发症的慢性疾病。

非药物治疗和自我治疗

案例 23-3,问题 3：哪种生活方式或饮食习惯改善可以减轻 W. J. 的 GERD 症状？

生活方式和饮食习惯改善是 GERD 患者管理的基础环节[8,65,167,175,178]（表 23-8）。具体的策略应该与患者商议，制定个体化的符合患者特殊需求的方案。并没有充分的证据表明生活方式改善是有效的，虽然很多患者可能从这些生活方式改善中受益，但对于大多数患者而言，生活方式的改善并不能完全缓解症状[65,171,178]。改变生活方式的目的是通过增加 LES 压力降低食管内酸暴露，降低胃内压力，改善食管酸清除，避免特定的药物刺激食管黏膜。有证据表明，一些生活方式的改善是可以减少食管胃酸暴露和临床症状[65,178]。这些措施包括：提高床头 15 ~ 18cm，如用木块垫高床腿或使用泡沫楔代替传统枕头；采用左侧卧位；减肥，也能降低胃内压[65,178]。

有 GERD 症状的患者应避免可引发的症状的食物和饮料（见表 23-7）。然而，这一措施的益处仍无确凿的证据[65,178]。似乎 GERD 患者尝试过许多饮食和生活方式的改变，虽然并未获得令他们满意的症状缓解，一些患者不适合接受这些生活方式的改善；但是，个性化的生活方式和饮食习惯的改善应推荐给有症状的 GERD 患者。在适当的时候，应该推荐患者使用 OTC 或处方药品[8]。

应建议 W. J. 减轻体重，着宽松的衣服，避免食用辛辣食物等已知的可以加重症状的因素。并且建议他避免在睡前 3 小时内进食，用木块将床头加高 15 ~ 18cm。为了明确症状与饮食和生活方式的关系，W. J. 应要求记录所有生活方式和饮食习惯改善的日记。健康保健人员应该回顾 W. J. 的日记，并与 W. J. 讨论那些饮食和生活方式的因素可以诱发症状，哪些措施是可以有效缓解他的症状。

表 23-8

治疗胃食管反流症状的饮食和生活方式改善

饮食	药物	生活方式
避免表 26-7 中的食物	避免可能引起下食管括约肌松弛或对食管黏膜有直接刺激作用的药物（见表 23-7）	停止或减少吸烟
避免大量进食	如果服用可能刺激食管的药物应该饮用一整杯水	避免酒精
避免在睡前 3 小时内进食		减重[a]
		抬高床头 15 ~ 18cm 或使用泡沫楔子[a]
		左侧卧位[a]

[a] 目前有足够的证据证明改善生活方式的益处

案例 23-3,问题 4:你将给 W. J. 推荐哪种 OTC 治疗方案(如果可用)?

许多症状轻微且发作次数很少的患者可以使用 OTC 药物控制症状(图 23-5)[6,8,179-181]。首先,应该评价患者是否适宜自我治疗。如果患者并不符合如后所述的自我治疗的标准,对其应进行进一步的医疗评估[6,8,180,181]。确认并不存在下述症状非常重要:报警症状或体征,严重和频繁发作的胃灼烧(每周 2 次或以上)持续 3 个月以上,出现食管外症状(见案例 23-5),或者随经药物治疗仍有症状发作。对于轻度胃灼烧且发作不频繁的患者可选择使用 OTC 抗酸药和 H₂RAs。对于频繁胃灼烧发作的患者应给与非处方剂量 PPIs(奥美拉唑、快速释放的奥美拉唑钠和兰索拉唑)[8]。

抗酸药是治疗轻度并且较少发作胃灼烧症状的一种有效的选择,它们可迅速(几分钟内)缓解症状,但在空腹时症状缓解持续时间仅约 30 分钟[7,8,180]。如在餐后 1 小时内服用,则可延长症状缓解时间至数小时[8]。抗酸药有片剂和液体的剂型,使用推荐剂量时通常是可互换剂型使用[8]。如果需要每 1 ~ 2 小时可重复使用,但不应超过每日最大的建议剂量。加入海藻酸的抗酸药可提高部分患者的症状缓解率[8,179]。若患者需要频繁或规律使用抗酸药超过 2 周时,需要对其重新进行评价,他们可能需要使用非处方剂量 H₂RAs 或 PPI 治疗[8,180,181]。约有 20% 的患者接受抗酸药治疗可达到症状缓解[6]。抗酸药对食管黏膜糜烂无效[7]。

H₂RAs 用于轻度或中度的发作较少的 GERD 症状[8,180]。当将其与抗酸药比较,它们起效时间为 30 ~ 45 分钟之内,并且有可长时间维持症状缓解(最长达 10 小时之久)[6,8]。H₂RAs 的优点之一是,可以在进食辛辣刺激食物之前服用可以预防餐后胃食管反流症状[6,8];该药物的另一优点是可以减少夜间胃酸分泌[8]。当连续使用 H₂RAs 时可发生快速抗药性(耐受),但可以通过间断服用或者按需服药药来加以克服[8]。H₂RAs 可使用处方剂量的半量作为低剂量或处方剂量的全量使用。有轻度症状或症状间断出现的患者可使用每日 2 次低剂量治疗,而中度症状的患者应使用高剂量每日 2 次治疗(见表 23-1)[8]。4 种 H₂RAs(西咪替丁、法莫替丁、雷尼替丁和尼扎替丁)按推荐剂量使用时可以相互替换[6,8]。如果患者在使用需经过肝 CYP450 酶系统代谢的重要药物,且药物之间存在潜在的相互作用时,则应避免同时使用西咪替丁。当用于自我治疗时,H₂RAs 的用量不能超过每日 2 次,且疗程不应超过 2 周。如果超过 2 周则应在医生指导下使用[6,8]。

奥美拉唑镁是可获得的 OTC 药,原药为 20.6mg 片剂(代谢为奥美拉唑 20mg),立即释放胶囊剂则由 20mg 奥美拉唑和 1 100mg 碳酸氢钠组成。兰索拉唑的 15mg 胶囊剂也是可获得的非处方药。这些强效的抑酸药可用于胃灼烧症状频繁发作的患者(每周发作 2 日以上)[8]。与 H₂RAs 相比,它们缓解症状所需的的时间较长(2 ~ 3 小时),在初次治疗后,症状完全缓解可能需要的时间最长可达 4 日之久。在症状缓解及抑酸作用维持时间方面,PPI 均优于 H₂RAs[8]。患者可使用非处方剂量 PPIs 制剂,在餐前 30 ~ 60 分钟(早餐前更佳),并且不应超过每日 1 次,连续使用不超过 2 周。另外,除非有专业医生指导疗程不应超过每 4 个月,因为这可能预示疾病非常严重[6,8,180,181]。

W. J. 是适合自我治疗的,因为他的病情较轻,发作次数较少,并且没有报警症状。对于 W. J. 而言,虽然抗酸药是一个可以接受的选择,而他已经尝试了这些药物,为了减轻胃灼烧而频繁使用药物,这令其感到不满。因为他需要专门使用药物来"防止"与进餐相关的症状,他应该在进饮食前的 30 ~ 60 分钟服用 H₂RAs。如果症状仍然是偶发的,并且与饮食无关,按需使用 H₂RAs 是可以接受的。如果症状的缓解不理想,他可以增加剂量至每日 2 次,如果症状出现超过 2 日/周,还可以考虑使用 PPI。如果超过 2 周,他继续有症状,或症状加重,或者伴有报警症状时,则应该对他进行进一步评估。

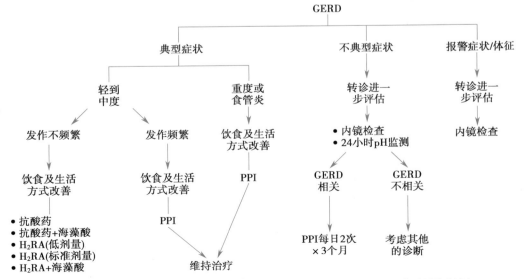

图 23-5 胃食管反流病的诊治。H₂RA,组胺-2 受体拮抗剂;PPI,质子泵抑制剂

有并发症的严重病例

案例 23-4

问题 1：L. F. ,48 岁, 女性, 每日反复发作的胃灼烧 6 周, 常发生于餐后, 并且有夜间因胃灼烧不适而醒来, 近期出现进食固体食物吞咽困难。吸烟 2 包/日, 每日晚餐饮葡萄酒 2 杯。自诉偶尔使用雷尼替丁 150mg 口服, 最大剂量为 2 次/日, 可以暂时缓解症状。可采用何种诊断模式来评估她的 GERD 病情？

临床评估和诊断

对假定患有 GERD 的患者可以进行多个的诊断选项的评估。病史应包括特定症状的识别和症状频率、严重程度和持续时间、危险因素及诱发因素的评估。对大多数有胃灼烧和反流症状的患者可以经验性诊断 GERD。然而, 如果患者出现严重临床症状、报警症状, 或长期不缓解的 GERD, 或对经验性治疗无反应, 应该进行进一步诊断评估。

经验性酸抑制试验

有典型 GERD 样症状而不伴有报警症状或并发症患者常使用 PPI 试验性治疗进行诊断。临床试验中使用 20~80mg 的奥美拉唑 (或等效剂量) 每日 1 次达 4 周[6,182]。如果症状在试用 PPI 后短期内 (7~14 日) 可缓解, 可经验性诊断胃食管反流病而且可以避免进行其他侵入性和昂贵的诊断方法[6,153,179,182,183]。然而这种诊断方法有一定的局限性。它并不能将 GERD 与其他酸相关疾病 (如消化性溃疡) 区分开来, 有研究比较 PPI 经验性治疗与其他诊断方法诊断 GERD 的能力, 发现它的结果不完全可靠[6,182,183]。尽管有这些缺点, 指南建议, 在特定的患者中进行 PPI 经验性试验

治疗的是适当可行的, 因为它易于操作, 并且降低了成本[65]。在明确诊断 GERD 并且有食管外表现的患者中 (见 "胃食管反流病食管外表现的治疗"部分), 经验性使用 PPI 也可能是有益的[6]。对于抑酸治疗无反应的, 出现报警症状或有并发症, 或长期患 GERD 存在巴雷特食管的可能性的患者, 有必要进一步的诊断评估。

上消化道内镜检查和活组织检查

上消化道内镜检查是诊断食管黏膜损伤或细胞改变的主要诊断方法。由于许多患者为非糜烂性病变, 该检查对 GERD 的诊断, 虽然具有高度特异性, 但只有中度敏感性。在怀疑有 GERD 的患者中, 有以下 4 种情形者应行内镜检查[6,184]: ①排除重大疾病 (如食管腺癌) 或并发症 (如狭窄); ②筛查巴雷特化生; ③评估食管炎的分级和严重程度; ④允许医生优化治疗和预测疾病的长期病程。内窥镜检查时, 操作者还可获得活检组织标本。食管内镜分级的基础是炎症和黏膜损伤程度。有两种内镜下分级系统用于食管炎分级[185,186] (表 23-9)。Savary-Miller 分类系统根据食管黏膜糜烂严重程度将患者分为 0 至 4 级[185]。它还有一个附加的 5 级, 5 级即巴雷特食管[187]。虽然这种分类系统在美国已不再推荐使用, 但它仍然被广泛用于其他地区的工作实践中, 包括欧洲仍在使用。洛杉矶分类系统是首选的分类方法, 因为它的分类更为具体, 基于食管炎的黏膜破损的数量、大小和表面积, 将患者分为 A 至 D 级[186]。该分类系统对于正常食管黏膜没有分类, 而黏膜正常伴有症状的患者往往被归为 NERD。

内镜检查时获得的食管黏膜活组织, 对组织样本进行巴雷特化生或肿瘤性疾病的检查评估[8]。疑似 Barrett 化生的患者, 应在食管病变愈合后进行活组织检查, 以防止对炎症标志和不典型增生综合征的误诊。黏膜活检炎症标记物在非糜烂性疾病诊断中的价值仍然是值得商榷的。

表 23-9

内镜诊断胃食管反流症状的分析系统

食管炎的 Savary Miller 分级系统	
0 级	正常食管黏膜
1 级	黏膜广泛红肿, 引起明显皱褶的水肿
2 级	独立的圆形或线状糜烂, 自胃食管连接处向上延伸, 未累及整个环周
3 级	糜烂病变融合延伸累及整个食管环周, 或无糜烂的表浅溃疡
4 级	复杂的病例; 3 级病变中的糜烂加深溃疡, 狭窄, 或柱状上皮覆盖的食管
5 级	出现 Barret 化生
食管炎的洛杉矶分级系统	
A 级	一个或以上的不超过 5mm 的黏膜破损, 不延伸于 2 个黏膜皱褶顶端
B 级	一个或以上超过 5mm 的黏膜破损, 不延伸于 2 个黏膜皱褶顶端
C 级	一个或以上的黏膜破损, 延伸于 2 个黏膜皱褶顶端, 但不超过食管环周 75%
D 级	一个或以上的黏膜破损, 延伸于 2 个黏膜皱褶顶端, 超过食管环周 75%

24 小时 pH 动态监测

动态 pH 监测是一种评估胃食管反流病非常有价值的诊断试验。在非糜烂性疾病的患者中，特别是对合理用药无反应者，该检查对于明确反流事件与症状有无关联性是非常有帮助的。将一个小的（直径 2~3mm）pH 电极通过患者的鼻腔（类似放置鼻胃管）、喉部，放置在距离食管下括约肌（LES）上方约 5cm 处[7]。连接到一个记录装置，数秒钟记录 1 次测量的 pH，它可以测定反流事件（定义为食管 pH<4），反流事件的持续时间，以及 24 小时内患者的 pH 小于 4 的时间百分比。同时要求患者记录症状发作的日记，并可以与食管 pH 下降进行关联。这对于明确食管外症状与反流事件的关联性尤其重要。

影像学检查

食管钡餐（吞钡）检查主要用于识别可疑食管异常，如狭窄、食管裂孔疝和确定蠕动异常[6]。与内窥镜检查相比，该检查相对无创和廉价。

食管测压法

食管测压法用来评估患者的食管下括约肌压力和食管蠕动[7]。这个方法在诊断 GERD 中并没有很特别的作用，因为它不能发现食管中酸的存在。它主要用于在 24 小时连续动态 pH 监测和抗反流手术治疗之前评估患者以确定食管下括约肌的位置[7,188]。

案例 23-4，问题 2：虽然 L. F. 口服 OTC 雷尼替丁 150mg/次，每日 2 次，但她的常见严重症状仍持续存在，因为这些警告信号的存在，她进行了内镜检查，内镜检查显示中度食管炎（Los Angeles grade C），食管狭窄，无 Barrett 化生。曾在内镜下行食管扩张术。L. F. 可选择什么疗法？

药物治疗

抗酸药

抗酸药只有在减轻 GERD 的轻微症状时有用（见"非药物治疗和自主治疗"部分）。因为这类药物活性持续时间短，且对腐蚀性食管炎无效，治疗中度和重度 GERD 时不选择此类药物[6,8]。

H$_2$ 受体拮抗剂

H$_2$RAs 治疗轻中度 GERD 有效，但应答率随疾病的严重程度、药物剂量及治疗持续时间而变化。对减轻症状和提高食管治愈率，H$_2$RAs 使用相同剂量有相同的疗效（见表 23-1）。他们对减轻夜间症状有效，但只对减轻进食相关的症状有效，因为它们抑制了壁细胞活化的一种机制（H$_2$ 受体）[6]。H$_2$RAs 连续治疗 12 周可以减轻 50%~60% 患者的症状，优于安慰剂[189]。在有些患者中，增加 H$_2$RAs 剂量可能并不改善症状[190]。与减轻症状所用剂量（见表 23-1）相比，食管治愈需要更高剂量（如法莫替丁，40mg/次，每日 2 次）。有报道显示，H$_2$RAs 治疗 8~12 周后，食管治愈率约 50%，但是治愈率依食管炎程度而变化[189]。例如，试验性高剂量 H$_2$RAs 治疗 1 期和 2 期食管炎患者，内镜治愈率可达约 60%~90%，但当治疗更严重患者（3 期和 4 期食管炎）时，治愈率只有 30%~50%[6,189]。一些研究者将不完全的食管治愈归因于快速耐药的发生[179]。

质子泵抑制剂

PPIs 是频繁有中重度 GERD 症状和食管炎患者的药物选择，因其较 H$_2$RAs 可更快速地减轻症状和愈合食管。当使用推荐剂量，所有的 PPIs 有相近的症状减轻和食管治愈效率（见表 23-1）。与 H$_2$RAs 相比，它们更好的疗效与其能长时间维持胃内 pH<4（多达 24 小时/日 vs H$_2$RAs 治疗可多达 10 小时/日）有关[8,191]。一般来说，PPIs 在早饭前 30~60 分钟口服，每日 1 次，但如果需要第二次给药，则需要在晚饭前给药。

一项对 16 个实验的大型 Meta 分析证实，PPIs 优于 H$_2$RAs 因其快速完全的缓解 GERD 症状。服用 PPIs 的患者 77.4% 获得完全的症状缓解（在 4~12 周内），而服用 H$_2$RAs 的患者只有 47.6% 获得完全的症状缓解（P<0.000 1）[189]。PPIs 较 H$_2$RAs 治愈食管炎更快更有效。同样在这项 Meta 分析中，评估了 43 个双盲或单盲随机试验（包括一些严重食管炎患者），在 12 周治愈腐蚀性食管炎方面，PPIs（83.6%）较 H$_2$RAs（51.9%）更有效[190]。PPI 治疗较 H$_2$RAs 治疗，治愈更迅速，PPI 治疗 2 周，63.4% 的患者治愈，而 H$_2$RAs 治疗需 12 周，60.2% 的患者才治愈[190]。另一项大型 Meta 分析，评估了超过 33 个试验，显示了同样的结果：服用 PPI 患者有 81.7% 在 8 周痊愈，而服用 H$_2$RA 的患者 52% 痊愈[42]。

在 PPIs 中，食管治愈似乎是相同的，因为在许多以相同剂量治疗的病例研究中 85%~90% 的患者在治疗 8 周获得完全治愈[37-40]。一项 Meta 分析比较了奥美拉唑 20mg、兰索拉唑 30mg、泮托拉唑 40mg 和雷贝拉唑 20mg（均每日给药 1 次）治疗后的食管治愈率，结果显示没有统计学差异[36]。但是所有的 PPIs 都优于雷尼替丁 300~600mg/d。在治疗腐蚀性食管炎中，已经报道埃索美拉唑（40mg/次，每日 1 次）不论是 4 周还是 8 周都优于奥美拉唑（20mg/次，每日 1 次）[192]。但是埃索美拉唑 40mg 和奥美拉唑 20mg 剂量不相等，这个研究因此被严重的批判。另一项研究，比较了等效剂量的埃索美拉唑（40mg）和兰索拉唑（30mg），同样提示埃索美拉唑有更高的治愈率，差异有统计学意义（92.6% vs 88.8%，P=0.000 1）[39]相反的，一项相似的样本量较小的研究比较发现兰索拉唑 30mg 和埃索美拉唑 40mg 在食管治愈方面没有统计学差异[40]。一项随机双盲的临床试验比较评估了右兰索拉唑 MR（60mg，每日 1 次）与兰索拉唑（30mg，每日 1 次）对腐蚀性食管炎的治愈情况[193]。结果运用生命表分析显示右兰索拉唑 MR（60mg，每日 1 次）与兰索拉唑（30mg，每日 1 次）有相似的治愈率（92%~93% vs 86%~92%）差异无统计学意义[193]。对于有更严重疾病（洛杉矶分级 C 和 D 期）的患者，更高剂量的右兰索拉唑 MR(90mg/d)优于兰索拉唑(30mg/d),但这不是等效剂量。虽然缺乏支持证据,但对有严重腐蚀性食管炎的患者,一些临床医生更喜欢用埃索美拉唑(40mg/d)或右兰索拉唑 MR(60mg/d)。

高剂量 PPI 逆转 Barrett 化生的作用尚有争议[6,194]。虽然有研究显示有部分正常鳞状上皮恢复,但是没有数据确定这和腺癌风险降低有关[6,194]。实际上,另一些研究还提示这种正常黏膜的恢复实际上可能掩盖了胃黏膜更深层的致癌变化[195]。

在用 PPI 治疗 GERD 患者时也评估了生活质量的改善。一项最近的研究在 6 个月的时间里对比了埃索美拉唑和雷尼替丁,显示 PPI 治疗在身体机能和睡眠方面都有显著改善[196]。

促胃肠动力药

两种促胃肠动力药——甲氧氯普胺和氨甲酰甲胆碱,可能对治疗 GERD 有效。这两种药有增加食管下括约肌压力,刺激上消化道运动而不改变胃酸分泌[6]。虽然这些药物可以减轻症状,但是对治愈腐蚀性食管炎无效,除非联合使用 H2RA 或 PPI。促动力剂在治疗 GERD 中运用并不广泛,因为它们没有像其他治疗那样有效,还有许多相关的副作用(镇静、焦虑、锥体外系症状等)[6,156]。促动力剂用于其他治疗不佳的难治性患者和有胃排空延迟的患者。

硫糖铝

硫糖铝似乎对治疗轻度 GERD 和轻度食管炎有效,但对治疗重度疾病无效[197]。因为现在有更多的有效药物选择,所以硫糖铝已极少用于治疗 GERD。

有频繁的或严重的 GERD 症状的患者或有复杂疾病的患者选用 PPIs,因其可以强有力的抑制胃酸分泌[65,153,179-181](见图 23-5)。在这个病例中,L. F. 存在严重的食管炎(Los Angeles grade C),需要每日服用 1 次 PPI 以减轻症状和治愈食管(见表 23-1)。对 L. F. 来说,未来连续 8 周每日清晨早饭前 30~60 分钟服用兰索拉唑 30mg/d 是较为合理的选择;但是,如果治疗花费是个问题,同类药物奥美拉唑 40mg/d 也是可以接受的选择。还应该建议 L. F. 改变生活方式和饮食习惯,包括戒烟戒酒。她应该避免睡前大量进食,最好用木块抬高她的床头 15~18cm。

维持治疗

案例 23-4,问题 3:L. F. 的症状在服用 PPI 后 2 周消退,且 8 周后仍保持无症状。她又去行内镜检查,结果显示食管已经痊愈。而后她的初级治疗医师停用了 PPI。现在,2 周后,她有轻微的胃灼烧症状。L. F. 是长期维持治疗的候选人吗?

GERD 是一种慢性病。高达 80% 有严重的食管炎的患者和 15%~30% 有较少严重疾病的患者会在终止治疗后 6 个月复发[6]。维持治疗的目的是保持患者无症状,预防潜在的威胁生命的并发症。每日 PPI 的持续维持治疗较 H2RA 更为有效,报道显示复发率分别为 25% 和 50%[6]。因此,PPI 是食管炎痊愈患者维持缓解的药物选择。H2RA 用于有轻微的非侵蚀性病变患者。虽然 PPI 使用剂量建议是食管治疗剂量的一半,但指南指出推荐的维持剂量应该是使患者无症状的需要量[65,179]。根据 L. F. 的食管炎的严重程度和停用 PPI 后的症状复发情况,为减少慢性复发疾病的发病风险而进行的维持治疗,应当以兰索拉唑 15~30mg/d 起始进行治疗。

按需药物治疗

运用间歇性(按需)PPI 治疗方案(2~4 周)被认为对 GERD 患者有潜在益处[198-203]。一项对针对痊愈的侵蚀性食管炎患者的埃索美拉唑 20mg/d 持续维持治疗和同样药物和剂量的按需治疗的对比试验显示,在 6 个月维持内镜下缓解方面,连续治疗优于按需治疗(81% vs 8%)[203]。按需治疗的维持缓解能力随食管炎严重程度增加而减弱。虽然大量使用不同 PPI 的研究表明了患者对按需治疗的满意度[199-202],但一项对 17 个试验的系统综述评估了按需治疗,研究显示只有轻度、无侵蚀性病变的患者可以考虑使用间歇性治疗[198]。

联合 PPI 和 H2RAs

每日 1 次或每日 2 次的 PPI 疗法在睡前额外加 1 次 H2RA 有时用于持续存在夜间症状的患者,尽管支持这种联合的证据尚不确定,且目前的指南也不认可这一类抗分泌策略[65]。这种做法是合理的,是因为有相当数量的患者即使每日服用 2 次 PPI,仍会有一段时期夜间酸突破(定义为夜间胃内 pH<4 的时间超过 1 小时),这提示组胺释放可能对夜间酸分泌有重要作用[204]。一项研究显示每日 2 次 PPI 疗法加 1 次 H2RA 可以使睡眠时间夜间酸突破在统计学上的显著降低[204]。但是这个试验只评估了单一的 H2RA 睡前剂量,并没有考虑到连续使用后发生的快速耐受。随后的一项试验使用每日 2 次 PPI 疗法加 H2RA 连续服用 4 周结果,显示夜间酸抑制没有差异,提示针对夜间酸突破使用 H2RA 时,耐受确实有很重要的影响[26]。目前有一种理论是有一种方法可能能避免这种情况的发生,即当生活方式和饮食的改变不能有效阻止夜间症状时,只在需要时使用 H2RA[6]。

非侵蚀性反流病

高达 75% 的有典型 GERD 症状的患者内镜检查没有食管炎证据或并发症[158]。这些患者被描述成有功能性的胃灼烧、NERD 或 ENRD,即使内镜阴性,也常进行 24 小时动态 pH 监测以确定反常的反流是否存在。一项 PPI 的试验表明,即使未发现食管异常,许多患者对这项治疗有应答[158]。如果患者对即使每日 2 次的 PPI 治疗无应答,则需要进一步的医学评估。

食管外临床表现

案例 23-5

问题 1:S. P. 是一个 71 岁的退休男性,他和妻子吃晚饭时突发胸痛,疼痛呈压榨性,有烧灼感。他的妻子通知了急救人员,将他送到急诊科。他的既往病史提示他有一些心血管危险因素,包括年龄、高血压、高血脂和久坐的生活方式。他入院前的药物治疗包括:阿司匹林81mg/d,氢氯噻嗪25mg/d,睡前阿托伐他汀40mg。他还在消化不良需要时服用OTC法莫替丁20mg/d。在检查中,他主诉胸骨下压榨性疼痛持续超过1小时。他显得极其焦虑,流汗不止。他否认气短、上肢或下颌的放射痛、咳嗽。他的生命体征包括:体温37.3℃,血压155/95mmHg,心率115次/min。目前相关的实验室检查结果如下:

  白细胞计数:7 700/μl
  血红蛋白:14.2g/dl
  血细胞比容:45%
  血小板:270 000/μl
  肌酐:1.1mg/dl
  尿素氮:11mg/dl
  总胆固醇:161mg/dl
  低密度脂蛋白:96mg/dl
  高密度脂蛋白:30mg/dl
  甘油三酯:190mg/dl
  钠:141mmol/L
  钾:4.1mmol/L
  肌钙蛋白:0.3ng/ml

心电图示窦性心动过速,未见ST段抬高、压低、T波倒置或新左束支阻滞。因为S.P.的心血管危险因子和不确定的肌钙蛋白,立即行诊断性心导管检查,结果示:正常冠状动脉造影,射血分数65%。S.P.被诊断为非心脏性胸痛(noncardiacchest pain,NCCP)。S.P.的胸痛可能和GERD的食管外症状有关吗?

GERD的食管外症状(非典型症状)是指那些推测与GERD有关的发生在食管以外的症状和体征。GERD的食管外症状包括:NCCP,肺部症状,与耳鼻喉有关的主诉,唾液分泌过多,牙侵蚀症(表23-10)。有趣的是,这些症状常常是患者告诉医生的唯一主诉[6,205]。

表 23-10

胃食管反流病的不典型症状

非心源性胸痛	肺部疾病
耳、鼻、喉	慢性咳嗽
喉炎/咽炎	非过敏性,非季节性哮喘
声音嘶哑	吸入
癔球感	气管炎/支气管炎
喉癌	睡眠呼吸暂停
鼻窦炎	不明原因肺纤维化
耳炎	肺炎
其他	
唾液分泌过多	
口腔糜烂	

非心脏性胸痛

有心绞痛样胸痛的患者中,大约30%的冠状动脉正常或心脏血管造影显示有最小的微脉管疾病[206]。这样的患者中高达60%经异常食管内镜或动态pH检测显示伴随GERD[6,206]。NCCP相关的症状与心绞痛的症状非常相似。胸痛常被描述为压榨性的,或有烧灼感;定位于胸骨后;伴随或不伴随上肢、背部、颈部或下颌的放射痛。胸痛往往是暂时的,与进食有关,或者夜间发作,患者常会疼醒,疼痛会持续几小时。所有胸痛患者必须先进行合适的冠状动脉疾病的诊断检查,而后再考虑消化道病因或者抗酸治疗试验[65,206]。这对女性患者、老年患者、糖尿病患者尤其重要,因为他们最初的表现很像消化道主诉,但实际上是急性冠状动脉综合征。许多试验已经评估了使用酸抑制治疗通过适当的方法排除心脏病因的NCCP[206-208]。Meta分析和指南都提出PPI试验是一项有效的诊断手段,与其他诊断GERD的方法相比,PPI试验花费更少,PPI试验是短时间(4周)高剂量(每日2次)使用PPI[65,207,208]。

哮喘和胃食管反流病

GERD在哮喘的病理生理中起很重要的作用。报道显示高达80%的哮喘患者伴随GERD的发生[209]。关于GERD如何潜在地加剧哮喘症状现有两种理论机制。反射论认为反流物与食管黏膜接触直接刺激迷走神经导致反射性支气管痉挛症状[210,211]。相反的,反流理论认为误吸反流的酸到肺内引起组织包括支气管分支的腐蚀性损伤,从而导致哮喘症状[211,212]。对哮喘患者进行抗酸药物疗法的益处现在还存在很大的争议,尤其是对那些并不是典型GERD症状的患者。一项重要的meta分析了评估哮喘患者进行抗酸治疗的试验,提示69%的患者哮喘症状改善,哮喘药物治疗降低62%,其中只有26%的患者显示夜间最大呼气流速改善。其他肺功能检查显示很少或没有变化在抗酸治疗时[213]。但是,这项meta分析只评估了持续时间最多达8周的研究。一项大型随机双盲试验评估了在使用吸入性糖皮质激素治疗无典型GERD症状的难治性哮喘患者时分别使用埃索美拉唑(40mg,每日2次)和安慰剂(6个月)的效果。结果显示虽然40%的患者通过动态pH检测显示为GERD,但在哮喘控制方面,加用PPI并没有益处[214]。目前美国胸科协会/欧洲呼吸学会指南建议如果患者具有GERD一致的症状,则对控制不良的哮喘患者可进行GERD和抗反流治疗[215]。美国胃肠病学会立场声明接受对伴随GERD的哮喘患者使用PPI每日2的经验治疗,但对于GERD症状不典型的哮喘患者在开始PPI试验治疗之前应该考虑进行反流的监测[156]。

耳鼻喉科症状和胃食管反流病

GERD是60%的慢性喉炎患者的最常见病因,也是25%到50%的癔球症(喉咙异物哽塞感)患者的常见病因[216]。与GERD相关的症状为由而就诊的患者大约占到耳鼻喉专科就诊患者的10%[216]。GERD相关喉炎最可能的病理生理机制是夜间患者睡眠时发生的损害和炎症。在这段时间中,食管上段括约肌压力尤其低,而咳嗽和唾液分泌这些保护性机制被抑制[217]。加上这些损害可与其他引起喉部炎症的因素叠加,包括过多用嗓、吸烟、慢性咳嗽、呕吐或来自气管内管的损伤[205,218]。GERD 相关声音嘶哑的程度与咽喉黏膜暴露于反流的时间及其 pH 是直接相关的。GERD 相关声音嘶哑的患者常常没有任何 GERD 相关的症状[205]。所有表现为 GERD 相关性声音嘶哑的患者均应考虑喉镜检查。一旦 GERD 相关性声音嘶哑或喉炎的诊断确立,这些患者可能需要延期的高剂量 PPI 治疗,因为大多数患者在停药 6 周内会复发[219]。

胃食管反流病食管外表现的治疗

专家建议在考虑药物治疗无效之前,应以高剂量 PPI(每日 2 次)起始治疗并持续治疗至少 3 个月;除了非心源性胸痛之外,支持这一推荐意见的证据不足[65]。最近的指南建议,如果目前存在典型的 GERD 症状,该经验性治疗策略是可接受的[65]。否则,GERD 可能不是患者出现食管外症状的原因。

根据血管造影的结果,S. P. 的胸痛并非心源性。因此假定他为 GERD 的食管外表现是合理的。S. P. 的症状与进餐相关,并且他有消化不良的疾病且服用 OTC 的 H_2RA。S. P. 应当停用 H_2RA,并给予他 2~4 周的经验性 PPI 治疗(每日 2 次)。如果症状严重,应当行内镜检查(以确定是否有食管损伤)或 24 小时食管 pH 监测(以确定反流与胸痛是否相关)。

抗反流手术

> 案例 23-5,问题 2:S. P. 对奥美拉唑每日 2 次,每次 40mg 口服的经验性治疗反应良好,2 个月内无胸痛。药物治疗对于他而言花费较大,他听说外科手术治疗后可以无需药物治疗。S. P. 是否为抗反流手术的候选人?

GERD 患者有很多外科手术和内镜治疗的选择,包括但不仅限于:Nissen 胃底折叠术、Toupet 部分胃底折叠术、Belsey Mark Ⅳ型修补术和 Hill 后胃修补术,以及更新的内镜技术[7]。这些手术的主要目的是通过修补食管裂孔疝或膈肌疝来修复 LES 的压力。适合的手术候选人包括:健康状况良好但药物治疗顺从性差的患者,难以支付药物费用的患者,无法耐受药物治疗副作用或担心长期药物治疗风险的患者,有食管外症状并对抗反流治疗反应良好的患者,或胃内容物大量反流及胃内容物吸入并对 PPI 治疗无反应的患者[6,65,148,188]。尽管外科手术是可及的选择,其获益应该远大于这些侵入性治疗的风险,因为这些治疗并非没有潜在的风险。这些外科治疗的有效性也受到质疑,因为许多患者术后仍需要药物治疗[6,65]。S. P. 的非心源性胸痛对高剂量的 PPI 治疗反应良好,但他在购买药物的财务方面有困难。而他年龄为 64 岁,可能增加其手术相关风险。S. P. 应该被推荐进行进一步的医学评估,以决定他是否合适行抗反流手术。

上消化道出血

上消化道出血是常见的急诊情况,每年每 100 000 成人年中发生 160 例上消化道出血,造成发病率和死亡率增加、显著增加卫生保健系统的支出[220,221]。尽管在内镜下止血治疗方面和药物治疗方面已有明显的进步,上消化道出血的死亡率仍保持在 5%~15%,这和既往 20~40 年的数据相似[2,3,220,221]。上消化道出血可以被分为静脉曲张出血和非静脉曲张出血(见第 25 章)。非静脉曲张出血是指与 PUD 相关的出血或者应激性黏膜出血(stress-related mucosal bleeding,SRMB)。其他的原因包括侵蚀性食管炎、Mallory-Weiss 撕裂(在胃食管连接处的撕裂伤,常与干呕或咳嗽有关)和恶性疾病[4]。尽管 PUD 和 SRMB 都是酸相关的疾病,他们的临床表现和病理生理机制是不同的。

消化性溃疡出血

流行病学

上消化道的非静脉曲张出血多数由于 PUD 引起[3,4,220,221]。美国每年有 400 000 人由于溃疡出血入院治疗[221]。如前所述,消化性溃疡的死亡率可高达 15%。据报道在老年人群中(>60 岁),可因合并其他疾病较多,其死亡率更高[2,220,221]。幸运的是,大部分(80%)的上消化道出血事件是有自限性的,只需要很少的治疗干预[2]。美国数据库的国家数据提示在 2001 年到 2009 年期间,有并发症的老年患者的死亡率有所下降(3.54%)[222]。大部分接受早期内镜检查(入院后 24 小时内)的患者,住院天数都明显降低[220,221]。然而,有 20%~25% 的患者在进行恰当干预后继续出血或再次出血,这部分人的死亡率升高到 40%[4,223]。

病理生理机制

因消化性溃疡发生上消化道出血的患者中最常见的病因是使用 NSAID 和幽门螺杆菌感染[87]。当溃疡侵及黏膜并侵蚀血管壁时则发生出血[224]。在出血性溃疡患者中,幽门螺杆菌感染率为 15%~20%,比非出血性溃疡患者的感染率低[224]。除了卓-艾综合征患者之外,PUD 相关的出血通常不是由于胃酸高分泌状态引起的[224]。本章前半部分描述了 PUD 相关的危险因素及其病理生理机制(见"消化性溃疡"部分)。

临床评估和诊断

出血性溃疡的患者的临床表现通常包括黑便(黑色、柏油样粪便),大约发生于 20% 的患者,30% 患者出现呕血(呕吐出血液),还有 50% 的患者呕血和黑便均有发生。大约有 5% 的患者出现便血(血液样的稀便),提示大量迅速的失血[224]。首要步骤是评估患者需采取迅速治疗的紧急程度[224]。可将上消化道出血患者分为 2 个预后范围:危险分层为高风险或低风险。利用患者的实验室检查结果和临床表现来进行内镜前 Rockall 评分和 Glasgow-Blatchford 评分,可以帮助临床医师决定是否需要紧急内镜检查[4,220,221]。完整的 Rockall 评分包括内镜检查资料,可用于预测内镜后的再次出血的可能性以及死亡率[4,220,221]。大量失血造成的低血容量可迅速导致休克。这些患者初始治疗应该集中于保持容量和改善患者的血流动力学稳定。提示再次出血或死亡高危的临床特征包括:患者年龄大于 65 岁、严重合并症(如肝肾功能不全、心肺疾病)、血流动力学不稳定(低血压或心动过速)、休克、健康状况不佳、持续性出血、精神状态改变和凝血酶原时间延长及活化部分凝血活酶时间(aPTT)延长[或国际标准化值(INR)升高][2,4,220,223-226]。这些患者应该立即转至重症监护环境。

大部分患者应该在 24 小时内接受早期诊断性内镜评估,以确定出血的来源,预测再出血的风险,如必要,应给予内镜下治疗以止血、维持血流动力学稳定[220,221]。可以基于内镜下的病变表现预测再出血的风险[4,224]。内镜下最常见的溃疡是溃疡底部清洁的溃疡,大约 42% 患者是这类溃疡。这类溃疡再出血风险很低(5%),患者经过内镜检查及恰当的抗酸治疗就可以恢复并出院。出血的特征包括扁平点状溃疡或/和血凝块黏附,再出血的风险分别为 10% 和 22%。扁平点状溃疡不是内镜治疗所必需的,但血凝块黏附的情况是否需要内镜下移除后治疗其底部病变,这还存在争议[220]。确诊有高风险溃疡病变(无出血的可见血管或活动性出血)的患者需要进行内镜治疗,并且即使进行内镜治疗后,患者的再次出血风险也很高(分别为 43% 和 55%)。11% 的初诊患者死亡率与无出血的可见血管或活动性出血相关[224]。尽管进行了恰当的内镜止血治疗,大约 20% 的消化性溃疡出血患者会在治疗后 48~72 小时内再次出血[4,220,223,224]。再出血相关的死亡率是 30%~37%[223]。进行内镜检查的患者应该通过活检(快速尿素酶试验)检测幽门螺杆菌的感染状况,因为感染这种细菌与再次出血风险增加有关[220,221]。由于在活动性出血时幽门螺杆菌检测容易出现假阴性,所有幽门螺杆菌阴性的患者在出院时应该检测血清幽门螺杆菌抗体,用以再次证实患者的确没有感染幽门螺杆菌[220]。

治疗

我们应该根据症状和体征对上消化道出血的患者迅速进行危险分层。血流动力学不稳定的患者应该立即给予复苏治疗[4,220,221,227]。静脉通路应使用 2 个大型号(如 16~18G)的导管,有利于输注液体和血液制品[4,221]。最初应该使用生理盐水补充血管内血容量,以免患者陷入低容量性休克。与此同时,可进行交叉配血为输血做准备。指南推荐当患者血红蛋白含量低于 7g/dl 时给予输注浓缩红细胞,然而,如果患者血红蛋白含量为 10g/dl 但是有明显心动过速或低血压时也应该考虑输注浓缩红细胞[220,221]。应插鼻胃管以便确定上消化道是出血的来源并且评估是否还有持续出血[4,220,221,227]。

在安全的前提下应尽早进行内镜检查,在需要时进行内镜下止血[220,221]。内镜下止血是严重出血性溃疡治疗的基石,与安慰剂及药物治疗相比,它减少了再出血发生率、外科手术治疗率和病死率[220,221]。内镜操作包括热凝止

血、激光治疗、注射治疗(肾上腺素、乙醇或生理盐水),或内镜下放置止血钛夹。对于严重出血的溃疡患者,注射治疗结合热凝止血治疗比单独使用以上治疗或者单独放置止血钛夹的效果更好[4,220,221]。尽管一开始给予止血治疗,潜在的再出血风险仍较高,尤其是对于高风险病变的患者[4,220-224]。

止血的各项因素的改善(如血小板凝集、胃蛋白酶失活、凝血改善)可以促使血凝块稳定,而胃内 pH 大于 6 与血凝块的稳定直接相关[221,222,225]。因此,内镜检查治疗后使用抗酸分泌的药物治疗对患者有益,可促进病变的愈合。急性期之后,患者应该继续采用适当的药物治疗,促进愈合,预防溃疡复发(见“消化性溃疡”部分)。幽门螺杆菌阳性的患者应该接受根除治疗,并在治疗后复查确定已经根除幽门螺杆菌[220]。

组胺-2 受体拮抗剂

H_2RAs 曾经一度广泛用于上消化道出血的治疗,现在认为 H_2RAs 在减少再出血率和手术率方面的效果不如 PPIs[220,221]。这可能与 H_2RAs 治疗不能使胃内的 pH 到达 6 以上有关(即使是持续静脉滴注也不行),而且可迅速发生快速抗药反应(尤其在高剂量静脉用药时)[220,225,29]。因此,不再推荐使用 H_2RAs 预防消化性溃疡相关再出血[220,221]。

质子泵抑制剂

PPIs 是减少 PUD 相关再出血和手术干预治疗的最佳药物选择[4,220,221,228-230]。然而,当评估了整个治疗队列之后发现,并没有临床试验表明 PPIs 对于减少死亡率有益[228-230]。Cochrane 合作组织(Cochrane Collaborationgroup)对临床研究进行 meta 分析,这些随机对照研究比较了静脉或口服使用 PPIs 和 H_2RAs 或安慰剂治疗后患者再出血、手术干预及需要重复内镜治疗的情况,meta 分析后没有发现明显差异[228-229]。基于目前可获取的资料,PPI 治疗消化性溃疡出血要优于 H_2RAs 或安慰剂治疗[220]。尽管当对所有患者进行研究时发现死亡人数没有减少,在内镜检查证实有活动性出血或无出血但血管可见的高危险度患者中使用 PPIs 是受益的,可以使得死亡率降低[229]。在亚洲临床试验中,PPI 治疗使得全因死亡率也降低,同时再出血和需要手术的几率也低于世界其他地区。其可能原因是:试验纳入了更年轻的人群,CYP450 代谢酶的基因多态性导致 PPI 清除更慢,壁细胞体积更小以及感染幽门螺杆菌的比例更高[228]。

尽管如此,重要的问题是对于消化性溃疡出血的患者应该给予的最佳 PPI 的剂量和给药途径。有证据表明,大多数低至中度风险病变(溃疡基底清洁或扁平溃疡)的患者和血流动力学稳定的患者可口服 PPIs,并在内镜检查后可立即出院,因为该人群再出血的情况少见[220,228,231]。溃疡附着血凝块的和出血高风险的溃疡患者(活动性出血或可见未出血的血管者),指南目前推荐给予高剂量持续静脉输注 PPI(首次剂量奥美拉唑 80mg 或等量 PPI,之后奥美拉唑 8mg/h 或等量 PPI 持续泵入 72 小时)[220]。然而,最近一项 meta 分析质疑是否需要高剂量 PPIs 的治疗[232]。该

meta 分析纳入了 10 个随机对照研究共计 1 300 名间断或持续输注 PPIs 的患者,治疗 7 日内再出血的风险率为 0.72,单侧 95% 可信区间 0.97,提示间断输注 PPI 的非劣效性。这些结果需要通过仔细设计的随机对照研究予以验证。最后,另一项 meta 分析也提示 PPI 治疗与输血需求减少相关[233]。如果病情迅速稳定,一些患者可转为口服 PPI,但之前需要临床仔细评估确保患者状态稳定[231]。在内镜检查之前就早期开始 PPI 输注可减少内镜检查开始后患者活动出血的比例,减少内镜检查的需求以及住院日[234]。然而这一策略不应取代高风险患者的内镜治疗,因为 PPI 治疗结合内镜治疗已被证实优于单独使用 PPI 静脉治疗[220,221,235]。

一旦高风险患者病情稳定,在内镜检查和静脉 PPI 治疗 72 小时后可考虑出院,应给患者处方至少每日 1 次 PPI 药物,以使病变继续愈合,预防再出血[220]。然而实际 PPI 用量以及疗程应基于患者疾病的严重程度和并发症的确定,可考虑 PPI 每日 2 次治疗更加严重的疾病[220]。需要继续服用心脏保护用阿司匹林或 NSAID 治疗的患者可能需要长时间的二级预防治疗以防止未来消化道出血事件发生[220]。

其他药物

对于非静脉曲张出血的上消化道出血患者,并不推荐使用生长抑素或奥曲肽,因为目前没有证据表明使用后患者会受益[223,224]。然而这些药物在静脉曲张出血时是广泛适用的(见第 25 章)。

应激性黏膜出血

急性的应激性黏膜出血(stress-related mucosal bleeding,SRMD)是一种侵蚀性的胃炎,通常发生于伴有严重生理应激的重症患者(如手术、创伤、器官衰竭、败血症、严重烧伤和神经损伤)[229,236-239]。应激性溃疡这一术语是一个错误命名,因为 SRMD 病变可从大量弥漫性的浅表的黏膜侵蚀性损伤(这些损伤不穿透黏膜肌层)到大型的较深的溃疡病变(穿透黏膜层和黏膜下层)[240,241]。最初的病变可发生很早(<24 小时),表现为黏膜下淤点,可继续发展为表浅的糜烂或溃疡[239,240]。早期应激相关性黏膜病变是多发的,通常无症状无穿孔,一般自表浅的黏膜毛细血管出血[238,240]。胃底是最容易累及的解剖位置。远端的病变,包括胃窦、十二指肠也有报道,但似乎发生在住院期间的晚期,并且病变较深,出血的可能性更大[240]。根据临床表现,SRMB 的病变可以分为 3 种不同的类型[238-241]。胃液或大便潜血是指愈创木脂阳性而没有其他临床体征和症状。显性出血则是有确定可见的出血现象(呕血或胃管吸出物或呕吐物为咖啡色)、便血或黑便。临床上重要的出血或是危及生命的出血是出现显性出血,伴有血流动力学改变(心动过速、低血压、直立位低血压、血红蛋白压积减少>2g/dl),并需要输注血液制品。内镜治疗通常不是可行的选择,因为 SMBD 相关的黏膜病变的范围很广泛[236]。

流行病学

大部分(>75%)收入重症监护室(ICU)的重症患者会在 24 小时内出现出血黏膜损害[236,238-241]。仅有小部分(大

约 6%)的患者进展为消化道出血[238-241]。临床上重要的 SRMB 与 ICU 治疗天数大于 11 日有关,并导致医疗费用明显增加[236,238-240,242]。临床上重要的 SRMB 的死亡率达到 50%,但死亡率也与病情危重的潜在合并症有关[229,239]。

病理生理学

参与 SRMD 的发病过程和其导致的出血过程的因素很多,包括:胃酸分泌、胃蛋白酶分泌、正常保护胃黏膜的内环境被打破(前列腺素降低、碳酸盐和胃肠道黏液形成减低、胃上皮细胞翻转减少)、胃肠道动力紊乱和黏膜缺血导致血流减少等机制[236,238,329,241]。胃酸可能是 SRMD 形成过程的中心因素[236,240]。因为缺乏保护性防御机制,不需要大量的酸就可以黏膜损害,但是酸是造成损害所必需的因素[241]。尽管一些患者可能存在酸分泌增加(如脓毒血症、中枢神经系统损伤、小肠切除术),大部分重症患者的酸分泌水平是正常或者降低的[237,240,241]。胃蛋白酶分泌与血凝块的溶解有关,因为胃蛋白酶可水解纤维蛋白[236,243]。胃内的前列腺素在细胞抵御胃酸侵蚀的过程中有重要作用[236,238,241]。这些前列腺素可通过刺激黏液和重碳酸盐的分泌、调节黏膜血流来维持黏膜屏障的完整性,并在某个程度上抑制胃酸产生。黏膜缺血与中和氢离子能力下降有关,会导致黏膜酸中毒和细胞死亡。这些因素都会增加胃底的黏膜损伤因素,减少黏膜保护因素。

风险因素

案例 23-6

问题 1:J. S.,58 岁,110kg,男性,腹部 CT 确诊重型坏死性胰腺炎,被收入 ICU 治疗。立即给予患者禁食水、亚胺培南-西司它丁静脉输注,每 8 小时 1 000mg。静脉给予氢吗啡酮每 3 小时 1mg 止痛。在入 ICU 第 3 日,他突发气短。胸部 X 线片显示左肺下叶渗出,提示医院获得性肺炎。抗生素加用静脉输注环丙沙星 400mg,每 12 小时 1 次;利奈唑胺 600mg,每 12 小时 1 次。他的体温 39.7℃,心跳 115 次/min,血压 70/40mmHg。此时患者的实验室检测如下:

白细胞计数:38 000/μl

血红蛋白:13.6g/dl

血细胞比容:40%

血小板:150 000/μl

肌酐:1.3mg/dl

尿素氮:24mg/dl

国际标准化比值:1.0

部分凝血活酶时间:39 秒

天冬氨酸转氨酶:292U/L

丙氨酸转氨酶:305U/L

淀粉酶:508U/L

脂肪酶:624U/L

除了抗菌治疗和开始液体复苏,监护室团队考虑进行应激性溃疡的预防性治疗。J. S. 患 SRMD 的危险因素有哪些?他是否应该接受应激性溃疡的预防性治疗?

许多危险因素与 SRMB 有关[236-240]（表 23-11）。然而，一个大型的、里程碑式的、多中心前瞻性研究，纳入了 2 200 名收入 ICU 的重症患者，发现只有需要机械通气（呼吸衰竭）或者凝血障碍是发生临床重要的出血的独立危险因素[244]。考虑到减低 SRMB 相关风险的花费，作者结论认为仅在具有这两个危险因素时需要预防性治疗。因为所有的危险因素并非带来相同水平的风险，临床指南和多数医疗人员推荐仅在患者行机械通气，有凝血障碍，或有两个以上的危险因素（见表 23-11）出现时进行预防性治疗[236,237,239]。J.S. 的危险因素包括感染性休克，已有血流动力学不稳定，以及机械通气。因此，使用预防性治疗方案以减低 SRMB 的发生风险是恰当的。

表 23-11

应激性胃黏膜出血的危险因素[236-240]

- 呼吸衰竭
- 凝血障碍
- 低血压
- 脓毒血症
- 肝衰竭
- 急性肾衰竭
- 肠道营养
- 高剂量皮质类固醇[a]
- 器官移植
- 抗凝剂治疗
- 严重烧伤（>35%的体表面积）
- 颅脑损伤
- 重症监护室停留时间>7 日
- 既往消化道出血病史

[a] 氢化可的松大于 250mg/d 或相当于此的剂量

治疗

> **案例 23-6,问题 2：** 为防止 J.S 发生 SRMD,可采取哪些措施？

并非所有收入重症监护室的患者都需要预防性治疗避免 SRMB。然而，由于这些患者一旦发生出血死亡率很高，风险评估十分重要，风险评估可保证患者恰当的开始接受保护性的药物治疗[236-241]。因为胃酸是黏膜损伤必要的因素，因此抑制胃酸是药物治疗减低 SRMD 风险的基本目标。建议的治疗目标是维持胃内 pH 大于 4[229,236-241]。治疗的选择包括使用抗酸药、硫糖铝、H_2RAs 和 PPIs（表 23-12）。

抗酸药

和使用安慰剂相比，积极的抗酸治疗可维持胃内 pH 大于 3.5，明显减少临床重要的 SRMB[236,238,239]。尽管抗酸药预防 SRMB 有效，他们并不是最佳选择，因为给药困难，需要每 1～2 小时给药，并且需要持续检测胃内 pH 以进行剂量调整，预防电解质紊乱（尤其是肾功能不全的患者），还有发生腹泻、便秘及吸入性肺炎的潜在危险[236,238-240]。这些存在的问题，加之强效抗酸可以通过其他更方便的药剂获得，使得不用抗酸药进行 SRMB 的预防性治疗[236]。

硫糖铝

硫糖铝可有效预防 SRMB,但是对胃内 pH 没有重要作用[245,246]。尽管事实上抗分泌治疗更好，硫糖铝仍是治疗的选择之一。早期研究提示，与雷尼替丁或抗酸药相比，硫糖铝可以减少院内感染性肺炎发生。然而，后续的纳入 1 200 名机械通气的患者的随机对照研究表明，与使用硫糖铝和抗酸药相比，使用 H_2RAs 并没有增加肺炎的发生[247]。

表 23-12

应激性胃黏膜出血的预防:方案及剂量

药物	给药剂量及频次	FDA 是否批准[a]
抗酸药	30ml PO/NG 每 1～2 小时	无
西咪替丁	初次 300mg IV,继以 50mg/h 持续 IV[b]	有
法莫替丁	20mg IV 每 12 小时或 1.7mg/h 持续 IV	无
雷尼替丁	50mg IV 每 6～8 小时	无
	或 6.25mg/h 持续 IV	无
硫糖铝	1g PO/NG 每 6 小时	无
奥美拉唑	20～40mg PO/NG[b] 每 12～24 小时	无
奥美拉唑/钠粉剂,口服混悬剂	40mg PO/NG 起始,继续以 40mg 在 6～8 小时负载剂量,接着 40mg PO/NG 每 24 小时	有
兰索拉唑	30mg PO/NG[c,d] 每 12～24 小时	无
泮托拉唑	40mg IV/PO/NG[b] 每 12～24 小时	无
埃索美拉唑	40mg IV 每 12～24 小时	无

[a] 为预防应激性胃黏膜出血。
[b] 在美国不可用。
[c] 临时准备的碳酸钠盐。
[d] 口服崩解片。
IV,经静脉;NG,经鼻胃管;PO,经口

通常使用的剂量是 1g，每日 4 次，这在重症监护的环境下会产生一些问题：每日多次给药、与其他药物的结合、阻塞胃管（可通过混悬液减少发生）。其他潜在的问题包括：肾衰竭患者可发生铝中毒、便秘、电解质紊乱。在抗酸分泌治疗的同时使用硫糖铝可减少硫糖铝的效果，因为胃内 pH 小于 4 是硫糖铝转化为其活性形式并结合于胃黏膜所必需的[239]。

组胺-2 受体拮抗剂

H2RAs 可有效预防 SRMB，也广泛应用于该适应证[248,249]。尽管只有西咪替丁持续滴注是被 FDA 批准用于预防 SRMB 治疗，持续或间断滴注雷尼替丁和法莫替丁也是广泛应用于该适应证的[225,236,238]。持续滴注可更加有效维持胃内 pH 大于 4，但是尚无数据比较这两种治疗在患者临床结局方面是否有所不同[236,240]。尽管如此，预防治疗 SRMB 时，间断给药比持续给药应用更广泛[225,238,248,249]。

大量 meta 分析评估了 H2RAs 用于预防 SRMB 的有效性[250,251]。Cook 等回顾了 63 项随机研究，发现与不做预防治疗或者用抗酸药预防治疗相比，用 H2RAs 治疗可明显减少显性出血率和临床重要的上消化道出血率[250]。与使用硫糖铝治疗相比，使用 H2RAs 可更多的减低临床重要的上消化道出血率，但是没有统计学意义。在另一项 meta 分析中发现，雷尼替丁对于预防 SRMB 无益处，并增加肺炎的风险[251]。然而，这些 meta 分析都没有纳入一项大的研究，该研究纳入了 1 200 名机械通气的患者，比较了硫糖铝、雷尼替丁和安慰剂的效果[247]。尽管这些研究的结果相互矛盾，H2RAs 仍然是 SMRB 预防性治疗的一个选择[248,249]。H2RAs 的一个不足之处是其耐药性（发生于 72 小时之内），因此理论上讲，有潜在导致预防治疗失败的风险[29]。H2RAs 经肾脏代谢，对于肾功不全的患者需要调整剂量。

质子泵抑制剂

PPIs 具强大的抑制酸分泌的能力，该抑酸效应不产生耐药，因此是预防 SRMB 的理想选择。然而，几乎没有证据证明 PPIs 在预防 SRMB 的临床应用效果上优于 H2RAs。

大量研究比较了 PPIs 与 H2RAs 或者安慰剂的效果，研究多纳入小样本的重症患者，研究的预设终点各不相同[239,252]。一项研究纳入 359 名重症患者，评估了经胃管给予即刻释放的奥美拉唑-重碳酸盐混悬液，每日 2 次，每次 40mg；静脉给予奥美拉唑 40mg/d，静脉给予西咪替丁 300mg 静推；静脉给予西咪替丁 50mg/h（肾功能不全患者需要调整剂量）[253]。这些结果提示，和西咪替丁相比，PPI-重碳酸盐混悬液治疗获得的胃内 pH 大于 4 的平均时间更长，但发生临床重要的出血率则两者之间没有差别：西咪替丁组为 6.8%，奥美拉唑组为 4.5%。FDA 认为即刻释放的奥美拉唑-重碳酸盐混悬液用于预防 SMRB 时效果不亚于西咪替丁[254]。一项重要的分析致力于确认静脉 PPIs 用于预防 SMRB 的最佳剂量，该研究纳入了 200 名重症患者[255]。这项分析包括 5 种不同的静脉间断使用泮托拉唑的剂量（40mg/次，每 8、12 或 24 小时 1 次；80mg/次，每 12 或 24 小时 1 次），并将其与西咪替丁 300mg 静推继之给予西咪替丁 50mg/h 持续静脉滴注的治疗相比较。患者接受最短为期 48 小时，最长为期 7 日的预防治疗。在所有研究分组中，均控制 pH（胃内 pH≥4）。从研究第 1 和 2 日起，所有泮托拉唑组的 pH 控制持续改善。而西咪替丁组则持续下降，提示发生快速抗药反应。该试验中各组均无患者发生上消化道出血。该研究的结论提示：患者起始静脉用 80mg 泮托拉唑，继之 40mg/次，每 12 小时 1 次，即可达到足够的 pH 控制。一项近期的 meta 分析纳入了 7 项比较 PPIs 与 H2RAs 有效性和安全性的研究，结果发现，针对重要研究终点，即显性出血或临床重要出血、死亡率、肺炎发生率而言，两者之间并没有统计学显著性差异[252]。

两项回顾性队列研究评估了接受心胸手术并且接受 PPI 治疗的患者发生院内感染肺炎的几率[256,257]。即使调整资料之后，接受 PPI 治疗的患者仍有较高风险发生院内感染。对于重症监护条件下不能经口给药、未放置鼻胃管及吞咽困难的患者而言，还有大量其他的治疗选择[239,254,257]（表 23-13）。PPIs 逐渐成为预防 SRMB 治疗的一线选择，但还需要进一步研究证实其最有效的剂量和给

表 23-13

质子泵抑制剂的使用选择[239,254,257]

	奥美拉唑	兰索拉唑	泮托拉唑	埃索美拉唑	雷贝拉唑	右兰索拉唑
撒在柔软食物上的胶囊颗粒		√[a]		√[a]		√[a]
与水混合后冲入胃管的胶囊颗粒				√[a]		
与果汁混合的胶囊颗粒（如需要可通过胃管注入）	√[a]	√[a]		√[a]		
临时准备的 PPI 和重碳酸盐混合物用于胃管注入	√	√	√			
口服混悬液包装	√[a,b]	√[a,c]				
口服崩解片		√[a]				
IV 配方	美国无该类产品	从美国市场撤出	√[a]	√[a]		

[a] 该应用由 FDA 批准。

[b] 奥美拉唑混悬液有 20mg 和 40mg 与重碳酸盐（1 680mg）共 2 种包装，且 2 袋 20mg 的药物不能与 1 袋 40mg 的药物相互替换。

[c] 不能通过胃管给药，因为有可能阻塞管道。

IV，经静脉；NG，经鼻胃管；PPI，质子泵抑制剂

药途径,以便有 SMRB 风险的患者获得最佳的临床结局[238,248]。早期肠道营养开始于收入监护室后 48 小时内,有研究评估早期肠道营养是否也可作为预防 SMRB 的一种手段[258]。一项 meta 分析纳入 17 项研究,提示需要肠内营养管饲的患者可能不需要其他预防 SMRB 的措施,且与接受基于 H$_2$RAs 的预防治疗患者相比,肠内营养管饲的患者肺炎及死亡风险更低[258]。然而这项 meta 分析仅仅提出一个假说,还需要大型的对照研究才能证实以上结论。

监测

案例 23-6,问题 3:J. S. 开始静脉滴注法莫替丁 20mg,每 12 小时 1 次。应如何监测该项治疗的安全性和有效性?

根据患者的病情严重程度、肾脏功能、胃内 pH 测定,法莫替丁的剂量应给予调整,维持胃内 pH 大于 4。通过留置探针或测定胃管吸出物可以测定胃内 pH。应监测患者的出血体征(如胃管吸出血样或咖啡色物质、呕血、黑便、便血),低血压,血红蛋白或血细胞压积降低,血小板降低。

案例 23-6,问题 4:在接下来的 6 日,J. S. 情况改善,脱离机械通气并转移至普通病房。他现在可以正常进食,J. S. 现在还应该继续预防 SRMB 治疗吗?

接受预防 SRMB 治疗的患者应该评估其是否还继续存在风险因素。如果患者状况改善,风险因素逆转,就无需进行预防 SRMB 治疗。如撤管、凝血功能纠正、从重症监护室转为普通病房、可以经口进食等都提示可以停止预防 SRMB 治疗。大量研究提示高达 54% 的普通病房患者在没有迫切适应证的情况下进行了预防 SRMB 治疗[259]。Erstad 及其同事监测了美国国内 153 家医疗机构,发现在 65% 的医院里,超过 25% 的患者在转出 ICU 后仍继续进行预防 SRMB 治疗[260]。这可导致医疗花费增加,未来可能因治疗产生副作用[259]。因为 J. S. 已经没有任何 SRMB 的风险因素,所以此时可以停用法莫替丁。

(陈瑜 译,韩英 校,韩英 审)

参考文献

1. Peery AF et al. Burden of gastrointestinal disease in the United States: 2012 update. *Gastroenterology*. 2012;143(5):1179–1187.
2. Imperiale TF et al. Predicting poor outcome from acute upper gastrointestinal hemorrhage. *Arch Intern Med*. 2007;167:1291.
3. Chiu PW, Ng EK. Predicting poor outcome from acute upper gastrointestinal hemorrhage. *Gastroenterol Clin North Am*. 2009;38:215.
4. Bjorkman DJ. Endoscopic diagnosis and treatment of nonvariceal upper gastrointestinal hemorrhage. In: Yamada T et al, eds. *Textbook of Gastroenterology*. 5th ed. Hoboken, NJ: Wiley-Blackwell; 2009:3018.
5. Kahrilas PJ, Pandolfino JE. Esophageal motor function. In: Yamada T et al, eds. *Textbook of Gastroenterology*. 5th ed. Hoboken, NJ: Wiley-Blackwell; 2009:187.
6. Richter JE. Gastroesophageal reflux disease. In: Yamada T et al, eds. *Textbook of Gastroenterology*. 5th ed. Hoboken, NJ: Wiley-Blackwell; 2009:772.
7. Del Valle J, Todisco A. Gastric secretion. In: Yamada T et al, eds. *Textbook of Gastroenterology*. 5th ed. Hoboken, NJ: Wiley-Blackwell; 2009:284.
8. Freston JW et al. Effects of hypochlorhydria and hypergastrinemia on structure and function of gastrointestinal cells: a review and analysis. *Dig Dis Sci*. 1995;40(Suppl 2):50S.
9. Maton PN, Burton ME. Antacids revisited: a review of their clinical pharmacology and recommended therapeutic use. *Drugs*. 1999;57:855.
10. Fordtran JS et al. In vivo and in vitro evaluation of liquid antacids. *N Engl J Med*. 1973;288:923.
11. Washington N et al. Patterns of food and acid reflux in patients with low-grade oesophagitis—the role of an antireflux agent. *Aliment Pharmacol Ther*. 1998;12:53.
12. Whetsel T, Zweber A. Heartburn and Dyspepsia. In: Krinsky DL, Ferreri SP, Hemstreet B, eds. *Handbook of Nonprescription Drugs*. 18th ed. Washington DC: American Pharmacists Association; 2015.
13. Welage LS, Berardi RR. Drug interactions with antiulcer agents: considerations in the treatment of acid-peptic disease. *J Pharm Pract*. 1994;4:177.
14. Nix DE et al. Effects of aluminum and magnesium antacids and ranitidine on the absorption of ciprofloxacin. *Clin Pharmacol Ther*. 1989;46:700.
15. Lin JH. Pharmacokinetic and pharmacodynamic properties of histamine H2-receptor antagonists. Relationship between intrinsic potency and effective plasma concentrations. *Clin Pharmacokinet*. 1991;20:218.
16. Feldman M, Burton ME. Histamine2-receptor antagonists. Standard therapy for acid-peptic diseases. *N Engl J Med*. 1990;323:1672.
17. Feldman M, Burton ME. Histamine2-receptor antagonists: standard therapy for acid-peptic diseases. *N Engl J Med*. 1990;323:1749.
18. Schunack W. What are the differences between the H2-receptor antagonists? *Aliment Pharmacol Ther*. 1987;1(Suppl 1):493S.
19. Price AH, Brogden RN. Nizatidine. A preliminary review of its pharmacodynamic and pharmacokinetic properties, and its therapeutic use in peptic ulcer disease. *Drugs*. 1988;36:521.
20. Sax MJ. Clinically important adverse effects and drug interactions with H2-receptor antagonists: an update. *Pharmacotherapy*. 1987;7(6 Pt 2):110S.
21. Richter JM et al. Cimetidine and adverse reactions: a metaanalysis of randomized clinical trials of short-term therapy. *Am J Med*. 1989;87:278.
22. Aymard JP et al. Haematological adverse effects of histamine H2-receptor antagonists. *Med Toxicol Adverse Drug Exp*. 1988;3:430.
23. Wade EE et al. H2-antagonist-induced thrombocytopenia: is this a real phenomenon? *Intensive Care Med*. 2002;28:459.
24. Lewis JH. Hepatic effects of drugs used in the treatment of peptic ulcer disease. *Am J Gastroenterol*. 1987;82:987.
25. Jensen RT et al. Cimetidine-induced impotence and breast changes in patients with gastric hypersecretory states. *N Engl J Med*. 1983;308:883.
26. Poh CH et al. Review: treatment of gastroesophageal reflux disease in the elderly. *Am J Med*. 2010;123:496.
27. Nazario M. The hepatic and renal mechanisms of drug interactions with cimetidine. *Drug Intell Clin Pharm*. 1986;20:342.
28. Kosoglou T, Vlasses PH. Drug interactions involving renal transport mechanisms: an overview. *DICP Ann Pharmacother*. 1989;23:116.
29. Merki HS, Wilder-Smith CH. Do continuous infusions of omeprazole and ranitidine retain their effect withprolonged dosing? *Gastroenterology*. 1994;106:60.
30. Fackler WK et al. Long-term effect of H2RA therapy on nocturnal gastric acid breakthrough. *Gastroenterology*. 2002;122:625.
31. Boparai V et al. Guide to the use of proton pump inhibitors in adult patients. *Drugs*. 2008;68:925.
32. Jones R, Bytzer P. Review article: acid suppression in the management of gastro-oesophageal reflux disease—an appraisal of treatment in primary care. *Aliment Pharmacol Ther*. 2001;15:765.
33. Welage LS. Pharmacologic properties of proton pump inhibitors. *Pharmacotherapy*. 2003;23(10 Pt 2):74S.
34. Metz DC et al. Review article: dual delayed release formulation of dexlansoprazole MR, a novel approach to overcome the limitations of conventional single release proton pump inhibitor therapy. *Aliment Pharmacol Ther*. 2009;29:928.
35. Hatlebakk JG. Review article: gastric activity—comparison of esomeprazole with other proton pump inhibitors. *Aliment Pharmacol Ther*. 2003;17(Suppl 1):10.
36. Caro JJ et al. Healing and relapse rates in gastroesophageal reflux disease treated with the newer protonpump inhibitors lansoprazole, rabeprazole, and pantoprazole compared to with omeprazole, ranitidine, and placebo: evidence from randomized clinical trials. *Clin Ther*. 2001;23:998.
37. Dekkers CP et al. Double-blind comparison [correction of Double-blind, placebo-controlled comparison] of rabeprazole 20 mg vs. omeprazole 20 mg in the treatment of erosive or ulcerative gastro-oesophageal reflux disease. The European Rabeprazole Study Group [published correction appears in *Aliment Pharmacol Ther*. 1999;13:567]. *Aliment Pharmacol Ther*. 1999;13:179.
38. Mossner J et al. A double-blind study of pantoprazole and omeprazole in the treatment of reflux oesophagitis: a multicentre trial. *Aliment Pharmacol Ther*. 1995;9:321.
39. Castell DO et al. Esomeprazole (40 mg) compared with lansoprazole (30 mg) in the treatment of erosive esophagitis. *Am J Gastroenterol*. 2002;97:575.

40. Howden CW et al. Evidence for therapeutic equivalence of lansoprazole 30 mg and esomeprazole 40 mg in the treatment of erosive oesophagitis. *Clin Drug Investig.* 2002;22:99.

41. Horn JR, Howden CW. Review article: similarities and differences among delayed-release proton-pump inhibitor formulations. *Aliment Pharmacol Ther.* 2005;22(Suppl 3):20.

42. Wang WH et al. Head-to-head comparison of H2-receptor antagonists and proton pump inhibitors in the treatment of erosive esophagitis: a meta-analysis. *World J Gastroenterol.* 2005;11:4067.

43. Stedman CA, Barclay ML. Review article: Comparison of the pharmacokinetics, acid suppression and efficacy of proton pump inhibitors. *Aliment Pharmacol Ther.* 2000;14:963.

44. Ramakrishnan A, Katz PO. Overview of medical therapy for gastroesophageal disease. *Gastrointest Endosc Clin N Am.* 2003;13:57.

45. Ogawa R, Echizen H. Drug-drug interaction profiles of proton pump inhibitors. *Clin Pharmacokinet.* 2010;49:509.

46. Chan FK et al. Management of patients on nonsteroidal antiinflammatory drugs: a clinical practice recommendation from the First International Working Party on Gastrointestinal and Cardiovascular Effects of Nonsteroidal Antiinflammatory Drugs and Anti-platelet Agents. *Am J Gastroenterol.* 2008;103:2908.

47. Gilard M et al. Influence of omeprazole on the antiplatelet action of clopidogrel associated with aspirin: the randomized, double-blind OCLA (Omeprazole CLopidogrel Aspirin) study. *J Am Coll Cardiol.* 2008;51:256.

48. Last EJ, Sheehan AH. Review of recent evidence: potential interaction between clopidogrel and proton pump inhibitors. *Am J Health Syst Pharm.* 2009;66:2117.

49. Norgard NB et al. Drug-drug interaction between clopidogrel and the proton pump inhibitors. *Ann Pharmacother.* 2009;43:1266.

50. Liu TJ, Jackevicius CA. Drug interaction between clopidogrel and proton pump inhibitors. *Pharmacotherapy.* 2010;30:275.

51. Laine L, Hennekens C. Proton pump inhibitor and clopidogrel interaction: fact or fiction? *Am J Gastroenterol.* 2010;105:34.

52. Mega JL et al. Cytochrome P-450 polymorphisms and response to clopidogrel. *N Engl J Med.* 2009;360:354.

53. US Food & Drug Administration. Information for Healthcare Professionals: Update to the labeling of Clopidogrel Bisulfate (marketed as Plavix) to alert healthcare professionals about a drug interaction with omeprazole (marketed as Prilosec and Prilosec OTC). http://www.fda.gov/Drugs /DrugSafety/PostmarketDrugSafetyInformation forPatientsandProviders /DrugSafetyInformationforHeathcareProfessionals/ucm190787.htm. Accessed May 20, 2011.

54. Abraham NS et al. ACCF/ACG/AHA 2010 Expert Consensus Document on the concomitant use of proton pump inhibitors and thienopyridines: a focused update of the ACCF/ACG/AHA 2008 expert consensus document on reducing the gastrointestinal risks of antiplatelet therapy and NSAID use: a report of the American College of Cardiology Foundation Task Force on Expert Consensus Documents. *Am J Gastroenterol.* 2010;105:2533.

55. Melloni C et al. Conflicting results between randomized trials and observational studies on the impact of proton pump inhibitors on cardiovascular events when coadministered with dual antiplatelet therapy. *Circ Cardiovasc Qual Outcomes.* 2015;8:47–55.

56. Ali T et al. Long-term safety concerns with proton pump inhibitors. *Am J Med.* 2009;122:896.

57. Yang YX, Metz DC. Safety of proton pump inhibitor exposure. *Gastroenterology.* 2010;139:1115.

58. Laine L et al. Review article: potential gastrointestinal effects of long term acid suppression with proton pump inhibitors. *Aliment Pharmacol Ther.* 2000;14:651.

59. Williams C, McColl KE. Review article: proton pump inhibitors and bacterial overgrowth. *Aliment Pharmacol Ther.* 2006;23:3.

60. Dial S et al. Use of gastric acid-suppressive agents and the risk of community-acquired Clostridium difficile-associated disease. *JAMA.* 2005;294:2989.

61. Kwok CS et al. Risk of Clostridium difficile infection with acid suppressing drugs and antibiotics: meta-analysis. *Am J Gastroenterol.* 2012;107(7):1011–1019.

62. Janarthanan S et al. Clostridium difficile-associated diarrhea and proton pump inhibitor therapy: a meta analysis. *Am J Gastroenterol.* 2012;107(7):1001–1010.

63. Yang YX et al. Long-term proton pump inhibitor therapy and risk of hip fracture. *JAMA.* 2006;296:2947.

64. Gray SL et al. Proton pump inhibitor use, hip fracture, and change in bone mineral density in postmenopausal women results from the Women's Health Initiative. *Arch Intern Med.* 2010;170:765.

65. Kahrilas PJ et al. American Gastroenterological Association Medical Position Statement on management of gastroesophageal reflux disease. *Gastroenterology.* 2008;135:1383.

66. Targownik LE et al. The relationship between proton pump inhibitor use

and longitudinal change in bone mineral density: a population-based study [corrected] from the Canadian Multicentre Osteoporosis Study (CaMos). *Am J Gastroenterol.* 2012;107(9):1361–1369.

67. Lam JR, Schneider JL, Zhao W, et al. Proton pump inhibitor and histamine 2 receptor antagonist use and vitamin B_{12} deficiency. *JAMA.* 2013;310(22):2435–2442.

68. US Food & Drug Administration. FDA Drug Safety Communication: Low magnesium levels can be associated with long-term use of Proton Pump Inhibitor drugs (PPIs). http://www.fda.gov/Drugs/DrugSafety/ucm245011 .htm. Accessed March 3, 2011.

69. Danziger J et al. Proton-pump inhibitor use is associated with low serum magnesium concentrations. *Kidney Int.* 2013;83(4):692–699.

70. Markovits N et al. The association of proton pum inhibitors and hypomagnesemia in the community setting. *J Clin Pharmcol.* 2014;54(8):889–895.

71. Sierra F et al. Systematic review: Proton pump inhibitorassociated acute interstitial nephritis. *Aliment Pharmacol Ther.* 2007;26:545.

72. McCarthy DM. Sucralfate. *N Engl J Med.* 1991;325:1017.

73. Walt RP. Misoprostol for the treatment of peptic ulcer and antiinflammatory-drug-induced gastroduodenal ulceration. *N Engl J Med.* 1992;327:1575.

74. Graham DY et al. Prevention of NSAID-induced gastric ulcer with misoprostol: multicentre, double-blind, placebocontrolled trial. *Lancet.* 1988;2:1277.

75. Wolfe MM et al. Gastrointestinal toxicity of nonsteroidal antiinflammatory drugs [published correction appears in N Engl J Med. 1999;341:548]. *N Engl J Med.* 1999;340:1888.

76. Wagstaff AJ et al. Colloidal bismuth subcitrate. A review of its pharmacodynamic and pharmacokinetic properties, and its therapeutic use in peptic ulcer disease. *Drugs.* 1988;36:132.

77. Hussar DA. New drugs: retapamulin, bismuth subcitrate potassium, and rotigotine. *J Am Pharm Assoc.* 2007;47:539.

78. Talley NJ et al. American gastroenterological association technical review on the evaluation of dyspepsia. *Gastroenterology.* 2005;129:1756.

79. Talley NJ, Holtmann G. Approach to the patient with dyspepsia and related functional gastrointestinal complaints. In: Yamada T et al, eds. *Principles of Clinical Gastroenterology.* 5th ed. Hoboken, NJ: Wiley-Blackwell; 2008:38.

80. Tack J, Talley NJ, Camilleri M, et al. Functional gastroduodenal disorders. *Gastroenterology.* 2006;130:1466.

81. Talley NJ; American Gastroenterological Association. American Gastroenterological Association medical position statement: evaluation of dyspepsia. *Gastroenterology.* 2005;129:1753.

82. Harmon RC, Peura DA. Evaluation and management of dyspepsia. *Therap Adv Gastroenterol.* 2010;3:87.

83. Camilleri M, Tack JF. Current medical treatments of dyspepsia and irritable bowel syndrome. *Gastroenterol Clin North Am.* 2010;39:481.

84. Moayyedi P et al. Pharmacological interventions for non-ulcer dyspepsia. *Cochrane Database Syst Rev.* 2006;(4):CD001960.

85. Moayyedi P et al. The efficacy of proton pump inhibitors in nonulcer dyspepsia: a systematic review and economic analysis. *Gastroenterology.* 2004;127:1329.

86. Moayyedi P et al. WITHDRAWN: Eradication of Helicobacter pylori for non-ulcer dyspepsia. *Cochrane Database Syst Rev.* 2011;(2):CD002096.

87. Soll AH, Graham DY. Peptic ulcer disease. In: Yamada T et al, eds. *Textbook of Gastroenterology.* 5th ed. Hoboken, NJ: Wiley-Blackwell; 2009:936.

88. Washington MK, Peek RM. Gastritis and gastropathy. In: Yamada T et al, eds. *Textbook of Gastroenterology.* 5th ed. Hoboken, NJ: Wiley-Blackwell; 2009:1005.

89. Chey WD et al. American College of Gastroenterology guideline on the management of Helicobacter pylori infection. *Am J Gastroenterol.* 2007;102:1808.

90. Ford AC, Axon AT. Epidemiology of Helicobacter pylori infection and public health. *Helicobacter.* 2010;15(Suppl 1):1.

91. Leung WK et al. Tumors of the stomach. In: Yamada T et al, eds. *Textbook of Gastroenterology.* 5th ed. Hoboken, NJ: Wiley-Blackwell; 2009:1026.

92. Selgrad M et al. Clinical aspects of gastric cancer and Helicobacter pylori—screening, prevention, and treatment. *Helicobacter.* 2010;15(Suppl 1):49.

93. Figura N et al. Extragastric manifestations of Helicobacter pylori infection. *Helicobacter.* 2010;15(Suppl 1):60.

94. Scarpignato C, Hunt RH. Nonsteroidal anti-inflammatory drug-related injury to the gastrointestinal tract: clinical picture, pathogenesis and prevention. *Gastroenterol Clin North Am.* 2010;39:433.

95. Lanza FL et al. Guidelines for prevention of NSAID-related ulcer complications. *Am J Gastroenterol.* 2009;104:728.

96. Malfertheiner P et al. Peptic ulcer disease. *Lancet.* 2009;374:1449.

97. Lanas A, Sopena F. Nonsteroidal anti-inflammatory drugs and lower gastrointestinal complication. *Gastroenterol Clin North Am.* 2009;38:333.

98. Laine L. Approaches to nonsteroidal anti-inflammatory drug use in the

high-risk patient. *Gastroenterology*. 2001;120:594.

99. Costa AC et al. Pathogenesis of Helicobacter pylori infection. *Helicobacter*. 2009;14(Suppl 1):15.

100. Naesdal J, Brown K. NSAID-associated adverse effects and acid control aids to prevent them: a review of current treatment options. *Drug Saf*. 2006;29:119.

101. Garcia Rodriguez LA, Tolosa LB. Risk of upper gastrointestinal complications among users of traditional NSAIDs and COXIBs in the general population. *Gastroenterology*. 2007;132:498.

102. Bjarnason I et al. Determinants of the short-term gastric damage caused by NSAIDs in man. *Aliment Pharmacol Ther*. 2007;26:95.

103. Kelly JP et al. Risk of aspirin-associated major upper gastrointestinal bleeding with enteric-coated or buffered product. *Lancet*. 1996;348:1413.

104. Cryer B. Management of patients with high gastrointestinal risk on antiplatelet therapy. *Gastroenterol Clin North Am*. 2009;38:289.

105. Glasglow RE, Mulvihill SJ. Surgery for peptic ulcer disease and postgastrectomy syndromes. In: Yamada T et al, eds. *Textbook of Gastroenterology*. 5th ed. Hoboken, NJ: Wiley-Blackwell; 2009:1054.

106. Calvet X et al. Diagnosis of Helicobacter pylori infection. *Helicobacter*. 2010;15(Suppl 1):7.

107. Gisbert JP, Abraira V. Accuracy of Helicobacter pylori diagnostic tests in patients with bleeding peptic ulcer: a systematic review and meta-analysis. *Am J Gastroenterol*. 2006;101: 848.

108. Kim MN et al. The effects of probiotics on PPI-triple therapy for Helicobacter pylori eradication. *Helicobacter*. 2008;13:261.

109. Zou J et al. Meta-analysis: Lactobacillus containing quadruple therapy versus standard triple first-line therapy for Helicobacterpylori eradication. *Helicobacter*. 2009;14:449.

110. Zou J et al. Meta-analysis: The effect of supplementation with lactoferrin on eradication rates and adverse events during Helicobacter pylori eradication therapy. *Helicobacter*. 2009;14:119.

111. Malfertheiner P et al. Current concepts in the management of Helicobacter pylori infection. The Maastricht III Consensus Report. *Gut*. 2007;56:772.

112. O'Connor A et al. Treatment of Helicobacter pylori infection 2010. *Helicobacter*. 2010;15(Suppl 1):46.

113. Gisbert JP et al. Sequential therapy for Helicobacter pylori eradication: a critical review. *J Clin Gastroenterol*. 2010;44:313.

114. Moaayyedi P, Malfertheiner P. Editorial: Sequential therapy for eradication of Helicobacter pylori: A new guiding light or a false dawn? *Am J Gastroenterol*. 2009;104:3081.

115. Gatta L et al. Global eradication rates of Helicobacter pylori infection: systematic review and meta-analysis of sequential therapy. *BMJ*. 2013;347:f4587.

116. Graham DY, Fischback L. Helicobacterpylori treatment in the era of increasing antibiotic resistance. *Gut*. 2010;59:1143.

117. Vallve M et al. Single vs. double dose of a proton pump inhibitor in triple therapy for Helicobacterpylori eradication: a meta-analysis. *Aliment Pharmacol Ther*. 2002;16:1149.

118. Janssen MJ et al. Meta-analysis: The influence of pretreatment with a proton pump inhibitor on Helicobacter pylori eradication. *Aliment Pharmacol Ther*. 2005;21:341.

119. Luther J et al. Empiric quadruple vs. triple therapy for primary treatment of Helicobacter pylori infection: Systematic review and meta-analysis of efficacy and tolerability. *Am J Gastroenterol*. 2010;105:65.

120. Jafri NS et al. Meta-analysis: sequential therapy appears superior to standard therapy for Helicobacter pylori infection in patients naive to treatment [published correction appears in Ann Intern Med. 2008;149:439]. *Ann Intern Med*. 2008;148:923.

121. Gatta L et al. Sequential therapy or triple therapy for Helicobacterpylori infection: systematic review and meta-analysis of randomized controlled trials in adults and children. *Am J Gastroenterol*. 2009;104:3069.

122. Paoluzi OA et al. Ten and eight-day sequential therapy in comparison to standard triple therapy for eradicating Helicobacter pylori infection: a randomized controlled study on efficacy and tolerability. *J Clin Gastroenterol*. 2010;44:261.

123. De Francesco V et al. Clarithromycin-resistant genotypes and eradication of Helicobacter pylori. *Ann Intern Med*. 2006;144:94.

124. Furuta T, Graham DY. Pharmacologic aspects of eradication therapy for Helicobacter pylori infection. *Gastroenterol Clin North Am*. 2010;39:465.

125. Gisbert JP et al. Helicobacter pylori first-line treatment and rescue options in patients allergic to penicillin. *Aliment Pharmacol Ther*. 2005;22:1041.

126. Gisbert JP et al. Helicobacter pylori first-line treatment and rescue option containing levofloxacin in patients allergic to penicillin. *Dig Liver Dis*. 2010;42:287.

127. Suzuki T et al. Systematic review and meta-analysis: importance of CagA status for successful eradication of Helicobacter pylori infection. *Aliment Pharmacol Ther*. 2006;24:273.

128. Padol S et al. The effect of CYP2C19 polymorphisms on H. pylori eradi-

cation rate in dual and triple first-line PPI therapies: a meta-analysis. *Am J Gastroenterol*. 2006;101:1467.

129. Gisbert JP. Review: Second-line rescue therapy of Helicobacter pylori infection. *Therap Adv Gastroenterol*. 2009;2:331.

130. Napolitano L. Refractory peptic ulcer disease. *Gastroenterol Clin North Am*. 2009;38:267.

131. Thomas J et al. Over-the-counter nonsteroidal antiinflammatory drugs and risk of gastrointestinal symptoms. *Am J Gastroenterol*. 2002;97:2215.

132. Vonkeman H et al. Risk management of risk management: combining proton pump inhibitors with low-dose aspirin. *Drug Healthc Patient Saf*. 2010;2:191.

133. Targownik LE et al. Selective serotonin reuptake inhibitors are associated with a modest increase in the risk of upper gastrointestinal bleeding. *Am J Gastroenterol*. 2009;104:1475.

134. Dall M et al. There is an association between selective serotonin reuptake inhibitor use and uncomplicated peptic ulcers: a population-based case-control study. *Aliment Pharmacol Ther*. 2010;32:1383.

135. Andrade C et al. Serotonin reuptake inhibitor antidepressants and abnormal bleeding: a review of clinicians and a reconsideration of mechanisms. *J Clin Psychiatry*. 2010;71:1565.

136. Sung JJ et al. Continuation of low-dose aspirin therapy in peptic ulcer bleeding: a randomized trial. *Ann Intern Med*. 2010;152:1.

137. Taha AS et al. Famotidine for the prevention of peptic ulcers and oesophagitis in patients taking low-dose aspirin (FAMOUS): Aphase III, randomised, double-blind, placebocontrolled trial. *Lancet*. 2009;374:119.

138. Bombadier C et al. Comparison of upper gastrointestinal toxicity of rofecoxib and naproxen in patients with rheumatoid arthritis. VIGOR Study Group. *N Engl J Med*. 2000; 343:1520.

139. Silverstein FE et al. Gastrointestinal toxicity with celecoxib vs nonsteroidal anti-inflammatory drugs for osteoarthritis and rheumatoid arthritis: The CLASS study: A randomized controlled trial. Celecoxib Long-term Arthritis Safety Study. *JAMA*. 2000;284:1247.

140. US Food & Drug Administration. COX-2 selective (includes Bextra, Celebrex, and Vioxx) and non-selective non-steroidal anti-inflammatory drugs (NSAIDs). http://www.fda.gov/cder/drug/infopage/cox2/default.htm. Accessed January 22, 2011.

141. White WB. Cardiovascular effects of the cyclooxygenase inhibitors. *Hypertension*. 2007;49:408.

142. Abraham NS et al. Cyclooxygenase-2 selectivity of nonsteroidal anti-inflammatory drugs and the risk of myocardial infarction and cerebrovascular accident. *Aliment Pharmacol Ther*. 2007;25:913.

143. Bresalier RS et al. Cardiovascular events associated with rofecoxib in colorectal adenoma chemoprevention trial [published correction appears in N Engl J Med. 2006;355:221]. *N Engl J Med*. 2005;352:1092.

144. Bertagnolli MM et al. Celecoxib for the prevention of sporadic colorectal adenomas. *N Engl J Med*. 2006;355:873.

145. Hippisley-Cox J, Coupland C. Risk of myocardial infarction in patients taking cyclo-oxygenase-2 inhibitors or conventional non-steroideal anti-inflammatory drugs: population based nested case-control analysis. *BMJ*. 2005;330(7504):1366.

146. Graham DJ et al. Risk of acute myocardial infarction and sudden cardiac death in patients treated with cyclo-oxygenase 2 selective and non selective non-steroidal anti-inflammatory drugs: nested case-control study. *Lancet*. 2005;365(9458):475–481.

147. Kearney PM et al. Do selective cyclo-oxygenase-2 inhibitors and traditional non-steroidal anti-inflammatory drugs increase the risk of atherothrombosis? Meta-analysis of randomised trials. *BMJ*. 2006;322:1302.

148. Antman EM et al. Use of nonsteroidal antiinflammatory drugs: an update for clinicians. A scientific statement from the American Heart Association. *Circulation*. 2007;115:1634.

149. Chan FK et al. Celecoxib versus omeprazole and diclofenac in patients with osteoarthritis and rheumatoid arthritis (CONDOR): a randomized trial. *Lancet*. 2010;376(9736):173–179.

150. Chan FK et al. Combination of a cyclo-oxygenase-2 inhibitor and a proton-pump inhibitor for prevention of recurrent ulcer bleeding in patients at very high risk: a double-blind, randomized trial. *Lancet*. 2007;369(9573):1621–1626.

151. Van Soest EM et al. Adherence to gastroprotection and the risk of NSAID-related upper gastrointestinal ulcers and haemorrhage. *Aliment Pharmacol Ther*. 2007;26:265.

152. Del Valle J. Zollinger-Ellison syndrome. In: Yamada T et al, eds. *Textbook of Gastroenterology*. 5th ed. Hoboken, NJ: Wiley-Blackwell; 2009:982.

153. Moayyedi P, Talley NJ. Gastro-oesophageal disease. *Lancet*. 2006;367:2086.

154. Armstrong D, Sifrim D. New pharmacologic approaches in gastroesophageal reflux disease. *Gastroenterol Clin North Am*. 2010;39:393.

155. Storr M, Meining A. Pharmacologic management and treatment of gastroesophageal reflux disease. *Dis Esophagus*. 2004;17:197.

156. Katz PO et al. Guidelines for the diagnosis and management of gastroesophageal reflux disease. *Am J Gastroenterol.* 2013;108:308–328.

157. Moayyedi P, Axon AT. Review article: gastro-oesophageal reflux disease—the extent of the problem. *Aliment Pharmacol Ther.* 2005;22(Suppl 1):11.

158. DeVault KR. Review article: the role of acid suppression in patients with non-erosive reflux disease or functional heartburn. *Aliment Pharmacol Ther.* 2006;23(Suppl 1):33.

159. Locke GR 3rd et al. Prevalence and clinical spectrum of gastroesophageal reflux: a population-based study in Olmstead County Minnesota. *Gastroenterology.* 1997;112:1448.

160. Nelson SP et al. Pediatric gastroesophageal reflux disease and acid-related conditions: trends in incidence of diagnosis and acid suppression therapy. *J Med Econ.* 2009;12:348.

161. Shepherd RW et al. Gastroesophageal reflux in children: clinical profile, course and outcome with active therapy in 126 cases. *Clin Pediatr (Phila).* 1987;26:55.

162. Treem WR et al. Gastroesophageal reflux in the older child: presentation response to treatment and long-term follow-up. *Clin Pediatr (Phila).* 1991;30:435.

163. El-Serag HB et al. Childhood GERD is a risk factor for GERD in adolescents and young adults. *Am J Gastroenterol.* 2004;99:806.

164. Richter JE. Review article: the management of heartburn in pregnancy. *Aliment Pharmacol Ther.* 2005;22:749.

165. Enck P et al. Quality of life in patients with upper gastrointestinal symptoms: results from the Domestic/International Gastroenterology Surveillance Study (DIGEST). *Scand J Gasteroenterol.* 1999;231(Suppl):48.

166. Fock KM, Poh CH. Gastroesophageal reflux disease. *J Gastroenterol.* 2010;45:808.

167. Benamouzig R, Airinei G. Diet and reflux. *J Clin Gastroenterol.* 2007;41(Suppl 2):S64.

168. Holloway RH, Dent J. Pathophysiology of gastroesophageal reflux disease: lower esophageal sphincter dysfunction in gastroesophageal reflux disease. *Gastroenterol Clin North Am.* 1990;19:517.

169. Dent J et al. Mechanisms of lower oesophageal sphincter incompetence in patients with symptomatic gastrooesophageal reflux. *Gut.* 1988;29:1020.

170. Zamost BJ et al. Esophagitis in scleroderma: prevalence and risk factors. *Gastroenterology.* 1987;92:421.

171. Korsten MA et al. Chronic xerostomia increases esophageal acid exposure and is associated with esophageal injury. *Am J Med.* 1991;90:701.

172. Richter JE. Do we know the cause of reflux disease? *Eur J Gastroenterol Hepatol.* 1999;11(Suppl 1):S3.

173. Orlando RC. Pathophysiology of gastroesophageal reflux disease. *J Clin Gastroenterol.* 2008;42:584.

174. Kahrilas PJ. GERD pathogenesis, pathophysiology, and clinical manifestations. *Cleve Clin J Med.* 2003;70(Suppl 5):S4.

175. Kahrilas PJ. Clinical practice: gastroesophageal reflux disease. *N Engl J Med.* 2008;359:1700.

176. Pilotto A et al. Clinical features of reflux esophagitis in older people: a study of 840 consecutive patients. *J Am Geriatr Soc.* 2006;54:1537.

177. Sharma P. Clinical practice. Barrett's esophagus. *N Engl J Med.* 2009;361:2548.

178. Kaltenbach T et al. Are lifestyle measures effective in patients with gastroesophageal reflux disease? *Arch Intern Med.* 2006;166:965.

179. Tytgat GN. Review article: treatment of mild and severe cases of GERD. *Aliment Pharmacol Ther.* 2002;16(Suppl 4):73.

180. Tytgat GN et al. New algorithm for the treatment of gastro-oesophageal reflux disease. *Aliment Pharmacol Ther.* 2008;27:249.

181. Haag S et al. Management of reflux symptoms with over-the-counter proton pump inhibitors: issues and proposed guidelines. *Digestion.* 2009;80:226.

182. Numans ME et al. Short-term treatment with proton-pump inhibitors as a test for gastroesophageal reflux disease: a meta-analysis of diagnostic test characteristics. *Ann Intern Med.* 2004;140:518.

183. Vakil N. Review article: how valuable are proton-pump inhibitors in establishing a diagnosis of gastro-oesophageal reflux disease? *Aliment Pharmacol Ther.* 2005;22(Suppl 1): 64.

184. Younes Z, Johnson DA. Diagnostic evaluation in gastroesophageal reflux disease. *Gastroenterol Clin North Am.* 1999;28:809.

185. Savary M, Miller G. *The Esophagus: Handbook and Atlas of Endoscopy.* Solothurn, Switzerland: Gassman AG; 1978.

186. Lundell LR et al. Endoscopic assessment of oesophagitis: clinical and functional correlates and further validation of the Los Angeles classification. *Gut.* 1999;45:172.

187. Armstrong D et al. Endoscopic assessment of oesophagitis. *Gullet.* 1991;1:63.

188. Rice TW, Blackstone EH. Surgical management of gastroesophageal reflux disease. *Gastroenterol Clin North Am.* 2008;37:901.

189. Chiba N et al. Speed of healing and symptom relief in grade II to IV gastroesophageal reflux disease: a meta-analysis. *Gastroenterology.* 1997;112:1798.

190. Kahrilas PJ et al. High-versus standard-dose ranitidine for control of heart-burn in poorly responsive acid reflux disease: a prospective, controlled trial. *Am J Gastroenterol.* 1999;94:92.

191. Hunt RH. Importance of pH control in the management of GERD. *Arch Intern Med.* 1999;159:649.

192. Richter JE et al. Efficacy and safety of esomeprazole compared with omeprazole in GERD patients with erosive esophagitis: a randomized controlled trial. *Am J Gastroenterol.* 2001;96:656.

193. Sharma P et al. Clinical trials: healing of erosive oesophagitis with dexlansoprazole MR, a proton pump inhibitor with a novel dual delayed-release formulation-results from two randomized controlled studies. *Aliment Pharmacol Ther.* 2009;29:731.

194. Wang KK, Sampliner RE. Updated guidelines 2008 for the diagnosis, surveillance and therapy of Barrett's esophagus. *Am J Gastroenterol.* 2008;103:788.

195. Falk GW. Barrett's esophagus. *Gastroenterology.* 2002;122: 1569.

196. Hansen AN et al. Long-term management of patients with symptoms of gastro-oesophageal reflux disease—a Norwegian randomised prospective study comparing the effects of esomeprazole and ranitidine treatment strategies onhealthrelated quality of life in a general practitioners setting. *Int J Clin Pract.* 2006;60:15.

197. Ros E et al. Healing of erosive esophagitis with sucralfate and cimetidine: influence of pretreatment lower esophageal sphincter pressure and serum pepsinogen I levels. *Am J Med.* 1991;91(Suppl 2A):107S.

198. Pace F et al. Systematic review: maintenance treatment of gastro-oesophageal reflux disease with proton pump inhibitors taken on-demand. *Aliment Pharmacol Ther.* 2007;26:195.

199. Bytzer P et al. Six-month trial of on-demand rabeprazole 10 mg maintains symptom relief in patients with non-erosive reflux disease. *Aliment Pharmacol Ther.* 2004;20:181.

200. Talley NJ et al. Esomeprazole 40 mg and 20 mg is efficacious in the long-term management of patients with endoscopy-negative gastro-oesophageal reflux disease: a placebo-controlled trial of on-demand therapy for 6 months. *Eur J Gastroenterol Hepatol.* 2002;14:857.

201. Scholten T et al. On-demand therapy with pantoprazole 20 mg as effective long-term management of reflux disease in patients with mild GERD: the ORION trial. *Digestion.* 2005;72:76.

202. Bigard MA, Genestin E. Treatment of patients with heartburn without endoscopic evaluation: on-demand treatment after effective continuous administration of lansoprazole 15 mg. *Aliment Pharmacol Ther.* 2005;22:635.

203. Sjostedt S et al. Daily treatment with esomeprazole is superior to that taken on-demand for maintenance of healed erosive oesophagitis. *Aliment Pharmacol Ther.* 2005;22:183.

204. Peghini PL et al. Ranitidine controls nocturnal gastric acid breakthrough on omeprazole: a controlled study in normal subjects. *Gastroenterology.* 1998;115:1335.

205. Richter JE. Review article: extraesophageal manifestations of gastro-oesophageal reflux disease. *Aliment Pharmacol Ther.* 2005;22(Suppl 1):70.

206. Oranu AC, Vaezi MF. Noncardiac chest pain: gastroesophageal reflux disease. *Med Clin North Am.* 2010;94:233.

207. Cremonini F et al. Diagnostic and therapeutic use of proton pump inhibitors in non-cardiac chest pain: a metaanalyis. *Am J Gastroenterol.* 2005;100:1226.

208. Wang WH et al. Is proton pump inhibitor testing an effective approach to diagnose gastroesophageal reflux disease in patients with noncardiac chest pain? a meta-analysis. *Arch Intern Med.* 2005;165:1222.

209. Parsons JP, Mastronade JG. Gastroesophageal reflux disease and asthma. *Curr Opin Pulm Med.* 2010;16:60.

210. Mansfield LE et al. The role of the vagus nerve in airway narrowing caused by intraesophageal hydrochloric acid provocation and esophageal distention. *Ann Allergy.* 1981;47:431.

211. Moore JM, Vaezi MF. Extraesophageal manifestations of gastroesophageal reflux disease: real or imagined? *Curr Opin Gastroenterol.* 2010;26:389.

212. Bretza J, Novey HS. Gastroesophageal reflux and asthma. *West J Med.* 1979;131:320.

213. Field SK, Sutherland LR. Does medical antireflux therapy improve asthma in asthmatics with gastroesophageal reflux? a critical review of the literature. *Chest.* 1998;114:275.

214. Mastronarde JG et al. Efficacy of esomeprazole for treatment of poorly controlled asthma. *N Engl J Med.* 2009;360:1487.

215. Chung KF, Wenzel SE, Brozek JL. International ERS/ATS Guidelines on Definition, Evaluation and Treatment of Severe Asthma.American Thoracic Society.2013. http://www.thoracic.org/statements/resources /allergy-asthma/severe-asthma-full.pdf. Accessed May 20, 2015.

216. Richter JE. Ear, nose and throat and respiratory manifestations of gastro-esophageal reflux disease: an increasing conundrum. *Eur J Gastroenterol Hepatol.* 2004;16:837.

217. Klinkenberg-Knol EC. Otolaryngologic manifestations of gastroesophageal reflux disease. *Scand J Gastroenterol.* 1998;225(Suppl):24.

218. Wong RK et al. ENT manifestations of gastroesophageal reflux. *Am J Gastroenterol.* 2000;95 (8 Suppl):S15.

219. Kamel PL et al. Omeprazole for the treatment of posterior laryngitis. *Am J Med.* 1994;96:321.

220. Barkun AN et al. International consensus recommendations on the management of patients with nonvariceal upper gastrointestinal bleeding. *Ann Intern Med.* 2010;152:101.

221. Gralnek IM et al. Management of acute bleeding from a peptic ulcer. *N Engl J Med.* 2008;359:928.

222. Laine L et al. Trends for incidence of hospitalization and death due to GI complications in the United States from 2001 to 2009. *Am J Gastroenterol.* 2012;107:1190–1195.

223. van Leerdam ME. Epidemiology of acute upper gastrointestinal bleeding. *Best Pract Res Clin Gastroenterol.* 2008;22:209.

224. Laine L, Peterson WL. Bleeding peptic ulcer. *N Engl J Med.* 1994;331:717.

225. Devlin JW et al. Proton pump inhibitor formulary considerations in the acutely ill. Part 2: clinical efficacy, safety, and economics. *Ann Pharmacother.* 2005;39:1844.

226. Elmunzer BJ et al. Risk stratification in upper gastrointestinal bleeding. *J Clin Gastroenterol.* 2007;41:559.

227. Pisegna JR. Treating patients with acute gastrointestinal bleeding or rebleeding. *Pharmacotherapy.* 2003;23(10 Pt 2):81S–86S.

228. Leontiadis GI et al. Proton pump inhibitor therapy for peptic ulcer bleeding: Cochrane Collaboration meta-analysis of randomized controlled trials. *Mayo Clin Proc.* 2007;82:286.

229. Leontiadis GI et al. T1942 proton pump inhibitor (PPI) therapy for peptic ulcer (PU) bleeding: an updated Cochrane meta-analysis of randomized controlled trials (RCTs) [abstract]. *Gastroenterology.* 2009;136(5 Suppl 1):A-605.

230. Bardou M et al. Meta-analysis: proton-pump inhibition in high-risk patients with acute peptic ulcer bleeding. *Aliment Pharmacol Ther.* 2005;21:677.

231. Leontiadis GI, Howden CW. Pharmacologic treatment of peptic ulcer bleeding. *Curr Treat Options Gastroenterol.* 2007;10:134.

232. Sachar H et al. Intermittent vs continuous proton pump inhibitor therapy for high-risk bleeding ulcers: a systematic review and meta-analysis. *JAMA Intern Med.* 2014;174(11):1755–1762.

233. Leontiadis GL et al. Systematic review and meta-analysis: proton pump inhibitor treatment for peptic ulcer bleeding reduces transfusion requirements and hospital stay results from the Cochrane Collaboration. *Aliment Pharmacol Ther.* 2005;22:169.

234. Lau JY et al. Omeprazole before endoscopy in patients with gastrointestinal bleeding. *N Engl J Med.* 2007;356:1631.

235. Sung JJ et al. The effect of endoscopic therapy in patients receiving omeprazole for bleeding ulcers with nonbleeding visible vessels or adherent clots: a randomized comparison. *Ann Intern Med.* 2003;139:237.

236. Ali T, Harty RF. Stress-induced ulcer bleeding in critically ill patients. *Gastroenterol Clin North Am.* 2009;38:245.

237. [No authors listed]. ASHP therapeutic guidelines on stress ulcer prophylaxis. ASHP Commission on Therapeutics and approved by the ASHP Board of Directors on November 14, 1998. *Am J Health Syst Pharm.* 1999;56:347.

238. Stollman N, Metz DC. Pathophysiology and prophylaxis of stress ulcer in intensive care unit patients. *J Crit Care.* 2005;20:35.

239. Jung R, MacLaren R. Proton-pump inhibitors for stress ulcer prophylaxis in critically ill patients. *Ann Pharmacother.* 2002;36:1929.

240. Mutlu GM et al. GI complications in patients receiving mechanical ventilation. *Chest.* 2001;119:1222.

241. Fennerty MB. Pathophysiology of the upper gastrointestinal tract in the critically ill patient: rationale for the therapeutic benefits of acid suppression. *Crit Care Med.* 2002;30(6 Suppl):S351.

242. Cook DJ et al. The attributable mortality and length of intensive care unit stay of clinically important gastrointestinal bleeding in critically ill patients. *Crit Care.* 2001;5:368.

243. Wei KL et al. Effect of oral esomeprazole on recurrent bleeding after endoscopic treatment of bleeding peptic ulcers. *J Gastroenterol Hepatol.* 2007;22:43.

244. Cook DJ et al. Risk factors for gastrointestinal bleeding in critically ill patients. *N Engl J Med.* 1994;330:377.

245. Tryba M. Riskofacute stress bleeding andnosocomialpneumonia in ventilated intensive care unit patients: sucralfate versus antacids. *Am J Med.* 1987;83(Suppl 3B):117.

246. Bresalier RS et al. Sucralfate suspension versus titrated antacid for the prevention of acute stress related gastrointestinal hemorrhage in critically ill patients. *Am J Med.* 1987;83(Suppl 3B):110.

247. Cook D et al. A comparison of sucralfate and ranitidine for the prevention of upper gastrointestinal bleeding in patients requiring mechanical ventilation. *N Engl J Med.* 1998;338:791.

248. Daley RJ et al. Prevention of stress ulceration: current trends in critical care. *Crit Care Med.* 2004;32:2008.

249. Lam NP et al. National survey of stress ulcer prophylaxis. *Crit Care Med.* 1999;27:98.

250. Cook DJ et al. Stress ulcer prophylaxis in critically ill patients. Resolving discordant meta-analyses. *JAMA.* 1996;275:308.

251. Messori A et al. Bleeding and pneumonia in intensive care patients given ranitidine and sucralfate for prevention of stress ulcer: meta-analysis of randomised controlled trials. *BMJ.* 2000;321:1103.

252. Alhazzani W et al. Proton pump inhibitors versus histamine 2 receptor antagonists for stress ulcer prophylaxis in critically ill patients: a systematic review and meta-analysis. *Crit Care Med.* 2013;41:693–705.

253. Conrad SA et al. Randomized, double-blind comparison of immediate-release omeprazole oral suspension versus intravenous cimetidine for the prevention of upper gastrointestinal bleeding in critically ill patients. *Crit Care Med.* 2005;33:760.

254. Zegerid (omeprazole/sodium bicarbonate) [package insert]. San Diego, CA: Santarus, Inc.; 2004. http://www.santarus.com/pdf/1-ZEG10272-ZEGERID-PrescribingInformation-New-FDA-Format-Final.pdf. Accessed May 20, 2011.

255. Somberg L et al. Intermittent intravenous pantoprazole and continuous cimetidine infusion: effect on gastric pH control in critically ill patients at risk of developing stress-related mucosal disease. *J Trauma.* 2008;64:1202.

256. Miano TA et al. Nosocomial pneumonia risk and stress ulcer prophylaxis: a comparison of pantoprazole vs ranitidine in cardiothoracic surgery patients. *Chest.* 2009;136(2):440–447.

257. Bateman BT et al. Type of stress ulcer prophylaxis and risk of nosocomial pneumonia in cardiac surgical patients: cohort study. *BMJ.* 2013;347:f5416.

258. Marik PE et al. Stress ulcer prophylaxis in the new millennium: a systematic review and meta-analysis. *Crit Care Med.* 2010;38:2222.

259. Heidelbaugh JJ et al. Overutilization of proton pump inhibitors: a review of cost-effectiveness and risk [published corrections appear in Am J Gastroenterol. 2009;104:1072; Am J Gastroenterol. 2009;104(Suppl 2):S39]. *Am J Gastroenterol.* 2009;104(Suppl 2):S27.

260. Erstad BL et al. Survey of stress ulcer prophylaxis. *Crit Care.* 1999;3:145.

24 第 24 章　下消化道疾病

Toyin Tofade，Benjamin Laliberte，and Charmaine Rochester-Eyeguokan

核心原则	章节案例
炎症性肠病	
① 炎症性肠病(inflammatory bowel disease，IBD)是一组慢性、特发性复发性胃肠道炎症疾病的总称。IBD 的症状主要是由黏膜免疫系统失调引起的。传统上 IBD 分为溃疡性结肠炎(ulcerative colitis，UC)和克罗恩病(Crohn's disease，CD)。	案例 24-1 案例 24-2
② UC 是大肠的一种炎症性疾病,但可引起其他器官的功能异常。典型症状包括:腹痛、黏液脓血便和乏力。	案例 24-1(问题 1 和 2)
③ CD 常引起慢性非血性腹泻、腹痛及体重减轻。皮肤病变、关节痛、眼部炎症等肠外表现 CD 多于 UC。CD 可发生于整个消化道,但大肠及小肠最常见。	案例 24-2(问题 1)
④ UC 和 CD 的治疗分为两个方面:控制症状的诱导治疗及防止复发的维持治疗。需要根据病变范围和部位选择 IBD 诱导治疗的药物。	案例 24-1(问题 3~5 和 8)
⑤ 对于局限直肠或远端结肠的 UC,美沙拉嗪(5-氨基水杨酸类)制剂局部用药(栓剂、泡沫剂、灌肠液)可有效诱导缓解。	案例 24-1(问题 6)
⑥ UC 或 CD 长期使用皮质类固醇无效,且可导致严重的不良反应。因此,皮质类固醇不用于维持治疗,而应使用其他药物。	案例 24-1(问题 7 和 9~11)
⑦ CD 诱导治疗常用皮质类固醇,维持治疗药物包括:硫唑嘌呤、英夫利昔单抗和其他药物。	案例 24-2(问题 2 和 3)
⑧ 对于常规药物治疗无效的患者可使用肿瘤坏死因子阻断剂,如英夫利昔单抗等。抗肿瘤坏死因子药物价格昂贵,且有诱发感染的风险。但临床试验显示抗肿瘤坏死因子药物比其他药物更有效。	案例 24-2(问题 6)
肠易激综合征	
① 肠易激综合征(irritable bowel syndrome，IBS)是一种常见病,症状包括腹痛、腹胀及排便习惯改变(腹泻、便秘等)。IBS 是一种良性疾病不会发生长期并发症。	案例 24-3(问题 1)
② IBS 的治疗目标是改善 IBS 的总体症状,包括腹部不适、腹胀、排便习惯改变及整体感受。IBS 治疗主要根据患者的主要症状确定。对于便秘型 IBS 患者,首先推荐增加膳食纤维素含量,其次使用缓泻剂鲁比前列醇或利那洛肽。	案例 24-3(问题 2 和 3)
③ 腹痛腹胀或内脏高敏感性的 IBS 患者可能对抗痉挛药物如薄荷油、山莨菪碱、低剂量三环类抗抑郁药或选择性 5-羟色胺再摄取抑制剂反应良好。	案例 24-4(问题 1)
④ 对于腹泻型 IBS 患者治疗只要使用抗动力药物如洛哌丁胺。FDA 也批准对此类患者使用抗生素利福昔明和管制类阿片受体活性物 eluxadoline。	案例 24-4(问题 2)

炎症性肠病概述

炎症性肠病(inflammatory bowel disease, IBD)是一组慢性、特发性复发性胃肠道炎症疾病的总称。传统上 IBD 分为两类,溃疡性结肠炎(ulcerative colitis, UC)和克罗恩病(Crohn's disease, CD)[1,3,4]。发达国家 IBD 常见[1]。据估计美国超过 150 万人患有 IBD,CD 的发病率约为(100~200)/100 000,UC 的发病率约为(205~240)/100 000[2,3]。

但是大约 10%~15% 的 IBD 患者的症状难以用此两类疾病概括[5]。UC 和 CD 患者的特征相似(表 24-1)[2,6]。高加索人 IBD 发病率高于非裔美国人及亚洲人。尤其是欧裔的犹太人 IBD 发病率高达其他人群的 4 倍。研究显示 IBD 发病率随着社会经济地位的升高而升高,发病率城市高于农村。其可能原因包括人口密度大、感染原接触及生活方式差异等。一般认为 UC 和 CD 属于青年疾病,高发年龄为 15~30 岁,IBD 患病率似乎无明显性别差异[3,7]。

病原学

IBD 的病因不清,目前认为 IBD 与遗传因素、慢性感染、环境因素(细菌、病毒饮食抗原)、宿主与肠道微生物相互作用及其他免疫调节异常有关[1]。目前普遍认为 IBD 的症状主要是由于黏膜免疫系统异常和遗传与环境因素相互作用引起的疾病。现已证实一些环境因素与 IBD 相关[3,8]。其中吸烟与 IBD 的相关性研究最广泛且结果最一致。有趣的是,吸烟对 UC 和 CD 的作用不同,吸烟者 UC 发病风险降低,而 CD 发病风险增加[9]。

病原体感染在 IBD 发病中的作用在过去几十年一直存在争议一些患者对于肠道免疫失调存在遗传易感性,正常菌群或致病菌可能诱发这些患者的炎症反应,从而引发 IBD。虽然目前没有确定 IBD 与病原体之间的直接因果关系,但是针对肠道菌群的深入不研究仍在继续[3,10]。

发病机制

正常情况下,黏膜免疫系统与肠腔抗原及黏膜细菌不断接触,维持肠道免疫的可控状态。IBD 发病中,遗传易感性导致肠道免疫反应失调,从而诱发自身免疫的级联反应。肠道促炎症细胞因子诱发白细胞及其他因子"攻击"肠道黏膜,导致肠黏膜水肿、溃疡及组织破坏。正常的免疫调节机制不能阻止炎症反应,疾病进一步进展的原因可能是调节或抑制细胞缺乏或 T 细胞数量增加,或两者同时存在[11]。研究证实促炎症细胞因子、趋化因子、前列腺素和活性氧族的增减导致了炎症反应的加重和组织的破坏[1]。

临床表现

确定 IBD 的严重程序需要详细询问病史、体格检查并且结合影像学及内镜检查结果。血沉增快、C-反应蛋白升高等实验室检查结果有助于辅助诊断。但是目前还没有一项标志物是 IBD 特异性的。

IBD 肠外表现如反应性关节炎、葡萄膜炎、强直性脊柱炎、结节性皮肤坏死、原发性硬化性胆管炎等可导致严重的合并症。虽然发病率不同,UC 和 CD 的很多肠外表现都非常类似[12]。

IBD 患者常需要手术控制症状。UC 患者手术可以治愈;而 CD 患者术后复发率很高,常与患者的疾病类型有关[13]。表 24-1 列出了两者的病理生理学差别[1,4,14,15]。

表 24-1

溃疡性结肠炎(UC)和克罗恩病(CD)的病理生理学差别[1,2,4,14,15,19]

疾病特征	UC	CD
年发病率	(6~12)/100 000	(5~7)/100 000
解剖部位	结肠直肠	口腔至肛门
病变分布特征	连续弥漫性黏膜病变	节段性、局限性、透壁性
肠壁	肠管缩短、皱襞消失、肠壁一般不增厚	僵硬、增厚、水肿、纤维化
大量直肠出血	常见	不常见
隐窝脓肿	常见	不常见
狭窄或窦道形成	无	常见
非干酪样肉芽肿	无	常见
肠腔狭窄	无	常见
腹部包括	无	常见
腹痛	不常见	常见
中毒性巨结肠	偶有发生	很少发生
肠癌风险	显著升高	轻度升高

溃疡性结肠炎

UC 主要表现为结肠表浅、连续性病变,可以仅直肠受累也可累及全结肠。典型的 UC 病理表现为多形核中性粒细胞聚集引起的隐窝脓肿、上皮坏死、水肿、出血及周围组织慢性炎症细胞浸润[15]。瘘管、窦道、脓肿和小肠受累很少见。炎症限于黏膜层,表现为红斑,颗粒不平,脆性增加,伴或不伴有溃疡形成。大部分 UC 患者均经历一个慢性、间断的过程。慢性血便是 UC 最常见的表现[4,15]。其他常见症状包括里急后重和腹痛。与病变限于直肠的患者相比,全结肠炎患者症状更重。一般研究都根据临床评估、内镜及影像学表现及临床评分(Truelove 或者 Whitt 评分)等确定 UC 的治疗目标[3]。轻度 UC 每日大便少于 4 次,无全身症状,红细胞沉降率(血沉,erythematous sedimentation rale,ESR)正常。中度患者每日大便 4 次以上,伴有轻微全身症状。重度患者每日血便 6 次以上,伴有发热、心动过速、贫血等全身表现,或 ESR>30mm/h[14,15]。从治疗角度讲,直肠型 UC 被认为是 UC 的一种独立类型。直肠性 UC 患者偶以便秘为临床表现。UC 复发和缓解很常见,诱导缓解后大于 70% 的活动期患者于 1 年内复发。

克罗恩病

CD 是一种慢性透壁性、不规则肉芽肿性炎性疾病,从口腔至肛门,可累及全消化道。可有不连续的溃疡(故称"跳跃征"),瘘管形成,累及肛周。结肠受累程度不一,但末端回肠最常受累。肠道病变呈节段性,其间存在正常黏膜。

患者通常表现为腹痛、慢性腹泻,常为夜间腹泻[16]。体重下降、低热和疲劳也是常见症状。CD 主要表现为 3 种类型:炎症型、狭窄型和瘘管型。这些表现初步决定了疾病的发展过程和并发症的性质[14]。疾病早期常表现为炎症性疾病。随着结肠持续炎症瘢痕增生,回肠肠腔狭窄进而表现为狭窄或低位狭窄型。瘘管型 CD 的治疗更加困难,且常导致严重的并发症。肠-皮肤瘘和肠-直肠瘘常见,但其他类型,如肠-阴道瘘也可发生。瘘管可导致难以忍受的疼痛,并可导致感染,引发严重的社会心理应激[1,4,14]。一般研究都根据患者临床评估、内镜及影像学表现及克罗恩病活动指数(Crohn's Disease Activity Index,CDAI)评分判断疾病严重程度、复发及诱导缓解,从而确定 CD 治疗目标。确定 CD 的严重程度非常困难,但对于疾病治疗非常重要。美国胃肠病学院的指南将可自由活动能耐受经口进食且无全身毒性表现的患者定义为轻到中度;出现发热、体重减轻、恶心呕吐或显著贫血者为中到重度;难治性患者是指经正规诱导治疗后症状仍持续存在或者出现严重的全身毒性反应的患者[16]。CD 的病程进展变化较多,数年的反复发作之后可能完全缓解。

治疗

IBD 治疗方案要根据病变部位确定。此外需要考虑的是患者共患疾病、对其生活质量的影响、药物治疗依从性、生活方式(例如吸烟)、饮食习惯、患者对疾病的认知程度等因素。治疗目标应该包括:(a)缓解症状(诱导和维持缓解,防止复发);(b)提高生活质量;(c)保证良好的营养状态;(d)降低肿瘤风险;(e)达到黏膜愈合;(f)避免手术或皮质类固醇长期使用[16-18]。大部分 IBD 治疗药物可以同时用于 UC 和 CD(表 24-2)。

表 24-2

炎症性肠病(IBD)的药物治疗[3,12,13,17,19,21,78,79]

药物	适应证	证据等级	推荐强度	剂量	不良反应	备注
柳氮磺吡啶	轻中度 UC 诱导	中	强	见表 24-3	恶心/呕吐、腹泻、头痛、皮疹、体液变色、贫血、肝毒性、胰腺炎、肾毒性、血小板减少	不良反应发生率高,临床应用减少
	轻中度 UC 维持	高	强			
	CD:不推荐	低	弱			
美沙拉嗪	轻中度 UC 诱导	中	强	见表 24-3	恶心/呕吐、腹泻、头痛、腹痛	直肠及远端结肠炎局部用药比口服药物更有效
	轻中度 UC 维持	高	强			
	CD:不推荐	低	弱			
奥沙拉嗪	轻中度 UC 诱导	中	强	见表 24-3	恶心/呕吐、腹泻、头痛、腹痛	
	轻中度 UC 维持	高	强			
	CD:不推荐	低	弱			
巴柳氮	同上	同上	同上	见表 24-3	同上	
皮质类固醇	UC 诱导:各种严重度 CD 诱导:各种严重度	低	强	多种剂量	高血糖、脂代谢紊乱、高血压、感染、骨质疏松、欣快感	需避免长期使用

表 24-2

炎症性肠病(IBD)的药物治疗[3,12,13,17,19,21,78,79]（续）

药物	适应证	证据等级	推荐强度	剂量	不良反应	备注
布地奈德	轻中度 CD 诱导及维持	低	强	每日 9mg，维持可减为每日 6mg	同上，短期不良反应较少	使用 1 年后效用有效，激素依赖者可考虑使用
6-MP/硫唑嘌呤	UC 维持 CD 维持	低	弱	6-MP：1~1.5mg/(kg·d)；AZA：1.5~2.5mg/(kg·d)	恶心/呕吐、腹泻、头痛、皮疹、骨髓抑制、肝损害、胰腺炎、致畸性	用药前常检测 TPMT 多态性；避免与黄嘌呤氧化酶抑制剂同时使用
氨甲喋呤	UC：不推荐 CD 诱导和维持	低	弱	25mg 每周 1 次皮下或肌肉注射诱导治疗，随后 15mg 每周 1 次维持	恶心/呕吐、脱发、口炎、肝损害、胰腺炎、肺纤维化、胸膜炎、致畸性	一般 6-MP/AZA 无效时考虑使用
环孢素	重度 UC 住院患者诱导 CD 不推荐	低	弱	4mg/(kg·d)连续 7 日，后口服	恶心、头痛、高血压、肾脏毒性	住院患者建议静脉用药
英夫利昔	中重度 UC 诱导	中	强	第 0、2 和 6 周 5mg/kg 静脉注射，后每 8 周 1 次	输液反应（急性或迟发性）、呼吸道感染、关节痛、恶性肿瘤、潜在感染激活（结核、乙肝、组织胞浆菌）、可能加重神经肌肉疾病及阻塞性心衰	建议按规定疗程治疗，避免不定期使用，以维持疗效避免迟发性输液反应
	中重度 CD 诱导	中	强			
	CD 维持	高	强			
	CD 瘘管	低	强			
阿达木单抗	中重度 UC 诱导	无	无	第 1 日 160mg 皮下注射，第 14 日 80mg 皮下注射，随后每 2 周 80mg 皮下注射	同上	为预充笔制剂患者可自行注射，常用于英夫利昔单抗无效或不耐受者
	中重度 CD 诱导	中	强			
	CD 维持	高	强			
	CD 瘘管	低	强			
聚乙二醇赛妥珠单抗	中重度 CD 诱导	中	强	第 0、2 和 4 周 40mg，随后每 4 周 1 次	同上	预充注射制剂可自行注射
	CD 维持	高	强			
	CD 瘘管	低	强			
Natalizumab	中重度 CD 诱导	中	弱	300mg 静脉注射每 4 周 1 次	注射部位反应、呼吸道感染、关节痛、潜在感染激活、肝毒性、疱疹性脑炎、脑膜炎、进行性多灶白质脑病	需要在 TOUCH 系统登记，由于进行性多灶白质脑病风险，药物使用收到严格控制
	CD 维持	低	弱			
Vedolizumab	中重度 UC 诱导及维持 中重度 CD 诱导及维持	无	无	第 0、2 和 6 周 300mg，随后每 8 周 1 次	注射部位反应、呼吸道感染、关节痛、潜在感染激活、进行性多灶白质脑病风险	临床研究未发现进行性多灶白质脑病，无需特殊登记系统

AZA，硫唑嘌呤；CD，克罗恩病；6-MP，6-巯基嘌呤；TPMT，巯嘌呤甲基转移酶；UC，溃疡性结肠炎

氨基水杨酸盐

氨基水杨酸盐是有效治疗 IBD 的第一线药物。原型药物是柳氮磺胺吡啶,它由磺胺吡啶(磺胺类抗生素)通过一个偶氮与 5-氨基水杨酸(5-ASA)相连构成。磺胺吡啶作为载体与 5-ASA 结合后可避免其在上消化道即被吸收,到达下消化道后在细菌作用下裂解氨基,释出 5-ASA 作用于结肠。磺胺吡啶全身吸收后引起不良反应,但无任何治疗作用。许多患者由于柳氮磺胺吡啶剂量依赖性不良反应而停药,这些不良反应包括:恶心、呕吐、头痛、脱发、纳差等。其他特发性不良反应还包括过敏性皮疹、溶血性贫血、肝炎、粒细胞缺乏、胰腺炎和男性不育等。此外对磺胺或者水杨酸过敏的患者需避免使用柳氮磺胺吡啶。

为减少全身吸收提高药物释放效果,现已开发了不含磺胺基团的 5-ASA 药物。未发现不同 5-ASA 药物之间存在疗效差异[19-21]。美沙拉嗪有口服和直肠给药制剂。美沙拉嗪栓剂和灌肠剂治疗远端结肠炎的效果显著高于口服美沙拉嗪制剂或者激素灌肠[17,19,22]。5-ASA 口服联合局部给药效果显著优于单一给药方式[22]。美沙拉嗪直肠给药耐受性好,常见不良反应包括:腹痛、肠痉挛和腹部不适。灌肠和栓剂应夜间给药,最好便后使用。最近研究显示美沙拉嗪高剂量用药可提高应答反应[23]。新的 5-ASA 大剂量剂型(如 Lialda)等每日药物数量减少,但是价格较高。5-ASA 药物的不良反应见表 24-2。各种美沙拉嗪制剂之间的比较见表 24-3。

皮质类固醇

皮质类固醇是治疗中重度 IBD 患者急性发作最常用的药物[24]。皮质类固醇的抗炎作用已经非常明确,但其控制 IBD 的具体机制还不十分清楚。相当于 40～60mg 泼尼松的激素是中重度活动期 IBD 患者的一线治疗用药[25]。关于顿服与分次服、持续还是间断应用、静脉注射还是口服给药之间的区别尚无充分的资料证实。静脉注射激素剂量应相当于氢化可的松 300mg/d 或甲泼尼龙 40～60mg/d[25]。

皮质类固醇栓剂、泡沫剂和灌肠液局部用药可以用于直肠合并近端受累但 5-ASA 局部治疗不佳的患者[22]。布地奈德肠衣片已被批准用于治疗 CD。布地奈德局部抗炎活性强,但是系统生物利用度低[26]。Entocort 布地奈德肠衣制剂主要在回肠和升结肠释放。布地奈德短期激素相关不良反应少,长达 1 年使用耐受性良好[27]。与传统激素相比,布地奈德通过细胞色素 P-450-3A4 系统代谢,因此可能存在相关药物相互作用[28]。研究显示对于局限于右半结肠或回肠的轻中度 CD 布地奈德的效果与传统激素相当,因此最新的指南推荐对此类病人使用布地奈德治疗[17,29-31]。

表 24-3

氨基水杨酸类制剂

化学名(商品名)	释放方式	作用部位	用量用法
巴柳氮(Colazal)	细菌分解偶氮键	结肠	2.25g 口服,每日 3 次
美沙拉嗪(Apriso)	pH 为 6 时释放的聚合物基质包衣片	远端回肠、结肠	1.5g 空腹,晨起顿服
美沙拉嗪(Asacol HD)	pH≥7 时释放的 PH 依赖包衣片	远端回肠、结肠	1.6g 口服,每日 3 次
美沙拉嗪(Delzicol)	pH≥7 时释放的 PH 依赖包衣片	远端回肠、结肠	800mg 口服,每日 3 次,餐后 1 小时或 2 小时
美沙拉嗪(Lialda)	多基质(pH 敏感包衣片延迟释放)	远端回肠、结肠	2.4～4.8g 口服,与餐同服
美沙拉嗪(Pentasa)	微球控释	十二指肠、空肠、回肠、结肠	1g 口服,每日 4 次
美沙拉嗪栓(Canasa)	直接局部作用	直肠	1g 纳肛,睡前便后,保留至少 1～3 小时
美沙拉嗪灌肠液(Rowasa)	直接局部作用	降结肠/直肠	4g/60ml 灌肠液纳肛,睡前便后,保留至少 8 小时
奥沙拉嗪(Dipentum)	细菌分解偶氮键	结肠	500mg 口服,每日 3 次,与餐同服
柳氮磺吡啶(Azulfidine)	细菌分解偶氮键	结肠	初始剂量 500mg 口服,每日 2 次;1～2 周内剂量调整至每日 4～6g,分 3～4 次与餐同服

来源:Adapted with permission from Fernandez-Becker NQ, Moss AC. Improving delivery of aminosalicylates in ulcerative colitis:effect on patient outcomes. *Drugs*. 2008;68;1089;Drug Facts and Comparisons 4.0 [on-line] 2015. http://www. wolterskluwercdi. com/facts-comparisons-online/. Accessed August 26,2015.

免疫调节剂

硫唑嘌呤（AZA）和 6-巯基嘌呤（6-MP）常用于治疗激素依赖性 IBD 或维持 IBD 缓解。AZA 转化为 6-MP，后者被嘌呤甲基转移酶（thiopurine methyltransferase，TPMT）代谢为巯嘌呤苷酸，其活性成分抑制嘌呤核苷酸合成和细胞增殖，还能通过抑制自然杀伤细胞活性和细胞毒性 T 细胞功能而调节免疫反应。AZA［2～2.5mg/（kg·d）和 6-MP（1～1.5m/kg·d）］用于对系统激素治疗无反应的活动性 UC 和 CD 的患者。这些药物可用于 UC 和 CD 的维持治疗，且可用于激素依赖患者的"激素替代"[16,17,32]。因为 6-MP 和 AZA 起效时间长，因此常被用于皮质类固醇诱导缓解后的维持治疗。6-MP/AZA 的不良反应包括皮疹、恶心、胰腺炎和腹泻。骨髓抑制，尤其粒细胞减少可能发生较晚，临床医师应在治疗的前 3 个月每月监测血细胞计数，然后每 3 个月复查 1 次。治疗开始前建议检测 TPMT 活性。TPMT 活性低可导致 AZA 和 6-MP 清除下降，从而增加严重骨髓抑制和肝毒性的风险。

甲氨蝶呤（methotrexate，MTX），是一种叶酸拮抗剂，影响 DNA 合成。资料表明，每周 MTX 15～25mg 肌内注射可能对初发或慢性 CD 患者有效。MTX 起效时间和治疗效果与 6-MP 或 AZA 相当[33]。大多数专家和指南建议 MTX 用于 6-MP 或 AZA 不耐受或难治性 CD 患者[17,34]。MTX 不良反应包括口腔炎、粒细胞减少症、恶心、过敏性肺炎、脱发和肝毒性。

环孢素（cyclosporine，CSA）可选择性抑制 T 细胞介导的免疫反应，被用于治疗严重的急性 UC[35]。由于该药物的严重不良反应，CSA 仅被用于激素治疗无效的重度 UC。一项随机对照临床试验证实 CSA2mg/（kg·d）静脉滴注与 4mg/（kg·d）相比疗效相当，应答率 85%[36]。抗肿瘤坏死因子抗体的使用减少了 CSA 在 IBD 的使用。

抗肿瘤坏死因子药物

英夫利昔单抗

英夫利昔单抗是一种与人肿瘤坏死因子（TNF-α）结合并中和其活性的重组嵌合单克隆抗体。英夫利昔用于其他治疗无效的中重度 UC 和 CD 患者的诱导和维持缓解治疗[37,38]。英夫利昔也是对于 CD 瘘管治疗唯一有效的药物。研究显示长期使用可以维持瘘管闭合降低手术概率[39]。一般情况下英夫利昔起效很快，数日即可起效。英夫利昔是一种单抗，可引起免疫相关的一些其不良反应。使用英夫利昔的 CD 患者中 60% 可检出抗抗体，抗抗体可导致输液反应的风险增加，并且治疗效果随时间延长而下降[40,41]。患者可立即发生注射反应如发热、寒战、瘙痒、荨麻疹、心肺症状。感染并发症包括肺炎、蜂窝织炎、脓毒症、胆囊炎。所有的 TNFα 阻断剂都有关于严重感染和恶性肿瘤风险的黑框警告[42]。

其他生物治疗

英夫利昔的成功使科学家们致力开发可抑制肠道促炎症因子或提高抗炎症因子的其他生物治疗药物。目前为止，已经有 4 种药物在美国获批用于治疗中重度 CD，包括人源化抗 α4 整合素抗体 natalizumab、全人源化抗 TNF-α 抗体阿达木单抗 adalimumab、人源化抗 TNF-α Fab 聚乙二醇化抗体赛妥珠单抗（certolizumabpegol）和人源性康 α4-整合素单抗 natalizumab 和 vedolizumab。阿达木单抗被批准用于治疗中重度 UC 和 CD，尤其是对于英夫利昔疗效下降患者更有帮助[43]。赛妥珠单抗和 natalizumab 被批准用于中重度 CD，vedolizumab 单抗被批准用于中重度 UC 和 CD。这些制剂将在案例 24-2 进一步讨论。

生物制剂在 IBD 治疗中的作用目前尚存在争议。多数专家认为英夫利昔单抗仍是一线治疗方案，其他生物制剂宜用于英夫利昔无效或不耐受的二线治疗[44]。

抗生素

感染因素被认为参与可 IBD 发病，因此抗生素可能在 IBD 治疗中有作用[4]。但是多数研究研究显示使用抗生素患者并不能获益，仅发现环丙沙星或甲硝唑对瘘管有效，甲硝唑对 CD 肛周疾病及 CD 术后患者有效[3,45,46]。大量长期应用甲硝唑的常见不良反应包括金属味和周围神经病变。

营养支持治疗

IBD 之所以应用营养治疗是由于饮食中抗原可刺激黏膜免疫反应[4]。肠道休息、全胃肠外营养（total parenteral nutrition，TPN）或全胃肠内营养对活动性 CD 患者有效。要素制剂和肽类肠内营养，似乎与 TPN 同样有效且无相关的并发症，但顺应性差限制了它的应用。此类营养支持治疗通常用于中重度儿童 CD 患者[47,48]。

支持治疗

控制 IBD 的症状对改善患者的生活质量很重要，包括减轻腹痛、控制腹泻。如果梗阻或中毒症状不明显时，洛哌丁胺或苯乙哌啶-阿托品治疗轻度症状有效[49]。症状恶化和严重腹胀提示由于不能迅速排空肠内容物导致的中毒性巨结肠。患者应监测有无铁和维生素 B_{12} 缺乏，尤其是病变广泛或手术切除者。

手术

IBD 手术治疗的适应证包括：药物治疗无效；出现穿孔、梗阻、出血、中毒性巨结肠或瘘管等并发症时；生长发育受阻时；结直肠癌患者[16,17,50]。UC 10 年以上者或直肠活检证实有癌前病变者，可手术以防结肠癌变。CD 患者长需要手术治疗。

溃疡性结肠炎

病理生理及临床表现

案例 24-1

问题 1：A. C. ，24 岁女性，大学生，间断水泻伴腹部绞痛 9 个月，排便后腹痛缓解。入院前 8 周，腹泻增至每日 3～5 次，为不成形大便。1 周前大便渐增至每日 5～10 次，并发现便中带鲜血。现在大便已增至每日 12~15 次,每次的量只有约半小杯,虽然每次排便量少,但她有明显的里急后重。在过去 6 个月她未到美国国外旅行过,未参加露营,也未应用过任何抗生素。她对磺胺过敏,仅偶尔口服非处方类的对乙酰氨基酚治疗头痛和身体其他部位疼痛。

A. C.诉食欲缺乏,体重 2 个月内减轻了 4.5kg。近 4 个月左膝间断肿胀、发热及触痛,无创伤史。无皮疹和视力障碍。系统回顾、个人史、家族史无特殊。

A. C.轻度焦虑疲惫,体形中等。升高 165cm,体重 51kg。体温 37.8℃,脉搏 105 次/min,律齐。体格检查除左膝急性关节炎和左下腹压痛外,无其他阳性体征。

大便检查为水样便,红白细胞满视野,未见滋养体。大便培养和阿米巴间接血凝试验阴性。其他实验室检查结果如下:

红细胞比容(Hct):30%

血红蛋白(Hgb):8.1g/dl

白细胞(WBC)计数:17 500/μl;中性粒细胞(PMNs)82%

ESR:72mm/h

血浆白蛋白:2.8g/dl

谷丙转氨酶(ALT):33U/ml

乙状结肠镜检示,从肛门至全结肠黏膜水肿,以及颗粒不平、质脆及连续的溃疡。A. C.的腹泻最可能是什么原因?有哪些证据?

A. C.的表现是典型新发 UC 表现。通过病史(无出国史、近期野营史、抗生素应用)和大便检查,药物性(假膜性肠炎)和感染性(寄生虫)腹泻可排除。如前所述,UC 是直肠和结肠黏膜层的炎症[1]。其特点是,炎症不会扩散至黏膜下层,透壁性溃疡很少见。检查发现,黏膜质脆,红斑。通过乙状结肠镜及放射影像结果、病变连续分布(而非节段性的)和病变部位(直肠结肠连续性病变)可与 CD 鉴别。

A. C.具有典型的 UC 三联征表现:慢性腹泻、直肠出血和腹痛。腹泻继发于结肠对水和电解质吸收减少,而且延缓肠内容物排空的结肠的节段性收缩减少。患者每日大便的量是判断病变严重程度的良好指标[16]。由于病情恶化,常出现大便失禁和夜间腹泻。大便通常为软便、糊状、成形,含有少量混在一起的黏液和血。由于腹泻导致水电解质吸收不良,可进一步引起脱水,体重下降和电解质紊乱。

A. C.的直肠出血是由于长期结肠黏膜糜烂造成的,常发生于大多数 UC 患者。总的说来,大便中混有鲜血提示出病灶在结肠,血覆于大便表面提示出血在直肠或肛门。UC 导致贫血多是由于直肠出血所致。贫血可表现为失血性贫血或缺铁性贫血,与出血的急性程度有关。像 A. C.的一样,可出现血红蛋白和血细胞比容下降。营养不良可加重慢性炎性疾病导致的低白蛋白血症。

A. C.的腹痛和绞痛是由于结肠炎症刺激肠痉挛引起的。腹痛常伴有里急后重。就像 A. C.那样,每次大便量很少,但排便后腹痛常可缓解。

A. C.的关节炎和 ALT 升高提示 A. C.存在 IBD 的肠外

表现[51]。她的非特异症状(食欲缺乏、疲劳、体重下降、焦虑、心动过速)可随 UC 恶化而加重。发热、白细胞增加、ESR 增快也是炎性疾病的全身表现。补液治疗对于稳定体液平衡和维持良好的肾功能至关重要。根据 A. C.的贫血、心动过速、ESR 升高、每日便血次数等,可认为 A. C.的疾病严重程度为重度。

案例 24-1,问题 2:A. C.的腹泻症状应如何控制?

治疗由溃疡性结肠炎引起的腹泻通常比较困难。对于轻-中度腹泻的患者,使用洛哌丁胺或地芬诺酯这样的止泻药可以有助于减少慢性腹泻的发生。但是,应用上述治疗时,尤其对一些重症患者要有高度的警觉,因为有可能导致中毒性巨结肠,从而危及生命或出现紧急情况。因此,重症 UC 患者最好避免使用止泻药。像欧车前这样的容积性通便药,可能会对溃疡性直肠炎导致的便秘有益[52]。

诱导缓解

皮质类固醇

案例 24-1,问题 3:对于 A. C.,应当使用何种药物诱导缓解?

对于急性、重症溃疡性结肠炎患者,皮质类固醇是最有效的诱导缓解药物。每日最多 60mg 泼尼松可使 45%~90% 的患者临床改善或临床缓解;激素推荐剂量为每日 40~60mg 泼尼松[53]。但是皮质类固醇对于维持缓解没有益处。减少皮质类固醇不良反应的策略是快速的逐渐减量方案,一旦出现临床改善,泼尼松的剂量要每周减 5~10mg,1~2 个月减停。皮质类固醇减量过快,部分患者可出现反弹。静脉给予皮质类固醇也是一种重要的治疗方法,尤其是口服效果差的患者。远端病变的患者可应用氢化可的松灌肠剂,但 5-ASA 局部用药效果更佳。对于爆发性或难治性患者,可考虑使用生物制剂或环孢素[53]。鉴于 A. C.处于孕龄,应首先进行妊娠试验并且考虑妊娠、哺乳等因素选择当前和随后的药物治疗方案[54](见第 49 章)。

案例 24-1,问题 4:医生医嘱对 A. C.应用甲泼尼龙 40mg,静脉注射,每 6 小时 1 次。A. C.的治疗目标是什么?

静脉注射皮质类固醇治疗 A. C.的目的应该是取得快速的治疗反应,表现为大便次数减少、腹痛减轻、体温和心率下降。可初始给予大剂量皮质类固醇以快速缓解,随后逐渐减量以尽量减轻皮质类固醇的不良反应。

营养不良或不能经口进食 7 日以上患者应当接受胃肠外营养,直到能经口进食为止[55]。治疗时间由患者对治疗的反应而定。治疗反应良好的定义为无发热和心动过速、整体状况改善、触诊腹部压痛减轻。腹泻通常缓解,排便在每日 4 次以内。这一阶段,大便很少成型,但是已无肉眼下出血。患者可在此时接受口服泼尼松、5-ASA 类药物及易消化食物的治疗。如果患者在 72 小时内对大剂量皮质类固醇治疗没有反应,患者可能需要英夫利昔单抗或手术治疗。一旦 A. C. 的症状得以控制,治疗方案应该调整为口服激素和出院继续治疗。

口服给药

案例 24-1,问题 5:A. C. 对甲泼尼龙反应良好,无发热,腹痛减轻(0~10 分,评分 4 分),腹泻次数减少。溃疡性结肠炎患者何时需改为口服皮质类固醇治疗?最合适的剂量是多少?

对于轻中度急性溃疡性结肠炎患者,起始治疗采用口服皮质类固醇是有效的[25]。治疗起效无症状加重时需改为口服。中重度 UC 患者,泼尼松 40mg/d 的治疗效果显著优于 20mg/d,但是 60mg/d 不能进一步提高疗效,且不良反应更多。另外,晨起顿服 40mg 泼尼松与等剂量药物分次服用(10mg,每日 4 次)相比,具有相同的效果并且更方便。

尽管皮质类固醇可有效诱导 IBD 患者缓解,但高达 50% 的患者可在 1 年后出现激素抵抗或激素依赖[24]。而且皮质类固醇与其他药物相比黏膜愈合率较低[56]。此外,皮质类固醇的不良反应很多包括高血糖、骨质疏松等,因此不建议长期使用,这些在最新的指南中均有体现[16,17]。

局部给药

案例 24-1,问题 6:若 A. C. 病变限于远端结肠或直肠,如何治疗?是否使用皮质类固醇局部治疗?何时使用其他局部治疗药物?

对于轻中度急性溃疡性结肠炎患者,如果病变局限于远端结肠和直肠,使用 5-ASA 和皮质类固醇局部给药,包括栓剂、泡沫剂及保留灌肠都是有效的[22]。

理论上,使用 5-ASA 和皮质类固醇局部给药可以给病变黏膜部位提供更高的药物浓度,在发挥局部抗炎效果的同时,减少全身的不良反应。但使用皮质类固醇局部治疗直肠和远端结肠病变时也会出现不同程度但是明确的系统吸收(可高达 90%)和肾上腺抑制[57]。因此,局部用药物的疗效可能是系统和局部效应协同产生的。皮质类固醇局部应用时不良反应发生率明显较低,可能与控制轻度急性溃疡性结肠患者病情所需给药量和次数(每日 1~2 次)降低有关。

远端结肠炎和直肠炎患者应尽量选用 5-ASA 的栓剂和灌肠液,因为 5-ASA 制剂局部用药的缓解率优于皮质类固醇,且可有效维持缓解[57]。对于远端溃疡性结肠炎患者,治疗开始可给予 5-ASA 4g,每晚灌肠治疗,治疗 3~4 周后评估疗效。对于急性轻度直肠炎患者,使用 5-ASA 栓剂 1 枚,每日 2 次,持续 3~6 周治疗,通常可使病情获得充分的缓解。在治疗 2~3 周后就可以观察到病情改善,并且治疗应该持续到病情获得完全的缓解。治疗可以逐渐减为每周 2~3 次栓剂或灌肠治疗。对于远端 UC 或直肠型 UC,口服加局部给药效果优于单一用药[22]。

不良反应

案例 24-1,问题 7:对于 A. C. 医师重点需要监测皮质类固醇的哪些不良反应?

皮质类固醇的不良反应及禁忌常常限制此类药物治疗的效果,且绝不可忽视[24]。某些皮质类固醇的不良反应对炎性肠病患者有特殊的重要意义。皮质类固醇的使用可以模拟、掩盖或加重患者症状和并发症。如皮质类固醇可能掩盖肠穿孔、腹膜炎等主要并发症。皮质类固醇其他不良反应包括高血糖症、无血管性坏死、白内障形成和中枢神经系统疾病包括情绪异常、失眠症、精神病和欣快症。

IBD 患者存在骨密度降低的风险,长期使用皮质类固醇或重骨密度降低[58,59]。这一不良反应常被忽视。一项研究显示生物利用度很低的布地奈德也存在同样的不良反应[60]。因此,推荐对皮质类固醇治疗 3 个月以上的 IBD 患者补充钙、维生素 D,也可能需要给二磷酸盐化合物。有家族史的患者(母亲患有骨质疏松),骨质流失风险很高,应给予每周 35mg 阿仑膦酸盐,每日补充 1 500mg 钙剂及 800 国际单位维生素 D。

柳氮磺吡啶和 5-ASA

案例 24-1,问题 8:A. C. 仍对口服泼尼松反应良好,但她的血糖升高至 226~445mg/dl(正常 70~110mg/dl)。医师建议试用其他药物,还可选用何种药物诱导缓解?

柳氮磺胺吡啶疗效确定并较皮质类固醇不良反应少,所以曾被认为是治疗溃疡性结肠炎病情恶化时的首选药物。但是对照试验已经表明:对于严重的急性溃疡性结肠炎患者,皮质类固醇起效要快于单独使用柳氮磺胺吡啶[4]。随着耐受性更好的其他 5-ASA 出现,柳氮磺胺吡啶的应用逐渐减少[21]。此外 A. C. 对磺胺过敏,此类患者需避免使用柳氮磺吡啶。口服 5-ASA 1. 5~4. 8g/d 治疗可使 40%~74% 轻中度溃疡性结肠炎患者病情缓解或者改善。每日剂量大于 2g 时,病情改善率可进一步提高[61,62]。总之,口服 5-ASA 制剂是轻-中度 UC 的一线治疗药物,而皮质类固醇则用于中重度 UC 或 5-ASA 治疗效果欠佳者。鉴于患者 A. C. 症状改善,但激素不良反应严重,因此对该患者改用口服 5-ASA 是比较合理的选择。

维持缓解

美沙拉嗪

案例 24-1,问题 9:A. C. 感觉良好,称"恢复正常"。腹痛消失,每日 2 次成形大便,无血。大部分实验室检查指标恢复正常(ESR 19mm/h,血糖 95mg/dl,白细胞 8 300/μl)。目前,她口服美沙拉嗪 800mg,每日 3 次。A. C. 的病情缓解后,应使用何种药物维持?

对于缓解期 UC 患者，口服 5-ASA 可以明显减少复发[17,19]。服用 12 个月后，5-ASA 组 65%~70% 患者维持缓解[63]。如前所述，病变部位是选择 5-ASA 制剂的重要因素。数据显示在可耐受情况下，高剂量 5-ASA 缓解率更高[20,21]。相反，对于缓解期患者，口服或局部应用皮质类固醇并不能防止复发。

基于这一基本情况，A. C. 患者的美沙拉嗪应该逐渐加量至 4.8g/d，分次口服。若出现复发，可能需口服皮质类固醇药物以达重新缓解。除非出现不可耐受的不良反应，应该一直应用美沙拉嗪进行预防性治疗。尤其是证据显示长期服用美沙拉嗪可以预防结肠癌的发生[63]。

不良反应

案例 24-1，问题 10：作为 UC 维持治疗，C. M. 患者美沙拉嗪已增加至 1.2g，每日 3 次。开始高美沙拉嗪治疗后数日后，A. C. 出现食欲减退，恶心和上腹痛。导致 A. C. 这些症状的可能原因是什么？如何尽量减少这些不良反应？

A. C. 似乎发生了美沙拉嗪不良反应。尽管美沙拉嗪耐受性良好，仍有 10%~45% 的患者发生美沙拉嗪不良反应。多数美沙拉嗪不良反应与剂量有关，且在开始服药早期即可出现。

要避免剂量相关的不良反应，可以让患者从低剂量起始（1~2g/d），然后逐渐加量至耐受的治疗剂量（2.4~4.8g/d）[62]。如果剂量相关不良反应发生，患者应先停药直至症状消失，然后再从低剂量开始服用。A. C. 的症状可能与药

物剂量有关。因此需要减量或暂停用药。如果可耐受，可继续逐渐加量至所需剂量。也可换用其他药物，维持疾病缓解，如免疫抑制剂等。UC 治疗的策略见图 24-1。

免疫抑制剂和生物制剂

案例 24-1，问题 11：A. C. 的美沙拉嗪减量至 800mg，每日 3 次。2 周后，A. C. 仍诉呕心、腹泻和头痛，以至于导致她错过上课或请假不能正常兼职工作。客观指标上，她过去 1 周内因食欲减退和恶心体重减轻 5kg（现体重 46kg）。此时，应考虑哪些其他治疗方法。

一些试验证实 AZA 和 6-MP 可以用于系统激素治疗无效的活动性溃疡性结肠炎患者[64,65]，此类药物实际治疗效果还存在争议。尽管这些药物更多的用于 CD 患者，但其也可用于 UC 的维持病情缓解治疗（见案例 24-2，问题 3）。

美国已批准英夫利昔、阿达木单抗和 vedolizumab 用于治疗其他药物治疗无效的中重度 UC 患者，可用于诱导和维持缓解治疗。但是此类药物价格昂贵，存在不良反应，因此此类药物应用于其他治疗无效的重症患者。

环孢素 A（CSA）也可用于治疗活动性 UC。一项回顾性研究显示 CSA 的应答率在治疗 2 年后仍可达 50%[65]。CSA 与很多药物都有相互作用，并且有许多不良反应。高血压、牙龈增生、多毛症、肢体感觉异常、震颤、头痛及电解质失衡和肾毒性都很常见。A. C. 患者合理的选择是 AZA115mg/d[大约 2.5mg/（kg·d）]。可每月监测白细胞计数和肝功，并定期评价有无胰腺炎的症状和体征[66]。

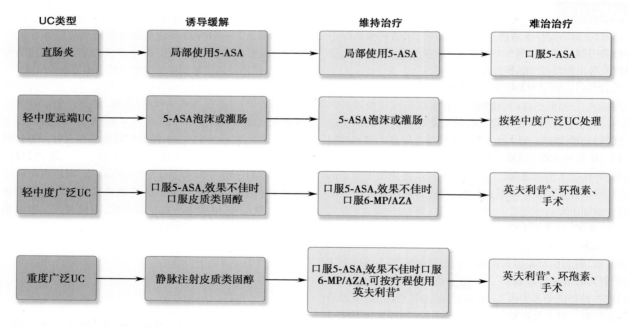

图 24-1 溃疡性结肠炎（UC）治疗流程图。[a] 对于 UC，阿达木单抗可替代英夫利昔。（来源：Bernstein CN et al. World Gastroenterology Organization Practice Guidelines for the diagnosis and management of IBD in 2010. *Inflamm Bowel Dis*. 2010；16：112；Carter MJ et al. Guidelines for the management of inflammatory bowel disease in adults. *Gut*. 2004；53（Suppl 5）：V1；Kornbluth A et al. Ulcerative colitis practice guidelines in adults：American College of Gastroenterology，Practice Parameters Committee. *Am J Gastroenterol*. 2010；105：501. ）

IBD 患者疫苗接种

案例 24-1,问题 12：A.C. UC 急性发作已经过去一年。她现在服用 AZA 2.5mg/(kg·d)。今天她到医师这里进行年度体检。她对在年度流感疫苗和网上看到的肺炎球菌疫苗进行了咨询。医师不确定她是否适合接种这些疫苗。A.C. 是否可以接种这些疫苗？如果可以，她可以接种哪些疫苗？

免疫调节剂和生物制剂目前是 IBD 治疗的主要药物。但两类药物的一个重要的不良反应就是感染并发症。如前所述，有报道显示使用 AZA 和英夫利昔可导致严重甚至致命的感染[42]。其中一些感染可通过疫苗接种预防[67]。不幸的是，数据显示 IBD 患者疫苗接种存在明显不足[68]。指南推荐 IBD 患者进行常规免疫接种（详见第64章）；如果患者既往无水痘病史，应检测水痘抗体，如果血清学阴性，应进行水痘疫苗接种。A.C. 等接受 AZA 治疗的患者应避免接种活病毒疫苗[68]。就 A.C. 而言，她应该接种季节性流感疫苗、23 价肺炎球菌多糖疫苗及乙肝疫苗。许多 IBD 患者是人类乳头瘤病毒疫苗的适宜人群，且宫颈刮片异常的发病率增加，因此接种人类乳头瘤病毒疫苗是合理的[69]。

克罗恩病

病理生理及临床表现

案例 24-2

问题 1：C.J.，30 岁，男性，既往体健。18 日以前开始出现右下腹痉挛性疼痛伴稀便（每日 4～5 次）。腹痛初为阵发性，进食后加重，排便后稍有减轻，患者发病期间有厌食症状，体重减轻 4.5kg，无视力改变，无关节痛及皮疹。无近期国外旅游史及服用抗生素史。

体格检查除带脂滴软便或水样便、潜血试验阳性外，无其他阳性体征。右下腹压痛。生命体征体温 37.8℃，脉搏 100 次/min，血压 135/75mmHg。升高 180cm，体重 80kg。主要的实验室检查包括：

HCT：28%

Hgb：9g/L

WBC：14.0×10^9/L

ESR：60mm/h

乙状结肠镜及直肠活检阴性，便培养、难辨梭状芽孢杆菌毒素检测及滋养体检测阴性；钡灌肠显示回盲瓣水肿，回肠末端黏膜可见一不规则结节。结肠镜显示末端节段性鹅卵石样改变，中间黏膜正常。C.J. 的哪些体征、症状及实验室检查与 CD 有关？请描述一下 C.J. 的临床表现的病理生理基础。

同其他的 CD 患者一样，C.J. 有典型的三联症状：腹痛、腹泻和体重减轻[11]。他发作最频繁的右下腹痛症状，

继发于回盲部炎症。腹泻也是一个特征性的症状，与 UC 不同，CD 患者的大便多为部分成形便，大量出血并不多见。如病变仅局限在结肠，则其腹泻的性状可能与 UC 患者相同。如病变像 C.J. 一样局限在回肠，则会出现中度腹泻（每日 4～6 次）。如回盲部病变严重，则可能会导致胆盐吸收障碍，引起脂肪泻。长期 CD 患者可因食欲减退和吸收不良导致明显的体重减轻。此外 CD 患者与对照相比，维生素 B_{12}、维生素 D 等维生素缺乏也更常见[70]。

CD 患者，特别是那些结肠受累的患者，可出现结肠出血，但它不如 UC 患者那么常见。若病变局限在小肠，则可有慢性失血，导致大便潜血试验阳性，并最终引起缺铁性贫血。大量出血常是 CD 患者后期出现并发症所致，多是由于溃疡穿透黏膜、侵及大血管所致。

C.J. 白细胞增多，ESR 升高，都说明 CD 同 UC 一样是一种系统性疾病。其肠外表现如关节炎、肝病、皮疹，在 CD 患者中出现的概率与 UC 患者相同。但一些肠外表现似乎在 UC 中更常见（如原发性胆汁性肝硬化），另一些则在 CD 中更常见（如脓皮病）[71]。

多数 CD 患者都会有反复发作性腹痛、腹泻，并且发作期逐渐延长而缓解期逐渐缩短。虽然总的来说，CD 病程在不断地进展，但仍有 10% 的患者在几次急性发作后可基本无症状[72]。另有些患者一直到瘘管形成等晚期合并症出现前的数年内都只有低热症状。CD 也可进展迅速。

诱导缓解

案例 24-2,问题 2：用什么方法可以诱导缓解 C.J. 病情呢？

因 CD 患者病程不一，故其治疗需个体化，其发病部位也是决定治疗方法的重要因素。许多研究在评估急性有症状 CD 的治疗效果时都忽略了这一点，因此其结果很难评价或比较。

皮质类固醇

皮质类固醇是治疗急性症状性 CD 应用最广泛的药物[16,24]。一篇系统性综述证实了皮质类固醇在诱导缓解中的价值[56]。一些里程碑式的临床研究表明约有 60%～80% 活动性 CD 患者对皮质类固醇治疗有应答[24]。这些药物似乎在回肠和回结肠疾病中尤其有效，可诱导中-重度 CD 患者病情缓解。目前 CD 指南也推荐使用布地奈德治疗活动性轻中度回结肠型 CD[16]。

5-ASA

尽管既往 5-ASA 被广泛用于轻中度 CD 患者，现有证据及专家意见认为 5-ASA 在 CD 中的作用有限。大型的 meta 分析比较了 5-ASA 和安慰剂的疗效，结果显示 5-ASA 对 CD 患者益处甚微，可能不具有临床意义[73]。

其他诱导药物

AZA、6-MP 和 MTX 等免疫调节剂需要数周或数月才能

起效,因此一般不单独用于治疗活动性 CD。英夫利昔对于活动性和静止期 CD 均有效[74],起效快,可单独应用。最近一项标志性研究显示联合 AZA 或单独使用英夫利昔与中重度 CD 患者无激素临床缓解及黏膜愈合密切相关[31,74]。一些新的药物也被批准用于 CD 治疗。临床研究显示阿达木单抗与英夫利昔单抗效果相当。由于两者都是强效的 TNF-α 阻断剂,因此两者的安全性和不良反应均相似[40]。此类药物也可有效治疗瘘管性 CD[75]。阿达木单抗的优势在于患者可以自行皮下注射治疗。赛妥珠单抗只含与聚乙二醇交联的 TNF-α 抗体受体,可延长体内药物作用时间,目前仅获批用于诱导和维持 CD 缓解[76]。此产品有预充注射剂型供患者自行用药。临床试验报道的感染等不良反应与其他 TNF-α 阻断剂相当。两项随机对照临床试验显示 natalizumab 对于诱导和维持中重度 CD 患者有益,但可增加进行性多灶性脑白质病(progressive multifocal leukoencephalopathy,PML)的风险,可能发生致死性的不良反应[77]。因此 natalizumab 应作为最终药物尝试使用。此外,患者需要在强制性患者等级系统(TOUCH)内注册登记才能使用,且需要避免同时接受免疫抑制治疗[78]。2014 年 vedolizumab 被批准用于 TNF-α 治疗失败的中重度 UC 或 CD 患者的诱导和维持缓解治疗。此药物的临床试验未发现有 PML 的不良反应时间,不需要严格的药物登记系统注册就可应用[79]。

医师需要权衡早期使用生物制剂的风险、费用及患者长缓解及避免手术的收益。另外需要注意的是有报道显示青年男性长期使用 AZA 和 6-MP(联合或不联合 IFX)通常可导致致命性的肝脾 T 细胞淋巴瘤[80]。CD 治疗的策略图见图 24-2。

维持缓解

案例 24-2,问题 3:经 4 周 40mg/d 泼尼松治疗后 C. J. 的症状已减少,每日排 1~2 次成形大便,食欲增加,体重增长,腹痛、腹部压痛消失,体温正常。此时还要继续使用泼尼松吗?有什么药物对 CD 缓解后的维持治疗有效?

皮质类固醇

当泼尼松诱导 CD 缓解后,就应逐渐减少其用量[16]。减量原则通常是缓慢减量(每周减 5%~10%),数周至数月完成。一些研究证明皮质类固醇对 CD 维持缓解无效,而继续治疗许多患者依旧处于活动期。但是,一部分(25%)CD 患者需长期服用皮质类固醇预防症状复发,称为激素依赖[81]。考虑到皮质类固醇长期应用的不良反应,许多临床医师尝试应用其他用药来维持缓解。

6-MP 或 AZA

6-MP 和 AZA 在 CD 维持缓解中至关重要,尤其是对于激素替代疗法。最新的指南推荐对于多数反复发作性 CD 患者(无论病变部位)及严重患者和激素依赖患者均使用

6-MP 或 AZA。在对患者密切监控的情况下,使用 6-MP 和 AZA 是相对安全的,患者受益大于风险。6-MP 和 AZA 都是 CD 患者维持缓解的一线免疫调节剂。如果此类药物无效或者不耐受,可选用 MTX 或英夫利昔维持缓解[15]。早期使用生物制剂的降阶梯疗法仍有争议[81-83]。最新的研究结果使临床专家更倾向于对高危的中重度 CD 患者初始即使用生物制剂治疗,而不是等其他药物无效后再使用生物制剂[3,21,74]。一些专家认为应对于反复发作性 CD,尤其是合并瘘管的 CD 患者早期使用英夫利昔。

总之,C. J. 应如上所说泼尼松逐渐减量,尽可能停用皮质类固醇。激素减量开始后,C. J. 应开始服用 6-MP 120mg[大约 1.5mg/(kg·d)]或 AZA200mg[约 2.5mg/(kg·d)]。由于此类药物起效时间长(通常 3~6 个月)。C. J. 患者应定期监测白细胞计数并警惕重症感染(如发热、咽喉痛或寒战)和胰腺炎(如严重上腹痛和恶心)的症状和迹象。

不良反应

案例 24-2,问题 4:在 C. J. 泼尼松开始逐渐减量(现用量为 10mg/d)并服用 AZA6 周后,进行常规实验室检查,白细胞计数为 1 800/μl,中性粒细胞绝对值 1 100/μl。他无发热且无不适,体检无任何感染征象。为什么他白细胞减少?如何治疗?

6-MP 和 AZA 药物不良反应监测

AZA 是前体药物,在肝内转化为活性成分 6-MP。6-MP 再经黄嘌呤氧化酶,次黄嘌呤-鸟嘌呤-磷酸核糖转移酶或硫代嘌呤-S-甲基转移酶(TPMT)代谢。基因多态性决定了 TPMT 的活性。约 90% 的白人 TPMT 活性高,但其他人种 TPMT 活性居中或 TPMT 活性低[83,84]。这些人易发生 6-MP/AZA 导致的骨髓抑制,这是因为低 TPMT 活性导致了这些复合酶的代谢分流到其他酶的代谢途径上。6-硫嘌呤副产物的蓄积与白细胞的减少有关。近来已开展了 TPMT 活性的药物遗传学检测,且有效指导 AZA 或 6-MP 治疗,能降低骨髓抑制的发生率[85]。CD 的指南指出目前尚无随机对照临床试验比较药物基因组学指导的 6-MP 或 AZA 剂量与常规剂量在治疗 CD 中的差异。但是美国 FDA 推荐在用药之前进行药物遗传学检测[85]。此外有一些回顾性的研究评估了检测 6-MP 和 AZA 代谢产物的临床应用价值[86]。尽管有专家根据这些研究的数据提出了代谢产物需要的治疗浓度[如 6-硫鸟嘌呤的最佳浓度为 250~400pmol/(8×10^8 个红细胞)],但 CD 指南并不推荐常规检测代谢产物浓度[16]。这些检测的作用还有待进一步确定,此领域的数据会越来越多。

如果患者像 C. J. 一样出现白细胞减少,首先需要停用 AZA 药物。多数情况下数日或数周后,白细胞就会恢复正常。在极端情况下需考虑使用粒细胞集落刺激因子。C. J. 需要监测感染的症状和体征,暂停 AZA,并且密切监测 WBC 计数,可能需要每日 1 次,直至白细胞计数大于 3 000/μl。

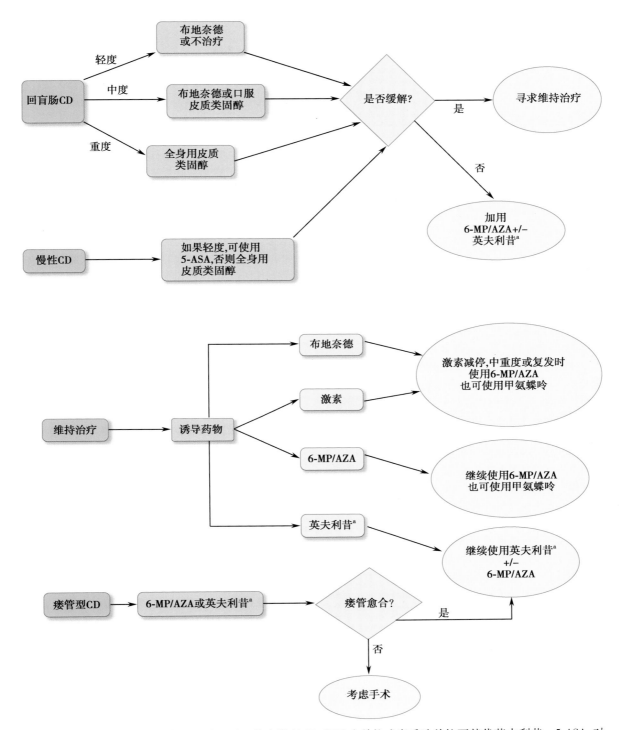

图 24-2　克罗恩病(CD)治疗流程图。[a] 对于非瘘管型 CD,阿达木单抗或赛妥珠单抗可替代英夫利昔。5-ASA,对氨基水杨酸钠;6-MP,6-巯基嘌呤;AZA,硫唑嘌呤

其他药物

案例 24-2,问题 5：2 周后 C. J. 白细胞计数恢复至正常。遗憾的是,他的 CD 症状复发;尤其是在过去 5 日里开始腹痛,腹泻次数增加。需用其他何种药物保持缓解状态?

还有一些其他免疫抑制剂可用于 CD 治疗。甲氨蝶呤(MTX)可诱和维持难治性患者缓解状态。口服 15mg/周甲氨蝶呤或肌肉/皮下注射 25mg/周可使约 40% 活动期 CD 患者临床症状改善或减少皮质类固醇剂量[87,88]。目前指南推荐对 6-MP/AZA 治疗失效或不耐受的患者才使用 MTX。一些专家认为 MTX 治疗 CD 效果不如 6-MP/AZA,但至今无两者相比较的研究。鉴于本患者明确 AZA 治疗失败,患

者可短期使用激素（泼尼松 40mg/d,6~8 周减停）联合 MTX 25mg/w。MTX 治疗开始后,患者需每日服用叶酸 1mg。MTX 抑制二氢叶酸还原酶,导致叶酸储备耗竭。此外,也可考虑生物制剂治疗。

甲硝唑

> **案例 24-2,问题 6:** C. J. 最近这次病情加重后出现了肠-皮肤瘘,尝试了各种药物治疗方法,但都毫无作用。其他可选择的方法是什么?
>
> 最近指南认为抗生素在维持 CD 缓解方面无明显效果,但是对合并瘘管或脓肿的患者有益。甲硝唑治疗最常见的不良反应是味觉异常或外周神经病变。

英夫利昔

英夫利昔已被证实是 CD 治疗的有效药物,尤其是对于 CD 瘘管。但是在开始治疗之前,应与患者良好的共同沟通此药物可能存在的问题。尽管该药物在 CD 治疗中可能具有药物经济学优势[90],但是价格仍然很高（每年 15 000 美金）。英夫利昔尤其对瘘管有良好的疗效,可避免手术[89]。使用英夫利昔可导致急性或迟发型过敏反应,有时会危及生命。一些医师在静脉滴注英夫利昔之前给患者服用苯海拉明、乙酰氨基酚或者皮质类固醇。但是最有效的方法是缓慢滴注并且在滴注过程中密切监测患者生命体征,一旦不良反应发生,立即停止药物滴注。常见不良反应包括头痛、面部潮红、瘙痒和头昏,过敏样反应少见。同样重要的是一些接受英夫利昔单抗治疗的患者可产生人抗嵌合体抗体（human anti-chimeric antibodies,HACA）,导致药物疗效下降或发生免疫相关不良反应。

重度活动性感染的患者应避免使用英夫利昔单抗。因为有报道英夫利昔单抗可使结核病复发,所有患者在接受治疗前必须行结核菌素皮肤试验以排除结核病。如果结核菌素试验阴性,且 C. J. 没有其他禁忌证,可以考虑英夫利昔单抗治疗。如发现潜伏结核,即使患者仍有疾病活动的风险,需要在使用英夫利昔之前进行抗结核治疗[91,92]。此外,鉴于报道显示英夫利昔可激活乙型肝炎或丙型肝炎,患者也应在使用英夫利昔前进行乙肝和丙肝筛查[66]。现有的关于英夫利昔等肿瘤坏死因子阻断剂与肿瘤的关系证据尚存在争议[93]。目前认为 TNF 阻断剂确实轻度增加淋巴瘤的风险。尽管如此,患者使用此类药物可显著增加有质量生存期[94]。临床医师面临的另外一个问题是长期使用后,TNF 阻断剂的疗效会下降。这可发生在使用药物数月到数年后。常用的此类药物重新起效的方法是将剂量提高至 10mg/kg 或者改用其他 TNF 阻断剂。此策略的成功率不一,且常显著增加费用[40]。最近的一篇文章对药物失效的机制进行了研究[41]。此研究检测了 155 例接受英夫利昔治疗患者血清药物谷浓度和血清抗抗体水平,结果提示对血清谷浓度降低患者提高剂量可提高疗效,而对于产生抗抗体的患者需换用其他药物。可常规检测这些标志物评估药物反应,但若得到指南推荐仍需更多数据支持。

CD 手术治疗

> **案例 24-2,问题 7:** 给予 C. J. 英夫利昔单抗 400mg/8 周后,患者症状消失。然而 2 年后,C. J. 因急性进展性右下腹痛伴腹胀、肠蠕动减少、呕吐 24 小时余入院。放射检查示回肠末段小肠梗阻。这时有手术指征吗?

CD 单纯使用药物治疗常常是不够的,约有 78% 的 CD 患者在出现症状 20 年内要行手术治疗[4]。与 UC 相比较,CD 患者手术切除病变肠管并没有治愈作用。CD 在广泛肠切除后仍可复发[72]。不同研究证实,CD 患者手术后累积复发率高达 80%。这与手术方式及病变部位有关。因此,反复的手术及其伴随的危险将伴随 CD 患者一生。特发性吸收障碍综合征的发生与手术部位及切除肠管的长短有关（如末段回肠切除后造成的维生素 B_{12} 吸收障碍）。如果患者需行回肠造瘘,他将必须进行一系列的心理调整。所以,要尽可能避免手术治疗,只有在各种治疗后无效,出现特殊合并症时才对患者进行手术治疗。

肠易激综合征

肠易激综合征（irritable bowel syndrome,IBS）是促使患者就医最常见的慢性功能紊乱性疾病之一,是西方国家严重的经济学及健康学问题。迄今为止,对此病的病理生理学和病因学知之甚少。实际上学术界关于 IBS 是一种独立的疾病,还是众多慢性消化道功能疾病的表现存在一些争论。然而,有关 IBS 的研究有了很大的进展,尤其是肠神经系统在其发病中的作用。从而使新的药物治疗方法出现在 IBS 患者面前。

IBS 被定义为"一种常见的以腹痛、腹部不适伴排便习惯改变为特征的功能性肠病"[95]。据报道,西方国家 IBS 的发病率为 3%~20%[96]。它是胃肠病学家和初级保健医师最常见到的功能疾病[97]。在这几年中,IBS 的诊断标准几经变化,因此 IBS 的发病率也报道不一。在大多数的 IBS 流行病调查研究中都证明女性发病率高,女:男约 3:1[96]。一些研究证实白种人发病率高,而其他研究未发现此规律。许多 IBS 患者从不就医,而另一些就医患者则会频繁就医[98]。

这些患者中有很多同时患有其他功能性疾病如纤维肌痛、间质性膀胱炎和精神性疾病,如严重抑郁和泛化性焦虑症。据估计美国每年直接和间接消耗于 IBS 的资金有 330 亿美元[99]。

病理生理学

虽然 IBS 的病因还不完全清楚,但有一些理论解释疾病的基础病理生理学。以前,IBS 的病因被认为是精神疾病或心身疾病。许多 IBS 患者同时伴有精神心理疾病,这也部分证实了以上观点。目前认为,心理应激可加重 IBS,但不是 IBS 的独立病因[100]。IBS 患者对结肠刺激等有内脏高敏感性。虽然伴随的焦虑和高度警觉无疑在发病过程中起作用,但这些患者对内脏刺激的反应导致腹痛,而非 IBS

患者则无症状。内脏高敏感性病因学是 IBS 研究的热点。有理论认为由于局部缺血或感染使胃肠道原本非活动性的伤害性感受器活化而导致了 IBS 患者腹痛增加[100]。其他专家提出脊髓背侧角神经元兴奋性增加导致了胃肠道的痛觉过敏。从脊髓背侧角发出的上行信号处理异常可能是 IBS 患者痛阈降低的原因。研究也表明神经递质的异常可引起 IBS 的症状。其中尤其值得注意的是 5-羟色胺（5-HT）在病因中所起的作用。人体 95% 以上的 5-HT 位于消化道，存储于许多细胞中，如肠色素细胞、神经元和平滑肌细胞。当 5-HT 释放时可触发胃肠道平滑肌收缩和舒张，同时调节胃肠道感觉功能[101]。不同的 5-HT 受体亚型可能导致不同效应。一项研究发现 IBS 患者直肠活检标本中 5-HT 信号通路异常，此发现支持 IBS 患者神经递质异常的理论[102]。胃肠道主要的 5-HT 亚型是 5-HT3 和 5-HT4。一些资料表明 IBS 患者肠道内 5-HT 水平要高于对照者[103]。因此，这些递质的受体成为 IBS 药物治疗的靶向。

另外这一种 IBS 的病理学机制为结肠动力异常。腹泻、便秘和腹胀是 IBS 常见症状。IBS 患者通常分为腹泻为主型或便秘为主型[95]。约一半的 IBS 患者餐后症状加重，腹泻为主型 IBS（diarrhea-predominant IBS，DP-IBS）患者对餐后胆囊收缩素反应增强，导致结肠推进力增加[104]。便秘为主型 IBS（constipation-predominanl IBS，CP-IBS）患者餐后结肠推进减少。以腹胀为首发症状的 IBS 患者可能由于碳水化合物发酵产气所致[105]。有研究尝试研究小肠细菌过长（导致产气增加和腹痛腹胀）与 IBS 的关系。

病因学

IBS 发病机制虽有一些理论得到共识，但其发病机制尚不清楚。一些研究者认为与感染有关的消化道黏膜炎症可能是发生 IBS 的触发因素[98]。研究显示近期有感染性胃肠炎患者中有近 30% 出现 IBS 症状，使感染因素在 IBS 发病中的作用得到认可[106]。最近的研究显示部分 IBS 患者存在小肠细菌过长[107]。正确诊断此类患者是非常重要的，因为此类患者可以通过使用抗生素治愈。身体虐待及性虐待史与 IBS 的关系也存在争议[108]。大多数 IBS 患者在情感和心理应激下症状会加重，这不足为奇，因为相同应激因素同样影响非 IBS 患者胃肠功能[109]。IBS 患者出现家族聚集提示遗传和环境因素可能在 IBS 的发病机制发挥作用[110]。此外食物不耐受（如乳糖不耐受）也可能在 IBS 发病中起一定作用，或被误诊为 IBS。

诊断

IBS 诊断比较棘手的一点是其缺乏疾病特异的生化或体格检查标志物。缺乏客观诊断标准使人们更认为 IBS 是一种心理或身心疾病。很多 IBS 患者对疾病的诊断和治疗是比较失望的[111]。患者倾向于进行很多昂贵的实验室或影像学检查以排除其他疾病，但是目前的指南建议对于不超过 50 岁且不存在报警症状的患者不需要进行过多的检查。报警症状包括：

- 腹部隐痛或绞痛，排便后不缓解
- 疲劳
- 直肠出血

- 缺铁性贫血
- 体重减轻（明显减轻或不明原因减轻）
- 发热
- 40 岁以后发病
- IBD 或结肠癌家族史
- 夜间症状（腹痛、交通，患者被疼痛唤醒）[112]

如果出现报警症状或常规检查异常（如甲状腺异常），需要进一步转诊或检查。尽管目前有很多以症状为基础的诊断标准，如罗马标准和 Manning 标准，但是这些标准均未在 IBS 进行验证，其排除或确诊的 IBS 的作用还存在争议[113]。因此，以往指南更切合实际的将 IBS 定义为腹痛或腹部不适伴随排便习惯改变，并常超过 3 个月，且无其他报警症状[114]。诊断 IBS 后应将患者进一步区分为腹泻性（IBS-D）、便秘型（IBS-C）、腹泻便秘混合型（IBS-M）或未定义型（IBD-U）[115]。IBS 患者症状常不固定不变，可在不同类型间相互转换。一些患者可能需要进行小肠细菌过长或乳糜泻检测，但不常规推荐。由于目前 IBS 无治愈方法，区分患者亚型有助于制定基于症状的治疗方法。根据图 24-3 所示策略，医师多数情况下可对患者的症状做出有效的治疗。

目前 IBS 的自然病程数据有限，一般认为 IBS 是一种良性疾病，预后良好[116]。患者的症状常时重时轻，有些患者症状则可自行消失。

治疗

患者教育

案例 24-3

问题 1：V. H. ,33 岁女性，腹痛严重（1~10 分，评分 6 分），腹胀，每 3 日排坚硬球状大便。症状持续了 6 个月。V. H. 注意到通常在饱餐后出现症状，过去有焦虑病史。目前服用药物包括屈螺酮和炔雌醇。患者兄弟患有抑郁症，其余成员身体健康。她在社交场合饮酒，不吸烟或吸毒。V. H. 怀疑她的症状是癌症所致。临床医师应如何应对 V. H. 的疑问？

临床医师必须确定患者症状是真实的。良好的医患关系对于提高患者满意度，坚持治疗和减轻症状非常重要[117]。医生需向患者细心解释 IBS 预后。很多患者担心其症状是由于严重疾病如癌症引起的。对患者进行宣教和劝慰对于减轻患者的恐惧并建立该病是一种良性疾病的信心是非常重要的。在治疗计划中起始阶段即让患者参与对于其接受疾病，避免乱投医至关重要。有些患者可能出现"躯体化"的现象。躯体化是指患者的心理应激在躯体上表现出不适，在一定程度上决定了 IBS 患者就医的频率[118]。患者宣教及一些心理学技巧可减少患者躯体化，但是目前的数据还相当有限[119]。医生需要强化 IBS 不都是患者"脑子里的问题"的观念。但是，发现其他合并症或明确身体虐待或性虐待史（和可能存在的创伤后应激综合征）有助于成功治疗 IBS[116]。因此，IBS 患者的治疗计划应该包括如上所述的交互性患者教育内容，以获得患者信任。

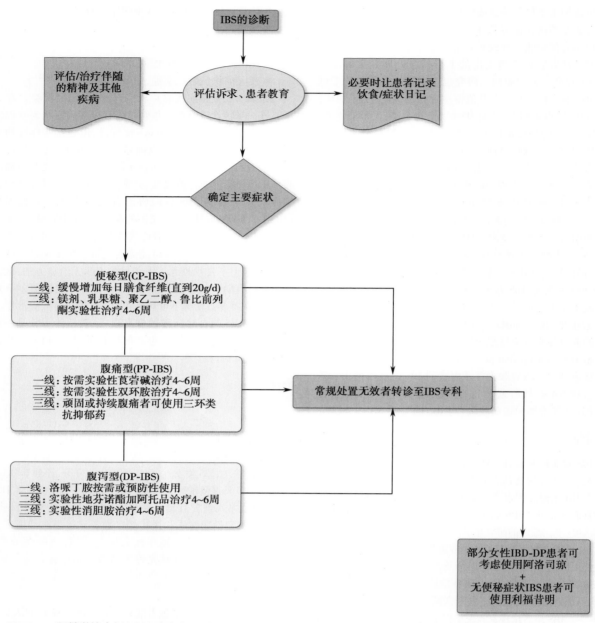

图 24-3 肠易激综合征(IBS)治疗流程图。(American College of Gastroenterology Task Force on Irritable Bowel Syndrome et al. An evidence-based position statement on the management of irritable bowel syndrome. *Am J Gastroenterol*. 2009;104(Suppl 1): S1;Pimentel M et al. Rifaximin therapy for patients with irritable bowel syndrome without constipation. *N Engl J Med*. 2011; 364:22.)

饮食和益生菌

食物不耐受可能引起与 IBS 相似的症状。乳糖不耐受患者进食奶制品后可出现腹痛、腹胀和腹泻。饮食和症状记录可以发现不耐受的食物,避免食用此类食物是有效治疗方法之一。但是,大多数 IBS 患者很难遵从饮食禁忌或者不能达到显著缓解。

无麸质饮食去除了各种麦类及谷类和加工食品中的麸质;低 FODMAP 饮食去除了如发酵性寡糖、双糖、单糖、多元醇等短链碳水化合物;此类化合物不能被 IBS 患者吸收,从而导致细菌发酵、肠道产气[120,121]。最新的指南认为无麸质饮食和低 FODMAP 可能有助于 IBS 治疗,但其在 IBS 的作用尚存在争议[114]。指南也同样认为目前没有足够的证据推荐益生元和合生元。尽管目前没有研究比较不同种类益生菌的差异,但益生菌却被证实可减轻腹胀或胀气[114]。

便秘型 IBS 患者增加膳食纤维可改善症状。最近的一项临床研究显示与安慰剂对照相比,车前子治疗 3 个月可显著改善便秘型 IBS 患者的症状[122]。麸质等不溶性纤维可以加重腹胀、绞痛和胀气[114]。需要告知患者大剂量的膳食纤维可导致腹部胀气和腹胀,目前仍缺乏 IBS 患者使用膳食纤维的客观性长期获益的证据。

应该鼓励 V. H. 记录每日食谱以确定是否有乳糖不耐受。目前尚无充分证据对 IBS 患者推荐无麸质饮食或低 FODMAP 饮食。她可以考虑服用益生菌,但是哪种益生菌更好尚无证据。如果选择纤维素治疗便秘,她应该服用可溶性纤维如欧车前,而不适麸质纤维,以避免腹部胀气及腹胀。

便秘型 IBS 患者的药物治疗

膳食纤维治疗失败的便秘型 IBS 患者可使用其他的缓泻剂缓解症状。此类药物包括:镁盐、乳果糖、番泻叶和不含电解质的聚乙二醇等。聚乙二醇可增加青年便秘型 IBS 患者的排便次数,但对于腹痛或腹胀无明显效果[123]。目前很少有设计良好的研究缓泻剂在 IBS 中作用的临床研究。此类药物一般耐受性良好,但偶尔可引起腹胀。渗透性通便药其他的不良反应包括腹泻、味觉障碍和高镁血症(尤其是肾脏损害患者)。虽然缓泻剂可缓解便秘,但对于腹痛无效。因此很多患者仍需要其他药物治疗。

替加色罗

刺激 5-HT4 受体可加速肠道运动,被用于 IBS-C 的治疗。首个此类药物替加色罗最早被美国 FDA 批准用于女性 IBS-C。替加色罗是 5-HT4 的受体的部分激动剂,被用于治疗女性超过 3 个月以上的 IBS-C[124]。临床研究显示该药物可改善症状,尽管作用比较微弱。但随后 FDA 分析显示该药物可增加心梗、中风及不稳定心绞痛的风险。2008 年 4 月,药品生产商停产此药并退出市场。

鲁比前列酮

鲁比前列酮是氯离子通道(CIC-2 通道)激活剂,可增加肠道液体分泌,发挥缓泻作用。美国 FDA 批准该药治疗 18 岁以上的女性 IBS-C 患者。此药物有多种胃肠道作用,可增加小肠及大肠的传输时间,降低胃排空[125]。鲁比前列

酮的治疗 IBS-C 剂量是 8μg 口服,每日 2 次。低于其治疗特发性慢性便秘的剂量。机械性肠梗阻是鲁比前列酮的禁忌证[126]。最近两项比较鲁比前列酮和安慰剂治疗女性便秘型 IBS 的临床研究显示,鲁比前列酮对于改善患者对便秘的总体感觉有微弱的作用(17.9% vs 10.1,$P = 0.001$)[127]。鲁比前列酮的不良反应包括恶心和呕吐,在治疗 IBS-C 的剂量水平此类不良反应发生率低,而且可以通过药物和食物一起服用减轻[125]。此研究纳入的男性 IBS-C 患者很少,不足以明确证实该药对男性 IBS-C 的治疗作用。由于在动物体内存在致畸性,生产厂商推荐在妇女用药前进行妊娠检测,除外怀孕,并在用药期间采取有效的避孕措施[126]。此药物的价格明显高于常规缓泻剂,一般用于其他药物无效的 IBS-C 患者。

利那洛肽

利那洛肽是鸟苷酸环化酶(GC-C)的激动剂,与其代谢产物一起与 GC-C 受体结合,作用于肠腔表面的肠上皮细胞增加细胞内环鸟苷酸单磷酸盐(cGMP)的浓度[128]。cGMP 浓度升高可以刺激氯离子和碳酸氢盐的分泌,使肠道内液体分泌和肠蠕动增加,减轻腹痛。

基于两项随机双盲安慰剂对照的 III 期临床试验结果,利那洛肽被批准用于治疗 IBS[129,130]。两项临床试验结果显示服用利那洛肽的患者与对照组相比腹痛、腹部不适、腹胀等症状可以轻微但是显著的减轻,并且排便不利、便秘、大便性状均有些许改善[129,130]。停用利那洛肽的患者再次出现腹痛和排便减少,但是没有出现反跳现象[130]。利那洛肽被批准用于 18 岁以上男性或女性便秘患者,每日剂量 290μg,早餐前 30 分钟服用。药品说明有黑框警示提示该药禁用于 6 岁以下患者和机械性肠梗阻患者。由于青年小鼠曾出现脱水致死的现象,因此 6~17 岁患者应避免使用该药物[128]。由于药物全身吸收较少,药物相互作用风险较低。主要的不良反应包括腹泻、腹痛和腹胀。

目前没有鲁比前列酮和利那洛肽的头对头比较研究,V. H. 可同时使用两种药物任意一种。因此 V. H. 可以每日同餐口服 8μg 鲁比前列酮或早餐前 30 分钟每日口服利那洛肽 290μg。

IBS 相关性疼痛及腹胀

1～2 次软便，无油滴或恶臭。每日腹痛数次（疼痛评分 7 分，1～10 分），可伴或不伴有腹泻。疼痛为刺痛或绞痛。她未注意到进食与腹痛存在时间关联或何种食物会加重腹痛。L. K. 的腹痛需何种药物治疗？这些药物的不良反应有哪些？

解痉药

通过抗胆碱能通路使平滑肌松弛的药物早已用于 IBS 的治疗。在美国，两种最常见的解痉剂处方药物为莨菪碱和双环维林，两者具有显著的抗胆碱能作用[98]。解痉剂治疗 IBS 的临床研究普遍存在样本量小及其他方法学问题。近来几篇 meta 分析在该领域提出一些看法。这些 meta 分析的总体结论认为此类药物与安慰剂相比缓解 IBS 腹痛的作用明显，但是对于其他 IBS 症状无明显效果[131]。但是不同药物的疗效却差异显著。而且很多试验药物在美国未上市销售。目前的指南推荐解痉药物用于 IBS 的腹痛和腹胀症状。鉴于此类药物的抗胆碱能不良反应，如果使用此类药物，一些专家建议按需服用而非连续用药[109]。薄荷油胶囊也具有松弛平滑肌的作用，一些试验证实薄荷油也可缓解 IBS 患者的腹痛症状[132]。

抗抑郁药

目前指南推荐对于持续性腹痛的 IBS 患者使用三环类或者 5-羟色胺再摄取抑制剂治疗[114]。此类药物的镇痛作用非常明确，可通过相同的机制缓解 IBS 患者的腹痛、腹胀症状及改善总体感觉。一项 meta 分析对此类药物的作用进行了总体分析，结果发现三环类抗抑郁药可有效地改善 IBS 患者的腹痛及腹胀症状[133]。三环类药物治疗 IBS 无量效关系，小剂量即可缓解腹痛及腹泻症状（阿米替林每晚睡前 10～25mg 口服）。需使用 3 个月目标剂量（阿米替林 50mg）无效才可判定此类药物无效。仲氨类三环抗抑郁药与叔氨类相比耐受性更好，抗胆碱能不良反应轻微（嗜睡、口干眼干、尿潴留及体重增加等）。5-羟色胺再摄取抑制剂在 IBS 的作用存在争议，缺乏明确的疗效证据[134]。虽然如此，指南认为 5-羟色胺再摄取抑制剂也是治疗 IBS 腹痛腹胀可考虑使用的药物。其他抗抑郁药物治疗 IBS 的研究有限。一项探索性研究显示度乐西汀也可以缓解患者腹泻和腹痛的症状，但仍需更多的证据才能推荐此类药物治疗 IBS[135]。去甲阿密替林起始剂量为 10mg 睡前口服，并且逐渐调整剂量至缓解症状且无不良反应。

腹泻型 IBS

案例 24-4，问题 2：LK. 开始去甲替林 25mg 睡前口服治疗 2 周后，腹痛和疲乏症状明显缓解。她说现在睡觉质量比以前好，腹痛评分为 2 分（0～10 分）。腹泻也稍有缓解，但每次做汇报前都要腹泻。还有其他治疗 IBS-D 的方法吗？这些药物的利弊何在？

常规止泻药

IBS-D 患者小肠和结肠蠕动加快；因此抑制结肠蠕动的药物应对缓解腹泻有效[136]。洛哌丁胺是阿片样物质激动剂，进入中枢神经系统能力差，是治疗 IBS-D 较好的药物。Meta 分析发现洛派丁胺是一种对于改善腹泻症状和改善一些患者的整体状态有效的药物[137]。如解痉药一样，止泻药也应按需用药而非计划用药（如需要时，可 2～4mg 口服，最多每日 4 次）。应激时或如厕困难时预防用药尤其有效。由于地芬诺酯会增加抗胆碱能药物不良反应，所以通常被认为是二线药物。考来烯胺偶尔用于治疗难治性 IBS-D，尤其用于怀疑胆汁酸吸收不良时[138]。此药物由于味道不佳，耐受性差。考来稀胺有许多药物相互作用，临床医师一定要注意。

阿洛司琼

阿洛司琼是强效的 5-HT3 受体拮抗剂，可减慢肠道运输时间，增加肠腔内钠离子吸收，减少小肠分泌[139]。便秘是这些研究中最常见的药物不良反应（约 30% 的患者），约 10% 患者因此退出试验。上市后监测显示此药有导致肠梗阻和缺血性结肠炎的报道[140]。此药 2000 年 11 月被主动撤出市场。因众多患者团体的游说，阿洛司琼于 2002 年 6 月再次上市，但使用受限制。医师处方必须在生产厂商处登记，患者必须签署患者-医师知情同意书并且有一份书面的服药方法指南。阿洛司琼新的起始剂是第 1 个月口服 0.5mg 每日 2 次。如果 4 周后患者耐受性好但腹泻控制不佳，药物剂量可加至 1mg，每日 2 次[141]。若患者有便秘、肠梗阻或缺血性结肠炎、炎症性肠病或血栓疾病病史，则禁用此药，这一点必须非常注意。若患者出现便秘、缺血性结肠炎症状，如新发或腹痛加重、血便或大便带血等必须立即停药。最新的上市后药物安全性监测显示此药导致缺血性肠炎的发生率总体很低[142]。

新的治疗方法

2015 年 5 月美国 FDA 批准了利福昔明和 eluxadoline 两种药物治疗腹泻型 IBS。既往利福昔明被批准用于旅行者腹泻。由于有证据显示胃肠道细菌感染与 IBS 症状相关，因此有学者推测小肠细菌过长参与了 IBS 的发病。两项小规模临床研究显示肠道不吸收药物利福昔明可以改善 IBS 总体症状，且作用可长达 10 周[143,144]。最近发表了一篇包含 2 项随机双盲安慰剂对照的利福昔明治疗 IBS（便秘型）临床研究的报道[145]。研究显示与安慰剂相比，利福昔明（550mg，每日 3 次，治疗 14 日）可以在治疗后 4 周内显著改善 IBS 的总体症状。虽然此研究患者症状改善并不十分突出，但具有临床意义。现已批准对 IBS-D 患者使用利福昔明（550mg，每日 3 次，治疗 14 日）。如果患者治疗后复发可进行第二次治疗[146]。IBS-D 患者使用利福昔明治疗的常见不良反应为恶心和 ALT 升高。对于严重肝损害的患者应慎用利福昔明[146]。

Eluxadoline 是一种极少吸收的 μ-阿片受体激动剂和 d-阿片受体拮抗剂。研究显示同时激动 μ-阿片受体和拮抗

d-阿片受体可减轻患者腹痛及腹泻[147]。

　　Eluxadoline 用于治疗 IBS-D 的批准剂量为 100mg，每日 2 次，与食物同服；对于不耐受 100mg 患者、胆囊术后患者、中重度肝损害者或使用有机阴离子转运多肽抑制剂患者，eluxadoline 可减至 75mg[148]。Ⅱ期临床研究显示使用 eluxadoline 患者临床反应更好，腹痛减轻，大便形状改善，且无明显便秘风险[148]。Eluxadoline 常见副作用包括便秘、恶心、腹痛，最严重的不良反应是有引起 Oddi 括约肌痉挛的风险，可能会导致胰腺炎[148]。既往有胆道梗阻、胰腺炎、严重肝损害或严重便秘患者及每日饮酒超过 3 杯者需避免使用 elexadoline。患者应咨询医师，避免长期与 eluxadoline 同时使用阿洛司琼和洛哌丁胺，但可按需短期使用。如果患者出现便秘，应立即停用洛哌丁胺。便秘超过 4 日时，需停用 eluxadoline。患者也需避免与 eluxadoline 同时使用抗胆碱能及抗阿片类受体拮抗剂，以免引起便秘。需要提醒的是 eluxadoline 有潜在的药物成瘾性[148]。

　　针对 L. K. 的情况，在重大活动前使用洛哌丁胺 2mg 缓解症状是合理的治疗方案。若他的症状加重或药物失去效果，可使用 eluxadoline 100mg，每日 2 次，与食物同服进行治疗；如 eluxadoline 无效，也可考虑利福昔明（550mg，每日 3 次，治疗 14 日）。需建议患者不要长期同时使用以上两种药物，如果便秘 4 日以上，需停用 eluxadoline。

（郭长存 译，韩英 审校）

参考文献

1. Abraham C, Cho JH. Inflammatory bowel disease. N Engl J Med. 2009;361:2066.
2. Loftus CG et al. Update on the incidence and prevalence of Crohn's disease and ulcerative colitis in Olmsted County, Minnesota, 1940–2000. Inflamm Bowel Dis. 2007;13:254.
3. Talley NJ et al; American College of Gastroenterology IBD Task Force. An evidence-based systematic review on medical therapies for inflammatory bowel disease. Am J Gastroenterol. 2011:106:S2–S25.
4. Podolsky DK. Inflammatory bowel disease. N Engl J Med. 2002;347:417.
5. Tremaine WJ. Review article: indeterminate colitis—definition, diagnosis and management. Aliment Pharmacol Ther. 2007;25:13.
6. Melum E et al. Genome-wide association studies—a summary for the clinical gastroenterologist. World J Gastroenterol. 2009;15:5377.
7. Pardi DS et al. Treatment of inflammatory bowel disease in the elderly: an update. Drugs Aging. 2002;19:355.
8. Marks DJ et al. Defective acute inflammation in Crohn's disease: a clinical investigation. Lancet. 2006;367:668.
9. Birrenbach T, Bòcker U. Inflammatory bowel disease and smoking: a review of epidemiology, pathophysiology, and therapeutic implications. Inflamm Bowel Dis. 2004;10:848.
10. Eckburg PB, Relman DA. The role of microbes in Crohn's disease. Clin Infect Dis. 2007;44:256.
11. Liu ZJ et al. Potential role of Th17 cells in the pathogenesis of inflammatory bowel disease. World J Gastroenterol. 2009;15:5784.
12. Bernstein CN et al. World Gastroenterology Organization Practice Guidelines for the diagnosis and management of IBD in 2010. Inflamm Bowel Dis. 2010;16:112.
13. Carter MJ et al. Guidelines for the management of inflammatory bowel disease in adults. Gut. 2004;53(Suppl 5):V1.
14. Kornbluth A et al. Ulcerative colitis practice guidelines in adults: American College of Gastroenterology, Practice Parameters Committee. Am J Gastroenterol. 2010;105:501.
15. Terdiman JP. Prevention of postoperative recurrence in Crohn's disease. Clin Gastroenterol Hepatol. 2008;6:616.
16. Ardizzone S et al. Extraintestinal manifestations of inflammatory bowel disease. Dig Liver Dis. 2008;40(Suppl 2):S253.
17. Lichtenstein GR et al. Management of Crohn's disease in adults. Am J Gastroenterol. 2009;104:465.
18. Sandborn WJ. What's new: innovative concepts in inflammatory bowel disease. Colorectal Dis. 2006;8(Suppl 1):3.
19. Hoentjen F et al. Update on the management of ulcerative colitis. Curr Gastroenterol Rep. 2011;13:475.
20. Fernandez-Becker NQ, Moss AC. Improving delivery of aminosalicylates in ulcerative colitis: effect on patient outcomes. Drugs. 2008;68:1089.
21. Drug Facts and Comparisons 4.0 [on-line] 2010. http://www.wolterskluwercdi.com/facts-comparisons-online/. Accessed January 27, 2011.
22. Regueiro M et al. Clinical guidelines for the medical management of left-sided ulcerative colitis and ulcerative proctitis: summary statement. Inflamm Bowel Dis. 2006;12:972.
23. Katz S et al. 5-ASA dose-response: maximizing efficacy and adherence. Gastroenterol Hepatol (NY). 2010;6(2, Suppl 3):1.
24. Irving PM et al. Review article: appropriate use of corticosteroids in Crohn's disease [published correction appears in Aliment Pharmacol Ther. 2008;27:528]. Aliment Pharmacol Ther. 2007;26:313.
25. Lichtenstein GR et al. American Gastroenterological Association Institute technical review on corticosteroids, immunomodulators, and infliximab in inflammatory bowel disease. Gastroenterology. 2006;130:940.
26. Entocort [product information]. Sodertalje, Sweden: AstraZeneca, Inc; June 2009.
27. Lichtenstein GR et al. Oral budesonide for maintenance of remission of Crohn's disease: a pooled safety analysis. Aliment Pharmacol Ther. 2009;29:643.
28. Edsbäcker S, Andersson T. Pharmacokinetics of budesonide (Entocort EC) capsules for Crohn's disease. Clin Pharmacokinet. 2004;43:803.
29. Hofer KN. Oral budesonide in the management of Crohn's disease. Ann Pharmacother. 2003;37:1457.
30. Kane SV et al. The effectiveness of budesonide therapy for Crohn's disease. Aliment Pharmacol Ther. 2002;16:1509.
31. Buchner AM et al. Update on the Management of Crohn's Disease. Curr Gastroeterol Rep. 2011;13:465.
32. Plevy SE. Corticosteroid-sparing treatments in patients with Crohn's disease. Am J Gastroenterol. 2002;97:1607.
33. Ardizzone S et al. Comparison between methotrexate and azathioprine in the treatment of chronic active Crohn's disease: a randomised, investigator-blind study. Dig Liver Dis. 2003;35:619.
34. Terdiman JP et al. Guideline on the use of thiopurines, methotrexate, and Anti-TNF-α biologic drugs for the induction and maintenance of remission in inflammatory Crohn's disease. Gastroenterology. 2013;145:1459.
35. Farrell RJ, Peppercorn MA. Ulcerative colitis. Lancet. 2002;359:331.
36. Van Assche G et al. Randomized, double-blind comparison of 4 mg/kg versus 2 mg/kg intravenous cyclosporine in severe ulcerative colitis. Gastroenterology. 2003;125:1025.
37. Peyrin-Biroulet L et al. Efficacy and safety of tumor necrosis factor antagonists in Crohn's disease: meta-analysis of placebo-controlled trials. Clin Gastroenterol Hepatol. 2008;6:644.
38. Rutgeerts P et al. Infliximab for induction and maintenance therapy for ulcerative colitis [published correction appears in N Engl J Med. 2006;354:2200]. N Engl J Med. 2005;353:2462.
39. Osterman MT, Lichtenstein GR. Infliximab in fistulizing Crohn's disease. Gastroenterol Clin North Am. 2006;35:795.
40. Kaplan GG et al. Infliximab dose escalation vs. initiation of adalimumab for loss of response in Crohn's disease: a cost effectiveness analysis. Aliment Pharmacol Ther. 2007;26:1509.
41. Afif W et al. Clinical utility of measuring infliximab and human anti-chimeric antibody concentrations in patients with inflammatory bowel disease. Am J Gastroenterol. 2010;105:1133.
42. Epple HJ. Therapy- and non-therapy-dependent infectious complications in inflammatory bowel disease. Dig Dis. 2009;27:555.
43. Papadakis KA et al. Safety and efficacy of adalimumab (D2E7) in Crohn's disease patients with an attenuated response to infliximab. Am J Gastroenterol. 2005;100:75.
44. Rutgeerts P et al. Biological therapies for inflammatory bowel diseases [published correction appears in Gastroenterology. 2009;136:1844]. Gastroenterology. 2009;136:1182.
45. Thia KT et al. Ciprofloxacin or metronidazole for the treatment of perianal fistulas in patients with Crohn's disease: a randomized, double-blind, placebo-controlled pilot study. Inflamm Bowel Dis. 2009;15:17–24.
46. Prantera C, Scribano ML. Antibiotics and probiotics in inflammatory bowel disease: why, when, and how. Curr Opin Gastroenterol. 2009;25:329.
47. Smith PA. Nutritional therapy for active Crohn's disease. World J Gastroenterol. 2008;14:4420.
48. ASPEN Board of Directors and the Clinical Guidelines Task Force. Guide-

lines for the use of parenteral and enteral nutrition in adult and pediatric patients [published correction appears in *J Parenter Enteral Nutr*. 2002;26:144]. *J Parenter Enteral Nutr*. 2002;26(1 Suppl):1SA.

49. Shah SB, Hanauer SB. Treatment of diarrhea in patients with inflammatory bowel disease: concepts and cautions. *Rev Gastroenterol Disord*. 2007;7(Suppl 3):S3.

50. Cohen JL et al. Practice parameters for the surgical treatment of ulcerative colitis. *Dis Colon Rectum*. 2005;48:1997.

51. Juillerat P et al. Extraintestinal manifestations of Crohn's disease. *Digestion*. 2007;76:141.

52. Hanai H et al. Germinated barley foodstuff prolongs remission in patients with ulcerative colitis. *Int J Mol Med*. 2004;13:643.

53. Doherty GA, Cheifetz AS. Management of acute severe ulcerative colitis. *Expert Rev Gastroenterol Hepatol*. 2009;3:395.

54. Briggs GG et al, eds. Mesalamine. In *Drugs in Pregnancy and Lactation: A Reference Guide to Fetal and Neonatal Risk*. 8th ed. Philadelphia, PA: Lippincott Williams & Wilkins; 2008:1506.

55. Borrelli O et al. Polymeric diet alone versus corticosteroids in the treatment of active pediatric Crohn's disease: a randomized controlled open-label trial. *Clin Gastroenterol Hepatol*. 2006;4:744.

56. Yang YX, Lichtenstein GR. Corticosteroids in Crohn's disease. *Am J Gastroenterol*. 2002;97:803.

57. Bergman R, Parkes M. Systematic review: the use of mesalazine in inflammatory bowel disease. *Aliment Pharmacol Ther*. 2006;23:841.

58. Ali T et al. Osteoporosis in inflammatory bowel disease. *Am J Med*. 2009;122:599.

59. Cino M, Greenberg GR. Bone mineral density in Crohn's disease: a longitudinal study of budesonide, prednisone, and nonsteroid therapy. *Am J Gastroenterol*. 2002;97:915.

60. Lewis NR et al. Guidelines for Osteoporosis in Inflammatory Bowel Disease and Coeliac Disease. London: British Society of Gastroenterology; 2007. http://www.bsg.org.uk/images/stories/clinical/ost_coe_ibd.pdf. Accessed April 13, 2011.

61. Iacucci M et al. Mesalazine in inflammatory bowel disease: a trendy topic once again? *Can J Gastroenterol*. 2010;24:127.

62. Gisbert JP et al. Role of 5-aminosalicylic acid (5-ASA) in treatment of inflammatory bowel disease: a systematic review. *Dig Dis Sci*. 2002;47:471.

63. Velayos FS et al. Effect of 5-aminosalicylate use on colorectal cancer and dysplasia risk: a systematic review and metaanalysis of observational studies. *Am J Gastroenterol*. 2005;100:1345.

64. Leung Y et al. Exposing the weaknesses: a systematic review of azathioprine efficacy in ulcerative colitis. *Dig Dis Sci*. 2008;53:1455.

65. Holme O et al. Treatment of fulminant ulcerative colitis with cyclosporine A. *Scand J Gastroenterol*. 2009;44:1310.

66. Esteve M et al. Chronic hepatitis B reactivation following infliximab therapy in Crohn's disease patients: need for primary prophylaxis. *Gut*. 2004;53:1363.

67. Melmed GY et al. Patients with inflammatory bowel disease are at risk for vaccine-preventable illnesses. *Am J Gastroenterol*. 2006;101:1834.

68. Sands BE et al. Guidelines for immunizations in patients with inflammatory bowel disease. *Inflamm Bowel Dis*. 2004;10:677.

69. Kane S. Abnormal Pap smears in inflammatory bowel disease. *Inflamm Bowel Dis*. 2008;14:1158.

70. van Hogezand RA, Hamdy NA. Skeletal morbidity in inflammatory bowel disease. *Scand J Gastroenterol Suppl*. 2006;(243):59.

71. Gasche C. Complications of inflammatory bowel disease. *Hepatogastroenterology*. 2000;47:49.

72. Peyrin-Biroulet L et al. The natural history of adult Crohn's disease in population-based cohorts. *Am J Gastroenterol*. 2010;105:289.

73. Hanauer SB, Stromberg U. Oral Pentasa in the treatment of active Crohn's disease: a meta-analysis of double blind, placebo-controlled trials. *Clin Gastroenterol Hepatol*. 2004;2:379.

74. Colombel JF et al. Infliximab, azathioprine, or combination therapy for Crohn's disease. *N Engl J Med*. 2010;362:1383.

75. Colombel JF et al. Adalimumab for the treatment of fistulas in patients with Crohn's disease. *Gut*. 2009;58(7):940.

76. Schreiber S et al. Maintenance therapy with certolizumab pegol for Crohn's disease [published correction appears in *N Engl J Med*. 2007;357:1357]. *N Engl J Med*. 2007;357:239.

77. Sandborn WJ et al. Natalizumab induction and maintenance therapy for Crohn's disease. *N Engl J Med*. 2005;353:1912.

78. Tysabri (natalizumab) [package insert]. Cambridge, MA: Biogen Idec; 2013.

79. Entyvio (vedolizumab) [package insert]. Deerfield, IL: Takeda Pharmaceuticals America; 2014.

80. Ochenrider MG et al. Hepatosplenic T-cell lymphoma in a young man with Crohn's disease: case report and literature review. *Clin Lymphoma Myeloma Leuk*. 2010;10:144.

81. Travis SPL. Infliximab and azathioprine: bridge or parachute? *Gastroenterology*. 2006;130:1354.

82. Etchevers MJ et al. Are we giving azathioprine too late? The case for early immunomodulation in inflammatory bowel disease. *World J Gastroenterol*. 2008;14:5512.

83. Sahasranaman S et al. Clinical pharmacology and pharmacogenetics of thiopurines. *Eur J Clin Pharmacol*. 2008;64:753.

84. Cuffari C et al. Utilisation of erythrocyte 6-thioguanine metabolite levels to optimise azathioprine therapy in patients with inflammatory bowel disease. *Gut*. 2001;48:642.

85. Imuran [package insert]. Prometheus Laboratories Inc: Hunt Valley, MD; 2011.

86. Aberra FN, Lichtenstein GR. Review article: monitoring of immunomodulators in inflammatory bowel disease. *Aliment Pharmacol Ther*. 2005;21:307.

87. Soon SY et al. Experience with the use of low-dose methotrexate for inflammatory bowel disease. *Eur J Gastroenterol Hepatol*. 2004;16:921.

88. Fraser AG et al. The efficacy of methotrexate for maintaining remission in inflammatory bowel disease. *Aliment Pharmacol Ther*. 2002;16:693.

89. Lichtenstein GR et al. Infliximab maintenance treatment reduces hospitalizations, surgeries, and procedures in fistulizing Crohn's disease. *Gastroenterology*. 2005;128:862.

90. Lindsay J et al. Health-economic analysis: cost-effectiveness of scheduled maintenance treatment with infliximab for Crohn's disease—modelling outcomes in active luminal and fistulizing disease in adults. *Aliment Pharmacol Ther*. 2008;28:76.

91. Theis VS, Rhodes JM. Review article: minimizing tuberculosis during anti-tumour necrosis factor-alpha treatment of inflammatory bowel disease. *Aliment Pharmacol Ther*. 2008;27:19.

92. Van Assche GV et al. Safety issues with biological therapies for inflammatory bowel disease. *Curr Opin Gastroenterol*. 2006;22:370.

93. Caspersen S et al. Infliximab for inflammatory bowel disease in Denmark 1999–2005: clinical outcome and follow-up evaluation of malignancy and mortality. *Clin Gastroenterol Hepatol*. 2008;6:1212.

94. Sandborn WJ, Loftus EV. Balancing the risks and benefits of infliximab in the treatment of inflammatory bowel disease. *Gut*. 2004;53:780.

95. American College of Gastroenterology Task Force on Irritable Bowel Syndrome et al. An evidence-based position statement on the management of irritable bowel syndrome. *Am J Gastroenterol*. 2009;104(Suppl 1):S1.

96. Grundmann O, Yoon SL. Irritable bowel syndrome: epidemiology, diagnosis and treatment: an update for healthcare practitioners. *J Gastroenterol Hepatol*. 2010;25:691.

97. Rey E, Talley NJ. Irritable bowel syndrome: novel views on the epidemiology and potential risk factors. *Dig Liver Dis*. 2009;41:772.

98. Horwitz BJ, Fisher RS. The irritable bowel syndrome. *N Engl J Med*. 2001;344:1846.

99. Hillila MT et al. Societal costs for irritable bowel syndrome—a population based study. *Scand J Gastroenterol*. 2010;45:582.

100. Talley NJ, Spiller R. Irritable bowel syndrome: a little understood organic bowel disease? *Lancet*. 2002;360:555.

101. Kim DY, Camilleri M. Serotonin: a mediator of the brain-gut connection. *Gastroenterology*. 2000;95:2698.

102. Coates MD et al. Molecular defects in mucosal serotonin content and decreased serotonin reuptake transporter in ulcerative colitis and irritable bowel syndrome. *Gastroenterology*. 2004;126:1657.

103. Sikander A et al. Role of serotonin in gastrointestinal motility and irritable bowel syndrome. *Clin Chim Acta*. 2009;403:47.

104. Chey WY et al. Colonic motility abnormality in patients with irritable bowel syndrome exhibiting abdominal pain and diarrhea. *Am J Gastroenterol*. 2001;96:1499.

105. Ringel Y et al. Prevalence, characteristics, and impact of bloating symptoms in patients with irritable bowel syndrome. *Clin Gastroenterol Hepatol*. 2009;7:68.

106. Neal KR et al. Prevalence of gastrointestinal symptoms six months after bacterial gastroenteritis and risk factors for development of the irritable bowel syndrome: postal survey of patients. *BMJ*. 1997;314:779.

107. Gupta D et al. Lactose intolerance in patients with irritable bowel syndrome from northern India: a case-control study. *J Gastroenterol Hepatol*. 2007;22:2261.

108. Chitkara DK et al. Early life risk factors that contribute to irritable bowel syndrome in adults: a systematic review. *Am J Gastroenterol*. 2008;103:765.

109. Camilleri M. Management of the irritable bowel syndrome. *Gastroenterology*. 2001;120:652.

110. Saito YA et al. Familial aggregation of irritable bowel syndrome: a family case-control study. *Am J Gastroenterol*. 2010;105:833.

111. Bertram S et al. The patient's perspective of irritable bowel syndrome.

J Fam Pract. 2001;50:521.

112. Kruis W et al. A diagnostic score for the irritable bowel syndrome: its value in the exclusion of organic disease. *Gastroenterology* 1984;87:1–7.

113. Spiller R et al. Do the symptom-based, Rome criteria of irritable bowel syndrome lead to better diagnosis and treatment outcomes? *Clin Gastroenterol Hepatol.* 2010;8:125.

114. Ford A et.al. American College Gastroenterology Monograph on the management of irritable bowel syndrome and chronic idiopathic constipation. *Am J Gastroenterol.* 2014;109:S2–S26.

115. Longstretch GF et al. Functional bowel disorders. *Gastroenterology.* 2006;130:1480–1491.

116. Fass R et al. Evidence- and consensus-based practice guidelines for the diagnosis of irritable bowel syndrome. *Arch Intern Med.* 2001;161:2081.

117. Occhipinti K, Smith JW. Irritable bowel syndrome: a review and update. *Clin Colon Rectal Surg.* 2012;25(1):46–52. doi: 10.1055 / s-0032-1301759.

118. Choung RS et al. Psychosocial distress and somatic symptoms in community subjects with irritable bowel syndrome: a psychological component is the rule. *Am J Gastroenterol.* 2009;104:1772.

119. Creed F et al. Does psychological treatment help only those patients with severe irritable bowel syndrome who also have a concurrent psychiatric disorder? *Aust N Z J Psychiatry.* 2005;39:807.

120. Bijkerk CJ et al. Soluble or insoluble fibre in irritable bowel syndrome in primary care? Randomised placebo controlled trial. *BMJ.* 2009;339:b3154.

121. Biesiekierski JR et al. Gluten causes gastrointestinal symptoms in subjects without celiac disease: a double-blind randomized placebo-controlled trial. *Am J Gastroenterol.* 2011;106:508–514.

122. Ong DK et al. Manipulation of dietary short chain carbohydrates alters the pattern of gas production and genesis of symptoms in irritable bowel syndrome. *J Gastroenterol Hepatol.* 2010;25:1366–1373.

123. Khoshoo V et al. Effect of a laxative with and without tegaserod in adolescents with constipation predominant irritable bowel syndrome. *Aliment Pharmacol Ther.* 2006;23:191.

124. Novick J et al. A randomized, double-blind, placebo controlled trial of tegaserod in female patients suffering from irritable bowel syndrome with constipation. *Aliment Pharmacol Ther.* 2002;16:1877.

125. Carter NJ, Scott LJ. Lubiprostone in constipationpredominant irritable bowel syndrome. *Drugs.* 2009;69:1229.

126. Amitiza [package insert]. Deerfield, IL: Takeda Pharmaceuticals; 2013.

127. Drossman DA et al. Clinical trial: lubiprostone in patients with constipation-associated irritable bowel syndrome—results of two randomized, placebo-controlled studies. *Aliment Pharmacol Ther.* 2009;29:329.

128. Linzess [package insert]. Cambridge, MA: Ironwood Pharmaceuticals; 2014.

129. Chey WD et al. Linaclotide for irritable bowel syndrome with constipation:

a 26-week, randomized, double-blind, placebo-controlled trial to evaluate efficacy and safety. *Am J Gastroenterol.* 2012;107:1702–1712.

130. Rao S et al. A 12-week, randomized, controlled trial with a 4-week randomized withdrawal period to evaluate the efficacy and safety of linaclotide in irritable bowel syndrome with constipation. *Am J Gastroenterol.* 2012;107:1714–1724.

131. Tack J et al. Systematic review: the efficacy of treatments for irritable bowel syndrome—a European perspective. *Aliment Pharmacol Ther.* 2006;24:183.

132. Merat S et al. The effect of enteric-coated, delayed-release peppermint oil on irritable bowel syndrome. *Dig Dis Sci.* 2010;55:1385.

133. Rahimi R et al. Efficacy of tricyclic antidepressants in irritable bowel syndrome: a meta-analysis. *World J Gastroenterol.* 2009;15:1548.

134. Talley NJ. SSRIs in IBS: sensing a dash of disappointment. *Clin Gastroenterol Hepatol.* 2003;1:155.

135. Brennan BP et al. Duloxetine in the treatment of irritable bowel syndrome: an open-label pilot study. *Hum Psychopharmacol.* 2009;24:423.

136. Hanauer SB. The role of loperamide in gastrointestinal disorders. *Rev Gastroenterol Disord.* 2008;8:15.

137. Akehurst R, Kaltenthaler E. Treatment of irritable bowel syndrome: a review of randomised controlled trials. *Gut.* 2001;48:272.

138. Wedlake L et al. Systematic review: the prevalence of idiopathic bile acid malabsorption as diagnosed by SeHCAT scanning in patients with diarrhoea-predominant irritable bowel syndrome. *Aliment Pharmacol Ther.* 2009;30:707.

139. Talley N. Serotoninergic neuroenteric modulators. *Lancet.* 2001;358:2061.

140. Moynihan R. Alosetron: a case study in regulatory capture, or a victory for patients' rights. *BMJ.* 2002;325:592.

141. Lotronex [package insert]. San Diego, CA: Prometheus Labs; 2014.

142. Chang L et al. Incidence of ischemic colitis and serious complications of constipation among patients using alosetron: systematic review of clinical trials and post-marketing surveillance data. *Am J Gastroenterol.* 2006;101:1069.

143. Pimentel M et al. The effect of a nonabsorbed oral antibiotic (rifaximin) on the symptoms of the irritable bowel syndrome: a randomized trial. *Ann Intern Med.* 2006;145:557.

144. Koo HL, DuPont HL. Rifaximin: a unique gastrointestinal-selective antibiotic for enteric diseases. *Curr Opin Gastroenterol.* 2010;26:17.

145. Pimentel M et al. Rifaximin therapy for patients with irritable bowel syndrome without constipation. *N Engl J Med.* 2011;364:22.

146. Xifaxan [package insert]. Salix pharmaceuticals: Raleigh, NC; 2015.

147. Dove S et al. Eluxadoline benefits patients with irritable bowel syndrome with diarrhea in phase 2 study. *Gastroenterology.* 2013;145(2):329–338.

148. Viberzi [package insert]. Cincinnati, OH: Pantheon Pharmaceuticals; 2015.

# 第 25 章　终末期肝病并发症

Yasar O. Tasnif and Mary F. Hebert

核心概念	章节案例
腹水	
❶ 肝硬化定义为肝实质的纤维化,肝硬化可导致肝脏合成功能改变、静脉流出受限和门静脉高压。肝硬化引起全身血管舒张、肾素-血管紧张素-醛固酮系统激活、肝脏合成功能改变、腹水及其他肝硬化并发症。	案例 25-1(问题 2)
❷ 腹水体格检查内容包括因充盈液体而导致的腹部膨隆、腹围增大、液波震颤阳性、体重增加,并常伴有外周性水肿。腹水的治疗目标是动员腹水、减少腹部不适,以及防止并发症,如细菌性腹膜炎和呼吸窘迫。	案例 25-1(问题 1 和 3)
❸ 腹水的治疗包括限钠(2g/d),严重稀释性低钠血症者限水,以及使用螺内酯和呋塞米(100mg:40mg)。腹水管理和监测包括确保体重足量减轻、保持电解质平衡,并预防利尿剂治疗的并发症。	案例 25-1(问题 4~8)
❹ 对于难治性腹水(利尿剂抵抗),通常建议进行腹腔穿刺大量放腹水术并补充白蛋白。当腹腔穿刺放腹水术无效或者患者不能耐受或存在禁忌证,经颈静脉肝内门体分流术(transjugular intrahepatic portosystemic shunt,TIPS)、手术分流或肝移植是难治性腹水可供选择的治疗方案。	案例 25-1(问题 9~11)
❺ 自发性细菌性腹膜炎(spontaneous bacterial peritonitis,SBP)是腹水的常见并发症。预防性用药方案包括长期口服抗生素,如氟喹诺酮类(诺氟沙星)、或复方新诺明,以防止 SBP 复发。推荐静脉曲张出血患者预防性使用抗生素以防止 SBP 发生。	案例 25-2(问题 4)
食管静脉曲张	
❶ 由于食管静脉曲张与严重的门静脉高压直接相关,初级预防的治疗目的是通过使用非选择性 β 受体阻滞剂降低门静脉压力和/或采用内镜下食管曲张静脉套扎术(endoscopic variceal ligation,EVL)消除曲张静脉。依据出血风险高低选择治疗方法。	案例 25-2(问题 5)
❷ 二级预防,即预防再次出血事件,方法包括联合使用非选择性 β 受体阻滞剂和 EVL。无论是否联合药物和内镜下治疗,TIPS 可能是再次静脉曲张出血患者的一种选择。	案例 25-2(问题 6)
❸ 急性静脉曲张破裂出血属急症,应立即给予治疗。治疗目标包括容量复苏、紧急止血、预防静脉曲张再次破裂出血。联合使用药物治疗和曲张静脉套扎术是管理和控制急性静脉曲张破裂出血的首选方案。如果药物和内镜下治疗不能控制急性出血,TIPS 是有效的备选方案。	案例 25-2(问题 1~3)
肝性脑病	
❶ 肝性脑病是中枢神经系统代谢紊乱的表现,通常发生于进展期肝硬化或急性肝衰竭患者。其临床特征包括精神状态改变和扑翼样震颤。肝性脑病的发病机制仍不清楚,可能是多因素导致的结果,目前存在几个理论。可能的诱因包括胃肠道出血、利尿剂诱导低血容量和/或电解质失衡、代谢性碱中毒,以及镇静药物作用。	案例 25-3(问题 1~3)

② 识别和消除肝性脑病的可能诱因后,治疗和管理的主要目标是减少循环系统中氨或含氮产物的含量。方法包括限制蛋白质摄入量和使用乳果糖。其他备选治疗方案包括利福昔明和新霉素。 案例 25-3(问题 4,5)

③ 应该首先尝试单用乳果糖。如果效果不满意,则采用另一种方法(新霉素或利福昔明)或考虑联合药物治疗。 案例 25-3(问题 6)

肝肾综合征

① 肝肾综合征(hepatorenal syndrome,HRS)是进展期肝硬化的并发症,诊断需排除其他已知的肾脏疾病原因。肝移植是 1 型和 2 型 HRS 唯一的治疗方法,有利于长期生存。药物治疗的主要目标为有效控制 HRS,以便肝移植候选者可以生存,等到合适的供体器官。 案例 25-3(问题 7 和 8)

概述

根据美国疾病预防控制中心发布的全国生命统计报告,慢性肝病和肝硬化是美国的第 12 位死亡原因,每年约 38 170 人死亡[1]。肝硬化,或终末期肝病,定义为由多种原因引起的肝实质纤维化导致肝脏假小叶形成和肝功能改变。在诸多病因中,慢性病毒性肝炎或慢性酒精性肝损伤是全球大多数肝硬化的主要原因[2]。本章介绍了肝硬化的发病机制和门静脉高压的相关并发症[食管静脉曲张、胃底静脉曲张、腹水、自发性细菌腹膜炎(spontaneous bacterial peritonitis,SBP)、肝性脑病和肝肾综合征(hepatorenal syndrome,HRS)]及其治疗。

肝硬化发病机制

肝脏由肝实质细胞(肝细胞)和相当比例的非实质细胞组成。其中非实质细胞包括肝窦内皮细胞、Ito 细胞和巨噬细胞。肝脏的主要排毒作用在肝细胞内进行。肝脏内还存在胆管系统,将胆汁排出肝脏;同时将某些物质主动转运至胆汁[3]。虽然肝脏具有很强的再生能力,酒精和肝炎病毒等物质可能破坏肝脏的再生能力[4]。

肝损伤可导致肝硬化和肝功能减退。酒精所致脂肪变特征是肝细胞脂质沉积,进而引发肝脏炎症(脂肪性肝炎)、肝细胞死亡和胶原沉积,并导致纤维化[5]。氧化应激可能在酒精相关肝损伤中发挥重要作用。值得注意的是,并非所有酗酒者均出现肝硬化[6]。性别、遗传易感性、慢性病毒感染等因素也可能在酒精性肝病的发生和发展中发挥作用[7]。

全球数百万人罹患丙型病毒(hepatitis C virus,HCV)性肝炎,其中约三分之一感染者将发展至肝硬化或肝癌[8]。HCV 患者的肝病进展依赖于患者和病毒两方面因素。多种因素参与了 HCV 引起的肝损害,包括机体对 HCV 病毒免疫清除能力减弱、氧化应激、肝脂肪变性、铁沉积增加和肝细胞凋亡增加[9]。因为并非所有的 HCV 感染者均进展至肝硬化,除了病毒清除因素之外,诸如个体对 HCV 的免疫应答、年龄、性别、肝脏铁含量和 HCV 基因型都是影响肝硬化发展的可能因素[10]。

其他一些病因,如自身免疫性肝炎、原发性胆汁性胆管炎、原发性硬化性胆管炎、胆道闭锁、代谢性疾病(如肝豆状核变性和血色素沉着症)、慢性炎性疾病(如类肉瘤病)和血管紊乱,亦可导致肝纤维化和肝硬化[2]。据统计,约 20% 美国人罹患非酒精性脂肪肝病(nonalcoholic fatty liver disease,NAFLD),且大多数无明显症状。肥胖、高脂血症和糖尿病是 NAFLD 发展相关的常见危险因素。虽然糖皮质激素可引起脂肪肝,脂肪肝的诊断需排除皮质类固醇及其他造成肝脏脂肪变性的因素。非酒精性脂肪性肝炎(nonalcoholic steatohepatitis,NASH)可导致肝硬化,是脂肪性肝病的更严重的一种形式[11,12]。证据表明,胰岛素抵抗及脂质过氧化是 NASH 进展至肝硬化的发病机制。无论何种病因,终末期肝病门静脉高压症最常见的并发症是食管或胃底静脉曲张、腹水(伴或不伴自发性细菌性腹膜炎)、肝性脑病和肝肾综合征[13]。

肝硬化并发症

门静脉高压症

门静脉起始于脾静脉、肠系膜上静脉、肠系膜下静脉和胃静脉的汇合处,结束于肝血窦(图 25-1)。门静脉血包含从肠道吸收的物质,并在进入体循环之前将这些物质运送至肝脏进行代谢。一旦门静脉血到达肝脏,就将在肝血窦内穿过高阻力的毛细血管系统。

在肝硬化,肝内血管收缩造成的肝内阻力增加。假说认为血管收缩是由于肝内一氧化氮(nitric oxide,NO)缺乏造成的[14]。同时,由于血管收缩介质活性增强,肝脏再生、肝脏血窦受压和纤维化所致的肝脏内部结构改变也会导致肝内阻力增加。

门静脉高压症是门静脉阻力增加和门静脉血流增大的共同结果。假说认为血流量增大是因肝外循环 NO 产生增加导致脾脏血管扩张造成[15]。

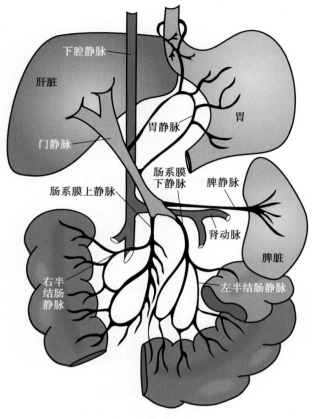

图 25-1　门静脉系统示意图

（图中标注：下腔静脉、肝脏、门静脉、肠系膜上静脉、右半结肠静脉、胃静脉、胃、肠系膜下静脉、脾静脉、肾动脉、脾脏、左半结肠静脉）

直接测量门静脉压力因具有侵入性，并不常规进行。肝静脉楔压（hepatic venous pressure gradient，HVPG）反映了门静脉和腔静脉之间的压力梯度，是另一种准确、安全和低侵入性的操作，已被广泛用于门静脉压力梯度的测量[16-18]。正常门静脉压力一般低于 6mmHg，在肝硬化患者可能会增加至 7~9mmHg。当门静脉压增加至大于 10~12mmHg 时就会出现食管静脉曲张和腹水等并发症[17,19]。门静脉高压症可进一步分为肝前（如脾或门静脉血栓）、肝内（如肝纤维化或肝硬化）或肝后门静脉高压症（如下腔静脉梗阻或右心衰竭）[20-22]。持续性门静脉高压可能：（a）同时改变血液和淋巴循环从而导致腹水形成；（b）增加门静脉侧枝血管的压力，如冠状静脉，导致食管静脉曲张；（c）导致腹腔侧支循环建立。肝性脑病和肝肾综合征亦是进展期肝硬化和门静脉高压的并发症[20-22]。美国肝病研究学会和欧洲肝病研究学会召开的单独论题会议中将肝硬化分为两个主要类型：代偿期肝硬化和失代偿期肝硬化。代偿期肝硬化是指肝硬化门静脉压力小于 10mmHg，并且未发生肝硬化并发症（如腹水、静脉曲张出血或脑病）。如果患者出现腹水、食管出血、肝性脑病或肝肾综合征，则为肝硬化失代偿期并发症[23]。代偿期肝硬化患者的管理包括治疗肝硬化病因、预防（一级预防）以及早期诊断肝硬化的并发症。对于肝硬化失代偿期患者，其目的是治疗肝硬化并发症和预防后遗症（二级预防）[24]。

实验室检查

实验室检查并不能反映肝实质坏死、细胞再生和肝小叶纤维化的程度。传统的肝功能检查实际上是肝损伤试验，如血清转氨酶［天冬氨酸转氨酶（aspartate aminotransferase，AST），原称谷草转氨酶］、丙氨酸氨基转移酶（alanine aminotransferase，ALT），原称谷丙转氨酶］、碱性磷酸酶（alkaline phosphatase，ALP），它们有助于临床医生在肝损伤发生后筛选肝胆疾病以及监测肝损伤的进展。然而，这些化验检查并不能定量检测肝脏贮备功能。肝细胞正常更新时会释放转氨酶（见第 2 章）。血清转氨酶持续增高提示受损肝细胞不断释放。急性肝损伤早期可能 AST 和 ALT 上升很高，在损伤清除后或坏死非常严重仅有少量肝细胞存活时降低。

由于胆小管（以及骨骼、肠道、肾脏、胎盘和白细胞）内 ALP 浓度较高，在胆管损伤时较肝细胞损伤时血清 ALP 浓度更高。血清 γ 谷氨酰转移酶和胆红素浓度升高也提示胆管损伤。血清 ALP、AST 和/或 ALT 浓度升高提示肝损伤，但因为其他组织细胞也表达这些酶，所以这些酶升高不能确诊肝病[25,26]。

血清蛋白质（如白蛋白）的浓度、凝血因子、凝血酶原时间（prothrombin time，PT）及国际标准化比值（international normalized ratio，INR），可反映肝脏贮备功能。白蛋白仅由肝实质细胞合成。因此，白蛋白浓度可以提示肝细胞的功能。然而，白蛋白浓度变化是非特异性的，其他原因如营养不良、肾脏消耗（蛋白尿）和胃肠道（gastrointestinal，GI）丢失均可影响血清白蛋白浓度。凝血酶原时间同样不是很特异性的。由于营养不良、脂溶性维生素吸收不良或胆道梗阻等原因所致的维生素 K 缺乏症会所致 PT 延长[27]。

描述肝脏疾病严重程度的 Child-Turcotte-Pugh 分级纳入了上述的一些指标（表 25-1）[28,29]。Child-Turcotte-Pugh 分级是一个帮助临床医生划分疾病严重程度的评分系统，并可用于预测长期死亡风险和生活质量。Child-Turcotte-Pugh 分级 A 级肝硬化患者生存期为 15~20 年，而 C 级肝硬化患者生存期可能仅为 1~3 年[30]。Child-Turcotte-Pugh 分级主要的局限性在于采用了主观指标，如腹水和肝性脑病，这些指标受限于临床解释，并且可以通过治疗而改变[31,32]。通常 A 级的患者被认为处于代偿期，而 B 级和 C 级为失代偿期[24]。

表 25-1

肝病严重程度 Child-Turcotte-Pugh 分级

	分值[a]		
	1 分	2 分	3 分
总胆红素（mg/dL）	<2	2~3	>3
白蛋白（mg/dL）	>3.5	2.8~3.5	<2.8
INR	<1.7	1.7~2.3	>2.3
腹水	无	轻到中度	重度
肝性脑病（分级）	无	轻到中度（1 和 2 期）	重度（3 和 4 期）

[a] 分级：A 级，5~6 分；B 级，7~9 分；C 级，10~15 分。

INR，国际标准化比值。

来源：Garcia-Tsao G，Bosch J. Management of varices and variceal hemorrhage in cirrhosis［published correction appears in N Engl J Med. 2011；364：490］. N Engl J Med. 2010；362：823；Gitto S etal. Allocation priority in non-urgent liver transplantation：an overview of proposed scoring systems. Dig Liver Dis. 2009；41：700.

终末期肝病模型（Model for End-Stage Liver Disease，MELD）是用于评估短期存活的另一种方法。MELD 评分利用实验室数值，并用于预测与肝病相关的短期（3 个月）的死亡率。以下是 MELD 评分计算公式[32]：

$$MELD 分值 = [0.957 \times \ln(血肌酐\ mg/dl) + 0.378 \times \ln(总胆红素\ mg/dl) + 1.120 \times \ln(INR) + 0.643] \times 10$$

由于 MELD 评分与短期死亡率（3 个月）有良好的相关性，以及其客观的性质，在美国器官共享网络（United Network for Organ Sharing，UNOS），MELD 评分已经取代了 Child-Turcotte-Pugh 评分来判定尸体肝移植器官的优先分配[33-35]。MELD 评分范围为 6（轻度）~40（重度），MELD 评分最高的患者获得器官优先权。此外，1A 级状态患者（急性和重症肝衰竭），即如不进行肝移植仅能存活数小时至数日的患者，获得器官移植优先权[36]。

临床表现

案例 25-1

问题 1：R. W. 男性，54 岁，恶心、呕吐伴下腹部绞痛 2 周，无腹泻。近 2 年每日进食 2 餐，饮伏特加酒 750ml，2 年体重减轻 13.6kg。9 年前因妻子脑肿瘤致瘫后开始饮酒。2 年前饮酒量从每日 475ml 增加每日 2 375ml。近期出现下肢水肿，腹部张力增加，腹围增大，皮肤、巩膜黄染。6 月前因自发性细菌性腹膜炎就医，余就诊史无特殊。否认用药史及药物过敏史。

体格检查：无发热；皮肤、巩膜黄染；恶病质，轻度痛苦貌；脸部及颈胸部可见蜘蛛痣；肝掌。

腹部检查：腹壁张力增高，静脉显露，叩诊肝脏右肋缘下可及，移动性浊音阳性，液波震颤阳性。脾未触及。患者神志清楚，回答切题。Ⅱ-Ⅻ颅神经检查未见明显异常，双下肢震动觉减弱。入院实验室检查结果如下：

Na：135mmol/L

Cl：95mmol/L

K：3.8mmol/L

碳酸氢盐：25mmol/L

血尿素氮（BUN）：15mg/dl

血肌酐（SCR）：1.4mg/dl

血糖：136mg/dl

血红蛋白（HGB）：11.2g/dl

红细胞比容（HCT）：33.4%

AST：212IU

ALP：954IU

PT：13.5（INR1.1）

总/直接胆红素：18.8/10.7mg/dl

白蛋白：2.3g/dl

大便潜血试验：阳性

入院初步诊断：酒精性肝硬化，腹水，粪潜血阳性。

R. W. 诊断酒精性肝硬化的主观和客观证据是什么？

R. W. 的肝功能检查（ALT、AST、ALP 和 TBIL 升高）和体格检查结果（肝大、可触及边缘；皮肤、巩膜黄染；脸部及上胸部可见蜘蛛痣；肝掌；恶病质），结合长期饮酒史，均支持晚期酒精性肝硬化诊断。PT 延长和低蛋白血症提示肝脏合成白蛋白和维生素 K-依赖性凝血因子障碍。低白蛋白血症导致腹水和水肿。胆红素 18.8mg/dl 提示维生素 K 的吸收障碍是 PT 延长的可能原因之一。腹水（腹腔液体潴留、腹部膨隆）和腹壁静脉显露提示门静脉高压。肝活检可确认肝硬化的存在及其严重程度。然而，PT 延长会增加 R. W. 肝脏活检的出血风险。粪潜血试验阳性可能表明食管静脉曲张破裂出血或者上消化道其他部位出血，需经内镜检查确诊。患者回答切题，但需全面评估肝性脑病。R. W. 的 MELD 评分是 22，预测 90 日死亡率约为 20%[33]。患者的 MELD 评分可升高或降低，取决于在一段时间内的临床状态和治疗。如果 R. W. 被列入肝移植候选人名单，他在接受治疗的过程中将被多次计算 MELD 评分，以确定他的器官分配状态[36]。肌肉消瘦和营养不良状态是酒精性肝硬化患者重量减轻最常见的原因（详见第 90 章）。

腹水

腹水的发病机制

案例 25-1，问题 2：诱发 R. W. 腹腔积液的生理机制是什么？

腹水，即腹腔内液体潴留，是肝硬化最常见的临床症状[24,37]。腹腔中液体超过 3L，体检即可发现。除了腹部膨隆，R. W. 液波震颤和移动性浊音阳性，表明腹部膨隆不单纯由肥胖所致。部分移动性浊音阴性的肥胖患者可经超声确诊腹水。一般地说，肥胖的腹部是逐渐增大的（数月到数年），而相比之下，腹水腹部则在几周内增大[38]。一旦发生腹水，患者 1 年生存率降低到 50% 左右[24]。

肝硬化患者肝静脉压力增高导致肝窦内压力增高，液体由肝包膜漏出，形成腹水[39]。肝硬化患者体循环代偿性释放扩血管活性介质，血管扩张导致心输出量增加，并且激活肾素-血管紧张素-醛固酮系统（renin-angiotensin-aldosterone system，RAAS）致使钠水潴留[40]。RAAS 激活协同低白蛋白血症（2.3g/dL）致使 R. W. 腹水恶化。内脏毛细血管床和肝脏表面液体渗出超出淋巴系统回流的能力，低蛋白血症使将水分保留在循环系统中的能力降低，最终形成腹水。

治疗目标

案例 25-1，问题 3：R. W. 腹水的治疗目标是什么？

R. W. 腹水的治疗目标是：通过戒酒治疗肝硬化病因；消除腹水、减轻腹部不适、背痛和行走困难；防治并发症（如细菌腹膜炎、疝、胸腔积液、肝肾综合征和呼吸窘迫）[38]。初始治疗之后的腹水治疗目标是体重减轻 0.5~1kg/d，相当于净流体体积减少约 0.5~1L/d。R. W.

腹水的治疗应谨慎、渐进,因为治疗过快引起的酸碱失衡、低钾血症或循环血容量不足会导致肾功能损害、肝性脑病,甚至死亡[41,42]。腹水的初始治疗包括限制钠摄入,并给予利尿剂促进钠和水的排出[38]。

水电解质平衡

尿 Na：K 比值

案例25-1,问题4:R. W. 24 小时尿电解质检测结果如下:
Na:10mmol/L
K:28mmol/L
对于 R. W.,限制钠或水是否合理?

通常,尿电解质浓度反映了血清电解质浓度(即钠浓度大于钾浓度)。若排钾多于排钠可能提示肾血流量减少和低胶体渗透压引发醛固酮增多。Trevisani 等[43]的一项研究评估肝硬化患者无腹水(7 例)、腹水(8 例)和健康对照组(7 例)24 小时内肾处理钠和钾量和血浆醛固酮水平。结果提示腹水患者血浆醛固酮显著升高,肾排钠减低,肾排钾约为对照组的 2 倍[43]。只有在利尿治疗前留取第一份标本,尿电解质检测才是有意义的[44,45]。

限钠

腹水患者血钠虽然往往较低,但机体内总钠超载。美国肝病研究学会(American Association for the Study of Liver Diseases, AASLD)腹水治疗指南指出,限钠可增加腹水动员,因为液体减少和体重变化与患者门静脉高血压相关腹水的钠平衡直接相关[46]。AASLD 推荐饮食中钠应限制至2 000mg/d(88mmol/d)。因此应建议 R. W. 相应地限制钠的摄入[38]。基于以往的认识,直立位可激活钠潴留系统,因此主张卧床休息,但尚缺乏对照试验支持[38,42]。

限水

一项大样本前瞻性研究发现,低钠血症(血清钠小于135mmol/L)在肝硬化患者常见;与血清钠正常患者相比,前者发生肝性脑病、肝肾综合征、自发性细菌性腹膜炎的概率更高[47]。此外,极低的血钠浓度(<120mmol/L)是独立于 MELD 评分的终末期肝病患者 3~6 个月死亡率的预测因素。AASLD 推荐合并严重稀释性低钠血症的肝硬化患者(血清钠<125mmol/L)应限制水的摄入[38]。对于 R. W.,尚不需限水,因为他的血钠浓度在正常范围内(135mmol/L)。

血管加压素受体拮抗剂

血管加压素(vasopressin, V2)受体拮抗剂的更多讨论详见第 27 章。目前,由于缺乏肝硬化患者使用血管加压素受体拮抗剂有效性的证据,以及其副作用和较低的医疗性价比,AASLD 不推荐肝硬化患者使用 V2 受体拮抗剂[38]。但是,也可能随着更多临床证据出现,V2 受体拮抗剂有可能被用于肝硬化低钠血症患者。

利尿剂治疗

利尿剂的选择

案例 25-1,问题 5:经过最初评估,给予 R. W. 限钠治疗和利尿治疗(螺内酯 100mg/d、呋塞米 40mg/d)。为什么在腹水的治疗中,螺内酯优于其他利尿剂?

大多数肝硬化患者血浆醛固酮水平升高[48]。高血清醛固酮水平可引起激素产生增多而排泄减少。门静脉压力升高、腹水、血容量减少、肾灌注降低均可激活 RAAS[49]。此外,肝脏分流引起肾血流量减少也可使醛固酮产生增加[50]。醛固酮是通过肝脏代谢的,肝损害可延长醛固酮的生理半衰期[51]。AASLD 共识指南推荐使用螺内酯作为腹水初始治疗选择的利尿剂[38]。虽然缺乏大样本对照研究评估不同利尿剂作为腹水一线治疗的效果,螺内酯作为醛固酮拮抗剂,对于 R. W. 是合理的利尿选择。Perez-Ayuso 等[52]进行了一项小样本随机试验,比较呋塞米与螺内酯在肝硬化腹水非氮质血症患者的疗效。结果显示螺内酯较呋塞米应答率更高(18/19 vs 11/21;P<0.01)。无应答患者,对呋塞米无应答的 10 名患者换用螺内酯治疗后,9 名有效。作者还发现,呋塞米无应答且肾素和醛固酮水平高的患者需要更高剂量螺内酯才能实现利尿作用[52]。

部分临床医生可能处方螺内酯的初始剂量为 25mg,每日 1 次或 2 次。然而,腹水患者需要更大剂量(100~400mg/d)才能有效地拮抗循环中高浓度的醛固酮。限钠(0.5~2g/d)可增强螺内酯的利尿作用[38]。另外,为减少高钾血症的风险并加强利尿效果,可以开始使用呋塞米[42]。AASLD 指南推荐的初始同时使用螺内酯 100mg 和呋塞米 40mg,并按照 100：40 比例维持。为保证效果,可每3~5 日同时增加口服利尿剂的剂量(维持比率)。最大常规剂量为螺内酯 400mg/d 和呋塞米 160mg/d。限钠和利尿剂治疗对约 90% 不伴肾衰竭的患者有效[38,53]。

如果发生螺内酯不能耐受的副作用(如男性乳房发育),可换用氨苯蝶啶和阿米洛利[54,55]。一项小样本研究中[56],非氮质血症肝硬化腹水患者被随机分配接受阿米洛利(20~60mg/d)或钾坎利酸盐(100~500mg/d,螺内酯的活性代谢产物,未在美国批准使用)治疗。结果显示钾坎利酸盐组较阿米洛利组应答率高(14/20 vs 7/20;P<0. 025)。进一步评估血浆醛固酮活性后发现,所有阿米洛利应答患者血浆醛固酮水平均正常,所有阿米洛利治疗无效而钾坎利酸盐治疗有效的患者血浆醛固酮水平升高[56]。

依普利酮(选择性醛固酮受体阻滞剂;与螺内酯相比,该药与醛固酮受体结合特异性更高,而与孕酮受体和雄激素受体亲和力较低较)的临床研究已经在心脏衰竭,高血压和肾病患者中开展[57,58]。依普利酮的常用剂量为 25~50mg/d[59]。轻度至中度的肝脏疾病无需调整剂量,但严重的肝脏疾病还没有研究资料[60]。约 10% 的患者接受螺内酯治疗会发生男性乳房发育或乳房疼痛,其中约 2% 需要停药[61]。与之相比,依普利酮发生男性乳房发育的比例与安慰剂相似（0.5%）[62,63]。依普利酮也比螺内酯昂贵得多[63]。依普利酮乳房发育风险较低，可能成为有效的螺内酯替代药物。然而，由于其较高的价格和缺乏严重肝病腹水患者治疗的数据，其对腹水的治疗作用仍不清楚。

依据 AASLD[38] 推荐，R. W. 应同时接受螺内酯 100mg 和呋塞米 40mg（维持 100mg：40mg），并密切监测利尿剂的临床效果和并发症（见案例 25-1，问题 6~8）。

监护

临床反应

案例 25-1，问题 6：监测哪些临床指标能帮助判断 R. W. 螺内酯治疗是否有效？

腹水与血流量达到再平衡速度缓慢，利尿大于 0.5~1kg/d（>0.5~1L）可能导致血容量不足、低血压和肾功能受损[38]。合并外周水肿的患者可耐受较快的利尿治疗。原则上一旦水肿消退，利尿目标应调整至体重减轻不超过 0.5kg/d，以降低由于血浆容量减低导致的肾功能不全和利尿剂引起其他并发症的风险[38,64]。住院和门诊患者应常规监测体重和腹围；住院患者应监测入液量和尿量，门诊患者尽量监测入液量和尿量。理想状态是尿量超过入液量约 300~1 000mL/d，但是这种方法没有计算非肾性液体丢失，因此实际液体丢失总量会更高一些。测量腹围（腹部的周长）受测量时患者的体位和卷尺在腹部放置的位置的影响，存在主观性误差[65]。应规范患者体位（如坐位倾斜 45°）和测量位置（脐水平），以最大限度地减少腹围测量的可变性。

实验室参数

案例 25-1，问题 7：监测哪些实验室指标可以评估 R. W. 使用螺内酯的疗效？

监测血清肌酐浓度和尿电解质（钠和钾），以确定和指导螺内酯的用量。以 R. W. 为例，尿钠：尿钾比值的基线值低（<1.0）提示体内醛固酮活性高，建议使用大剂量螺内酯治疗[49]。必要时，利尿剂的剂量可在数日后加倍。AASLD 推荐每 3~5 日同时增加螺内酯和呋塞米剂量（保持 100mg：40mg），以确保利尿效果，维持正常血钾浓度[38]。

利尿剂并发症及处理

案例 25-1，问题 8：螺内酯和呋塞米的剂量增加至 200mg/d 和 80mg/d（保持 100mg：40mg）。对于 R. W. 而言，利尿剂治疗会引起哪些可能的并发症？如何减少并发症的发生？

电解质及酸碱平衡紊乱

利尿剂治疗肝硬化腹水的副作用包括低钠血症、高钾血症、代谢性碱中毒、偶尔还会出现低钾血症。低钠血症是自由水清除减少的结果（稀释性低钠血症）。低钠血症利

尿引起血容量不足加剧抗利尿激素的释放。低钠血症通常可以通过暂停使用利尿药和限制自由水来纠正[53,66-68]。虽然血钠可能较低，但是患者体内总钠超载。高钾血症常见于难治性腹水和肾功能受损患者，需要给予大剂量螺内酯等利尿剂。高钾血症根据临床情况不同可选择不同的治疗方法（详见第 27 章），加用呋塞米可维持正常血钾浓度[38]。应视患者的肾功能和血清钾浓度适当减少或维持螺内酯用量[24]。代谢性碱中毒是袢利尿剂的常见副作用，原因在于袢利尿剂使肾小管远端氢分泌增加从而导致尿氢丢失增加。袢利尿剂引发的代谢性碱中毒常常合并低钾血症[67]。呋塞米可暂时控制低钾血症[38]。R. W. 存在某种程度的肾功能不全（SCR 1.4mg/dl），并接受螺内酯和呋塞米。因此住院期间需每日监测电解质和肾功能。出院后，应视病情稳定程度和利尿剂剂量调整的需要进行监测。例如，门诊患者最初可能需要每周检测 1~2 次电解质、肾功能；病情稳定后可每 3 个月检测一次[38]。

肾前性氮质血症

肾前性氮质血症通常是由过度利尿引起的血容量不足和肾灌注减低造成的。除了注意观察低血容量的临床症状，如头晕、体位性低血压、心率增快，多次复查尿素氮和血肌酐是评估血容量相对简单的方法。逐渐升高的血肌酐、尿素氮浓度，以及尿素氮/血肌酐比值可作为减缓利尿速度的指征[69]。一项小样本临床研究[64]，在利尿剂治疗过程中，连续测量肝硬化患者血浆量和腹水量。结果显示，不伴外周水肿的腹水患者在快速利尿过程中，如腹水动员超过 1L/d 会造成血浆浓缩和肾功能受损。合并外周水肿的患者似乎受影响较小，可以安全进行快速利尿（>2kg/d），直至水肿消退[64]。也有建议单纯腹水患者每日液体最大排出量不应超过 0.5L/d（>0.5kg/d），合并外周水肿的患者每日液体最大排出量不应超过 1L/d（>1kg/d），避免血容量丢失和肾灌注减少。如出现呼吸窘迫需快速消除腹水，大量放腹水可能比快速利尿更有效（见案例 25-1，问题 9）[38,45,70,71]。

肝硬化患者还可能因为服用非甾体抗炎药物（NSAIDs）而出现氮质血症。应停用所有 NSAIDs，对于出现心脑血管意外高风险的患者给予低剂量阿司匹林维持[38]。

由于 R. W. 既有腹水又存在外周水肿，所以最初体重减轻达到 1kg/d 是合理的，外周水肿消退后要减缓至 0.5kg/d。利用腹水与血容量之间的再平衡逐步利尿可以避免利尿剂引起的血容量减少。腹水的长期管理在门诊进行。出现呼吸窘迫、活动受限、自发性细菌性腹膜炎（详见第 79 章）的重症患者需要住院治疗。门诊治疗初期每周评估非常重要，以避免过度利尿和电解质紊乱[38]。

难治性腹水

案例 25-1，问题 9：数日后，R. W. 的螺内酯剂量增加至 400mg/d，同时呋塞米剂量增加至 80mg，每日 2 次。但利尿效果无明显改善。实验室数据显示 R. W. 的血肌酐上升到 3.2mg/dl（估算肌酐清除率：26mL/min），尿素氮上升到 45mg/dL。血清电解质如下：

K:3.1mmol/L

Na:130mmol/L

Cl:88mmol/L

碳酸氢盐:32mmol/L

R. W. 由于腹部增大、膈肌运动受限,逐渐呼吸急促。针对 R. W. 的难治性(利尿剂耐药)腹水应采取什么措施?

ASSLD 指南提供了几种难治性腹水的治疗方案。给予低血压患者米多君(7.5mg,每日 3 次)可能增加患者对利尿剂的敏感性。β 受体阻滞剂可能增加难治性腹水患者死亡风险,建议停用。此外,因血管紧张素酶抑制剂(angiotensinconverting enzyme inhibitors,ACEIs)和血管紧张素受体抑制剂(angiotensin receptorblockers,ARBs)可能降低血压,指南建议停用[38]。

由于血肌酐增加并出现呼吸窘迫,R. W. 的腹水治疗需要改进。对于经利尿、限钠和低血压管理(停用 β 受体阻滞剂和加用米多君)仍出现呼吸窘迫的肝硬化患者,可采用侵入性的二线治疗,如腹腔穿刺大量放腹水和分流,或两者联合[38]。腹腔穿刺放腹水术是利用穿刺针或导管除去腹腔内的腹水。虽然腹腔穿刺放腹水术可以排出大量(如 10L)腹水,但是抽出 1L 腹水就能很好地缓解由于大量腹水引起皮肤过度紧张造成的疼痛和呼吸窘迫。腹穿后腹水通常会很快再次积聚。腹腔穿刺大量放腹水术的严重并发症包括低血压、休克、少尿、脑病和肾功能不全。其他潜在的并发症有出血、腹腔脏器穿孔、感染和蛋白质丢失[38]。

白蛋白

案例 25-1,问题 10:R. W. 腹水持续增加,并出现肾功能下降征象。医嘱腹腔穿刺放液 6L 并输注白蛋白 50g。为什么放腹水治疗的同时要输注白蛋白?

对于张力性腹水导致呼吸窘迫或卧床的患者应采取大量(>4L)放腹水。但是单纯放液可能导致循环功能障碍(paracentesis-induced circulatory dysfunction,PICD),临床表现为 24~48 小时后肾功能恶化[72,73]。静脉输注白蛋白是大量放腹水后预防 PICD 的常用措施[38]。大量放腹水术联合静脉输注白蛋白可有效补充循环血量、增加心输出量、抑制肾素和肾上腺素的释放[73]。虽然白蛋白价格昂贵且供应受限,但是对于某些患者来说是联合穿刺放液的适当治疗措施[74]。研究显示,接受放腹水联合限钠治疗的患者与接受大量放腹水(≥6L/d)联合静脉输注白蛋白(每次放液 40g)的患者相比,PICD 发病率显著增高(33.3% vs 11.4%)。PICD 的发病率也与放腹水的量相关,放腹水量小于 4~5L 并非必需输注白蛋白[38,74]。对于放腹水量大于或等于 6L 的患者,每升腹水常规补充 6~8g 白蛋白[38]。

Wilkes 等[75]对 55 项研究多种适应证使用白蛋白对患者死亡率的随机对照研究进行了 meta 分析。结果表明使用白蛋白没有显著改善死亡率[75]。但是,对于自发性细菌性腹膜炎患者,白蛋白组肝肾综合征的发生率降低(10% vs

33%,P=0.002),3 个月的总死亡率降低(22% vs 41%,P=0.03),住院死亡率降低(10% vs 29%,P=0.01)[76]。

右旋糖酐 70 和其他血浆扩容剂

临床尝试使用人工合成扩容剂联合腹穿大量放液治疗难治性腹水[77]。Gines 等[78]研究了利尿剂难治、需要放腹水的患者。发现接受右旋糖酐 70(34.4%)或聚明胶肽(37.8%)治疗的患者 PICD 发病率高于接受白蛋白治疗的患者(18.5%)[78]。羟乙基淀粉是一种有效的胶体扩容剂,但不能用于慢性肝病患者。因为反复使用该药会在肝硬化患者肝细胞内积聚,引起严重的门静脉高血压和急性肝功能衰竭[79]。

R. W. 腹腔穿刺放出 6L 腹水,应按照 3ml/min 的速度给予 50g 25% 白蛋白。首选 25% 白蛋白溶液而非 5% 白蛋白溶液是因为 5% 白蛋白溶液钠负荷增加了 5 倍[38]。低蛋白血症患者白蛋白输注速度超过 3ml/min 可导致循环过载和肺水肿。输注白蛋白过程中需观察 R. W. 是否发生过敏反应(罕见)、低血压、高血压和肺水肿等征象[80-82]。

替代疗法

案例 25-1,问题 11:哪些替代疗法适用于治疗难治性腹水?对于 R. W.,怎样运用这些方法?

经颈静脉肝内门体分流术

经颈静脉肝内门体分流术(transjugular intrahepatic portosystemic shunt,TIPS)是经上述治疗无效的难治性腹水的另一种选择。TIPS 是一种在门静脉高压患者建立分流道的微创手术技术,是在肝静脉和门静脉肝内段之间放置可膨胀金属的支架,打开一条分流通道(图 25-2)[83]。这一低阻力的通道使血液回流到体循环从而降低门静脉压。此外,TIPS 还可以提高尿钠排泄。TIPS 的主要并发症包括严

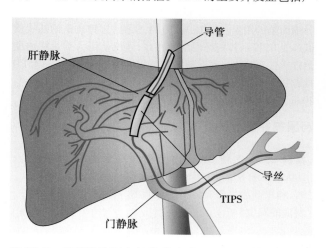

图 25-2 经颈静脉肝内门体分流术(TIPS)。借助导管将支架置入门静脉,分流血流,降低门静脉压力。(来源:Adapted with permission fromSmeltzer SC,Bare BG. *Textbook of Medical-Surgical Nursing*. 9th ed. Philadelphia,PA:Lippincott Williams & Wilkins;2000.)

重的肝性脑病和支架堵塞(见案例 25-3)。约 20%接受 TIPS 治疗的患者发生肝性脑病[83]。药物和分流治疗效果不佳的患者预后差,应考虑肝移植[38]。肝移植候选患者应慎重选择手术分流,因为某些操作可能增加后续肝移植手术的难度。

一项评估肝硬化难治性腹水治疗的小样本研究显示,TIPS 组无肝移植的 1 年生存率为 41%,2 年为 26%;反复放腹水加静脉白蛋白组分别为 35% 和 30%[(统计学差别不显著(not significant,NS)]。与反复放腹水加静脉白蛋白组相比(分别为 83% 和 31%),TIPS 组腹水复发率和肝肾综合征发病率(分别为 49% 和 9%,P=0.003 和 P=0.03)较低,但严重肝性脑病发病率更高(P=0.03)[84]。TIPS 组患者的费用较反复放腹水加静脉白蛋白组高出 103%[84]。Salerno 等[85]进行的一项 meta 分析显示,TIPS 治疗患者无肝移植存活率高(3 年 38.1% vs 28.7%;P=0.035),腹水复发率降低(42% vs 89%;P<0.000 1)。TIPS 组人均肝性脑病发病率显著增高(P=0.006),但两组肝性脑病初发率相似(P=0.19)[85]。

AASLD 指南提出,随着经验积累和技术水平提高,TIPS 相关临床试验的结果可能进一步改善[38]。目前,AASLD 治疗指南仍推荐以下难治性腹水患者接受 TIPS 治疗:腹穿禁忌者(每月 3 次以上腹穿放液效果不佳者)或不能耐受反复大量放腹水者[86]。

腹腔静脉分流

腹腔静脉分流装置包括经手术在腹壁上植入阀、腹内导管和经皮下由阀直接通到上腔静脉的流出管。这样,腹水可从腹腔直接回输至血管内。但是外科分流的并发症较多,手术风险较大可能导致肝功能恶化[87]。由于生存获益低且手术并发症多(如腹膜粘连增加后续肝移植手术的难度,分流道堵塞),腹腔静脉分流仅适用于不适于放腹水、非肝移植候选者以及不准备接受 TIPS 治疗的患者[38]。

可乐定

交感神经系统激活会导致肾脏灌注不足和钠潴留。活化交感神经系统可刺激肾 α_1-肾上腺素受体导致肾血流量减少,肾小球滤过率降低。另外,去甲肾上腺素促进近端肾小管重吸收钠,增加肾素、醛固酮和抗利尿激素分泌[88-90]。初步证据显示,可乐定可能有利于难治性腹水和交感神经系统活化的患者。Lenaerts 等[91]进行了对比反复大量放腹水与联合可乐定-螺内酯治疗难治性腹水患者的小样本研究。患者被随机分配接受反复大量放腹水(4~5L/48h)联合静脉输注白蛋白(7g/L 腹水),直至腹水消失;或联合可乐定(0.075mg,每日 2 次)治疗 8 日,然后可乐定(0.075mg,每日 2 次)联合螺内酯(200~400mg/d)治疗 10 日。出院后两组均接受螺内酯治疗,并根据药物应答调整剂量。在第一次住院期间,腹穿放腹水治疗组人均体重减轻高于可乐定组,但可乐定组平均住院时间短(P≤0.01)。可乐定降低交感神经兴奋性,提高肾小球滤过率。随访发现,腹穿放腹水治疗组在住院次数及两次住院间隔时间均较可乐定组高(P≤0.01)[91]。另一项研究中,Lenaerts 等[90]发现,研究对象两组均使用螺内酯和呋塞米治疗,可乐定组张力性腹水再次复发的间隔时间长[90]。加用可乐定可能是有效的利

尿治疗方法,但结果尚需大型随机试验验证。目前,AASLD 指南认为可乐定被应用于试验性治疗[38]。

考虑到 R.W. 血清肌酐、尿素氮浓度升高及肝肾综合征的不良预后,如果 R.W. 不能耐受或需要频繁大量放腹水,TIPS 是一种合理的替代选择。预防自发性细菌性腹膜炎治疗对于曾发生过自发性细菌性腹膜炎、进展期肝衰竭合并腹水或肾损害患者可能有帮助。R.W. 曾经发生过自发性细菌性腹膜炎,预防自发性细菌性腹膜炎治疗可能使他获益(详见第 79 章)。

食管静脉曲张

治疗

案例 25-2

问题 1:C.V.,女性,55 岁,酒精性肝硬化患者,面色苍白,主诉呕血入院。既往反复上消化道出血,食管静脉曲张。否认其他病史,否认用药史及药物过敏史。查体:血压为 78/40mmHg,脉搏 110 次/min,呼吸 22 次/min。皮肤冷;心肺查体未见异常;腹部查体可触及脾脏,肠鸣音正常,腹水征阳性。实验室检查结果如下:

血红蛋白:7g/L
红细胞压积:22%
白蛋白:3.0g/L
AST:160IU
ALT:250IU
ALP:40IU
肌酸酐:2.0mg/dl
PT:18 秒(INR 1.5)
血清电解质在正常范围
心电图显示窦性心动过速。对于 C.V. 呕血,治疗的紧急目标和首选方案是什么?

治疗目标

大多数肝硬化患者会出现门静脉高压,并进一步发展为静脉曲张出血(上消化道食管或胃底部位静脉扩张)。约 40% Child-Turcotte-Pugh 分级 A 级肝硬化患者和 85%C 级患者可出现食管静脉曲张[24,92]。如不出血,静脉曲张可以无明显主诉或症状。

静脉曲张的进展和严重程度与门静脉高压直接相关。门静脉高压的主要部位是冠状静脉,其收集食管下段和胃上部血流。和门静脉,前者后者收集脾脏和下消化道血流。肝硬化瘢痕和纤维组织导致门静脉压力(portal vein pressure,PVP)增高。PVP 最终升高,导致血液回流并增加门静脉分支血管压力。门静脉分支的高动力循环状态引起食管跨膜压压力增高,增加上消化道出血的风险。由于静脉适应于低压循环(5~8mmHg),通常不能耐受持续的高动力循环状态,胃食管静脉曲张是分流高门静脉血液压力的代偿机制。当 PVP 超过 12mmHg,患者静脉曲张出血的风险增加[93]。

静脉曲张只能用诊断性内镜观察。食管静脉曲张分级为小或大（>5mm），同时要注意是否存在红色征（红色纵行隆起或红色斑点）[92]。

尽管门静脉高压治疗已取得进展，食管或胃底静脉曲张破裂大出血仍是肝硬化患者主要的死亡原因[94]。Child-Turcotte-Pugh 分级 C 级患者静脉曲张破裂出血死亡率可达 32%[94]。因此，预防静脉曲张出血非常重要。肝硬化患者每年新发静脉曲张的速度为 5%~10%。静脉曲张一旦发生，将每年增大 4%~10%[95]。急性静脉曲张破裂出血属急症，应立即处理。治疗的目标包括扩容，紧急止血，预防静脉曲张再次破裂出血。约 10%~20% 患者对内镜和药物治疗无效，需进行门静脉减压分流术或 TIPS 以挽救生命[24]。

一般治疗

急性出血患者应首先进行抗休克治疗。需要快速放置鼻胃管，用生理盐水或自来水灌洗胃，抽出胃内容物，及时预防吸入性肺炎等呼吸道并发症[83,96]。意识模糊或丧失患者应行气管插管维护气道通畅。立即给予药物治疗，以减少出血和低血压诱导肾衰竭的风险。还应密切监测患者血清电解质和化学代谢产物（如钾、钠、碳酸氢盐）、低氧血症（如氧分压、pH）、血清肌酐和尿量减少[96]。

重度静脉曲张或进展期肝硬化患者（即 Child-Turcotte-Pugh 分级 C 级，表 25-1）再出血最可能发生在 2~5 日内[24,97]。早期再出血相关的因素包括：年龄>60 岁，急性肾衰竭，以及首次出血严重（血红蛋白低于 8g/L）。迟发再出血的风险因素包括严重的肝衰竭、持续酗酒、大静脉曲张大小、肾衰竭和肝细胞癌[97]。

低血容量/失血

纠正血容量的同时应避免因过量输血导致门静脉压力增高，后者可进一步增加出血风险。低血容量应立即设法将收缩压维持在 90~100mmHg，血红蛋白维持在 8g/dl[24,98]。C.V. 脸色苍白、皮肤湿冷、脉搏增快、收缩压低于 80mmHg，提示低血压，需输注全血、或悬浮红细胞和新鲜冰冻血浆来纠正低血容量[92,97]。

肝病和胆红素升高患者由于脂肪吸收不良，经常存在一定程度的维生素 K 缺乏。在 PT 延长通常 10mg 皮下注射或口服剂量维生素 K 可在 24 小时内改善由维生素 K 缺乏造成的凝血功能障碍（尽管证据表明肠外补充可能更可靠）[27]。而肝脏合成功能差的患者则难以纠正。如因出血或有计划的侵入性操作要求迅速纠正 INR，可输注新鲜冰冻血浆。尽管维生素 K 常被用于急性静脉曲张出血的治疗，但该方法尚无证据支持[99]。

案例 25-2，问题 2： C.V. 给予 3U 全血和 2U 新鲜冰冻血浆。生理盐水胃灌洗，从鼻胃管吸出的始终是血性液体。4 小时后仍在出血。可给予哪些药物干预来控制 C.V. 的食管静脉曲张破裂出血？

奥曲肽

奥曲肽是生长抑素的合成类似物，与后者药理学特性相似、半衰期略延长。生长抑素在欧洲可用，但在美国已被奥曲肽或伐普肽（孤儿药）取代（表 25-2）[100-103]。奥曲肽有效用于控制急性静脉曲张出血，并且与血管加压素和气囊压迫疗效相当，副作用较少。奥曲肽的用法为首剂 50μg 静脉推注，继之以 50μg/h 持续静滴 3~5 日[24]。一项研究研究显示，治疗 48 小时后，接受奥曲肽治疗的患者 100% 出血停止，血管加压素治疗组 64% 和奥美拉唑组 59% 患者出血停止（P<0.005）。血管加压素的副作用较多（腹部绞痛、恶心、震颤、心输出量减少、心肌缺血和支气管收缩）（P<0.01）。对于血管加压素和奥美拉唑 48 小时未能控制的出血患者，换用奥曲肽后出血均停止[104]。一项关于奥曲肽和血管加压素的 meta 分析中，奥曲肽控制急性食管静脉曲张破裂出血更有效（82% vs 55%，P=NS），且副作用少（0 vs 10%；P=0.000 07）[105]。奥曲肽通常具有良好的耐受性。虽然有些中心可能初始使用血管加压素，但大多数中心将奥曲肽作为一线药物及血管加压素治疗失败的挽救药物。

血管加压素

血管加压素是由垂体后叶产生的天然激素（也称为 8-精氨酸血管加压素），最初用于治疗垂体功能不足引起的尿崩症[100,101]。其用于控制静脉曲张破裂出血的机制在于其非 FDA 标记的强烈的平滑肌和血管收缩作用。血管加压素可有效地减少或终止约 60% 静脉曲张患有的出血（见表 25-2）[100,101]。值得关注的是血管加压素治疗患者会发生高血压、心绞痛、心律失常，以及罕见的心肌梗死等不良反应。由于半衰期短，血管加压素需要连续静脉输注。为了最大限度地减少剂量相关的不良反应，尽可能使用最低有效剂量。血管加压素可通过外周静脉输注给药，但是首选使用中央静脉，以避免外渗造成的组织坏死。常用剂量是首先 0.2~0.4U/min 持续静脉输注，然后每小时增加 0.2U/min，直至出血停止（最大剂量 0.8U/min）[92]。输液速度在出血停止 12 小时以后减半。应避免进一步加大剂量，因为对小剂量无反应的患者，剂量超过 1U/min 仍无法控制出血[106]。为避免由非特异性血管收缩引起的潜在心血管和皮肤严重并发症，血管加压素应仅在必要时短期使用，输液的持续时间应不超过 24 小时[92]。一项纳入 4 项随机对照研究的 meta 分析显示，血管加压素与安慰剂或无治疗相比，静脉曲张出血患者的死亡率并无明显差别[100]。由于治疗食管出血效果有限，及其不良影响（如腹部痉挛、心律不齐和坏疽）（见表 25-2），血管加压素已经很大程度被奥曲肽取代。尽管如此，仍有部分医生处方血管加压素。

硝酸甘油可用于减少血管加压素的心血管副作用，还可降低门静脉压力。静脉给药时硝酸硝酸甘油剂量为 40~200μg/min[100,102,107]。Gimson 等开展的一项随机试验研究显示，持续输注 12 小时结束后，血管加压素和硝酸硝酸甘油低比率联合治疗组 68% 患者出血停止，血管加压素单药组为 44%（P<0.05）。联合用药组导致治疗停止的主要并发症的发生率低于单独用药组（P<0.02）[108]。

表 25-2

急性出血的治疗

治疗	机制	副作用
奥曲肽	一种有效的选择性血管收缩剂。可降低门静脉压力,收缩内脏血管分流血液	腹泻、高血糖、低血糖、便秘、直肠痉挛、大便异常、头痛、眩晕、脂肪吸收障碍
血管加压素	非选择性血管收缩剂,收缩所有部位的血管床	腹部绞痛、恶心、震颤、皮肤苍白、静脉炎、注射部位出血、高血压恶化、心绞痛、哮喘、心肌梗死、肠坏死、坏疽、稀释性低钠血症
内镜下曲张静脉套扎	在食管处用塑料环套扎包含曲张静脉的黏膜及黏膜下层,使其固缩、纤维化,达到理想化的限制静脉曲张的作用	中量出血、低血压、胃肠不适、食管溃疡、穿孔
硬化治疗	在每个曲张静脉每隔 2cm 注射 0.5～5ml 硬化溶液(如 11.5% NaCl 或乙醇胺),可立即止血(2～5min 出血停止)	食管溃疡、食管狭窄、食管穿孔、反射性胸痛、暂时性吞咽困难
气囊压迫	将 Sengstaken-Blakemore 管或 Lintern 管(仅用于胃静脉曲张)经口放置于胃腔,然后给气囊充气,使气囊直接压迫胃食管连接处的曲张静脉从而达到控制出血的目的	呼吸困难(发生率>10%)、压迫性坏死、食管溃疡和破裂、气囊漏气后出血、胸痛、窒息(支气管插管可减轻呼吸困难,持续呼吸困难可放置口咽喉罩)
经颈静脉门体分流术	在放射显影条件下于肝静脉和门静脉肝内段放置 1 枚可膨胀的金属支架,通过这一引流通道使血液直接回流入体循环,降低门静脉压力	出血、血栓、狭窄、严重肝性脑病、肝衰竭、支架梗阻、支架易位

来源:Goulis J, Burroughs AK. Role of vasoactive drugs in the treatment of bleeding oesophageal varices. *Digestion*. 1999;60(Suppl 3):25;Wao T et al. Effect of vasopressin on esophageal varices blood flow in patients with cirrhosis:comparisons with the effects on portal vein and superior mesenteric artery blood flow. *J Hepatol*. 1996;25:491;Law AW, Gales MA. Octreotide or vasopressin for bleeding esophageal varices. *Ann Pharmacother*. 1997;31:237;de Franchis R. Longer treatment with vasoactive drugs to prevent early variceal re-bleeding in cirrhosis. *Eur J Gastroenterol Hepatol*. 1998;10:1041.

特利血管加压素

特利血管加压素为合成血管加压素类似物,是赖氨酸加压素的前体药(目前在美国不可用),可有效控制80%急性食管静脉曲张。与血管加压素相比,特利血管加压素心血管副作用较少[109]。奥曲肽、伐普肽、血管加压素和特利血管加压素已被证明有效急性静脉曲张出血的控制[110,111]。然而,特利血管加压素是唯一被证实可以改善急性静脉曲张出血患者生存率的药物。一项 meta 分析纳入 7 项随机安慰剂对照试验显示,特利血管加压素较安慰剂显著降低死亡率[相对危险(RR),0.66;95%CI,0.49~0.88][112]。

药物治疗(生长抑素及其类似物[奥曲肽或者伐普肽]或特利血管加压素),应在 C. V. 疑诊静脉曲张出血就立即开始使用,并在确诊后持续 3~5 日持续使用[92]。

内镜下食管曲张静脉套扎术及硬化治疗

案例 25-2,问题 3:血管加压素和奥曲肽是非特异性血管收缩剂,需要持续静脉输注,且有发生全身性副作用的风险。在控制 C. V. 出血中,内镜套扎和硬化治疗的地位如何?什么是气囊压迫治疗?TIPS 是否是合适的替代方法?

扩容复苏成功后,应在 12 小时内进行内镜检查以明确出血原因[92]。食管纤维内镜可直接观察出血的部位,并对活动性出血的曲张静脉行内镜下食管曲张静脉套扎术(EVL)、硬化治疗或气囊压迫等。EVL 操作耐受性良好(表 25-2)[110,113-117]。在一项随机对照试验中,Villanuva 等[118]发现,EVL 较硬化治疗失败率低(4% vs 15%,P = 0.02),输血量低(P = 0.05);而死亡率无显著统计学差异;不良反应(如吸入性肺炎、食管出血、溃疡、胸痛)的在硬化治疗组的发生率为 28%,EVL 组为 14%(RR,1.9;95%CI,1.1~3.5;P = 0.03)[118]。另一项类似的小样本研究中,Sarin 等[119]发现,EVL 组比硬化治疗组再出血率低(6.4% vs 20.8%,P<0.05)。推荐急性食管静脉曲张破裂出血采用 EVL 治疗,如果 EVL 治疗失败,可换用硬化治疗。内镜治疗最好联合药物治疗,且药物治疗应在内镜检查前开始[111]。AASLD 和美国胃肠病学会(American College of Gastroenterology,ACG)在肝硬化食管胃底静脉曲张和静脉曲张出血的预防和管理指南中推荐,对于控制和管理急性出血,血管收缩药物联合 EVL 是首选的方法[92]。因此,C. V. 要立即使用奥曲肽 3~5 日,并进行 EVL 治疗,以控制食管静脉曲张出血[24,92]。

气囊压迫

气囊压迫可通过直接压迫出血部位达到止血目的(见表 25-2)。但是该方法仅为短期控制出血的方法,压迫 48~72 小时后可能导致局部组织压迫性坏死,应在 12~24 小时后将气囊放气,最长使用时间为 24 小时。此外,放气或拔管时可能撕脱出血处的纤维蛋白结痂而导致出血。该方法仅用于短期控制出血,为其他有效治疗(如 EVL 或硬化治疗)争取时间[92,110,120,121]。

其他疗法

经颈静脉肝内门体分流术

虽然药物(促生长素抑制素,特利血管加压素,或奥曲肽)联合内镜下治疗(EVL 或硬化)已被证明可有效控制急性出血,但是仍可能发生再出血[92,110]。初始治疗应答不佳时可能需要其他干预来降低门静脉压力,以控制出血。

Henderson 等[122]进行了一项前瞻性随机多中心临床试验,比较远端脾肾分流(distal splenorenal shunt, DSRS)和 TIPS 在 β 受体阻滞剂联合内镜治疗效果不佳的静脉曲张出血患者的疗效。Child-Turcotte-Pugh 分级 A 和 B 级肝硬化并发难治性食管静脉曲张出血患者被随机分配到 DSRS 组或 TIPS 组,随访 2~8 年。两组 2 年和 5 年生存率无显著性差异(DSRS,81% 和 62%;TIPS,88% 和 61%);TIPS 组血栓形成、管腔狭窄、再次介入手术的发生率显著增高(DSRS,11%;TIPS,82%;$P<0.001$);而再出血、肝性脑病、腹水、肝移植需要、生活质量、手术成本等,两组没有显著差异[122]。TIPS 具有创伤小、比手术操作时间短的优势(见表 25-2)。TIPS 可以作为肝移植的桥梁治疗,也可用于治疗药物和内镜治疗效果不佳的非手术患者或进展期肝硬化患者(Child-Turcotte-Pugh 分级 C 类)的反复出血[86,92,110,123,124]。如果 C. V. 的 EVL 和药物治疗失败,可以选择 TIPS。

外科手术

门腔分流术可有效降低门静脉压力和预防再出血。但分流后肝性脑病发生率高。由于分流的血液不流经肝脏,可能加重肝实质损害。肠系膜腔静脉分流和远端脾肾分流也可有效地预防曲张静脉再出血,并且肝性脑病发生率较低[125]。

预防感染:短期使用抗生素

案例 25-2,问题 4:C. V. 是否应该预防细菌感染?

静脉曲张出血是感染发生的危险因素,严重细菌感染可增加死亡风险[92]。静脉曲张出血患者短期给予预防细菌感染治疗效果较好[126,127]。一项前瞻性随机试验比较了诺氟沙星(400mg,每日 2 次,7 日)(n=60)治疗与不治疗对照组(n=59)的效果,诺氟沙星组 SBP 较对照组发生率显著较低(3.3% vs 16.9%,$P<0.05$);死亡率降低(6.6% vs 11.8%),虽然结果无统计学显著性差异[126]。由于可能出现喹诺酮耐药细菌的感染,Fernandez 等[127]比较了口服诺氟沙星与静脉输注头孢曲松用于预防肝硬化消化道出血患者细菌感染的疗效。患者被随机分配到口腔诺氟沙星(400mg,每日 2 次)或静脉输注头孢曲松(1g/d),共治疗 7 日。抗生素治疗在入院 12 小时之内、急诊胃镜检查之后开始。与头孢曲松组相比,诺氟沙星组确诊感染的发生率(26% vs 11%;$P<0.03$),菌血症或自发性细菌性腹膜炎的发生率(12% vs 2%,$P<0.03$)均显著增高。两组治疗 10 日死亡率没有显著差异[127]。一项纳入 12 项试验的 Cochrane 综述评估抗生素预防对照安慰剂或不预防性使用抗生素在肝硬化上消化道出血患者对细菌感染预防作用。结果表明预防性使用抗生素患者因细菌感染引起的死亡率显著降低(RR,0.43;95%CI,0.19~0.97)[128]。

AASLD 指南推荐静脉曲张出血患者预防性使用抗生素 7 日以预防 SBP,可口服诺氟沙星(400mg,每日 2 次),或静脉输注头孢曲松(1g/d,如无法口服诺氟沙星)[38]。应予 C. V. 口服诺氟沙星 400mg,每日 1 次(肌酐清除率 30mL/min 剂量调整),或静脉输注头孢曲松 1g/d,共 7 日,以预防 SBP。

一级预防

案例 25-2,问题 5:所有静脉曲张出血此阶段干预的目的均是终止急性出血。药物治疗是否有助预防 C. V. 食管静脉曲张的第一阶段出血?

预防静脉曲张破裂出血的初次发生称为初级预防或一级预防。药物预防旨在降低 HVPG 到小于或等于 12mmHg,或者从较高的基线值降低大于或等于 20%[129,130]。Vorobioff 等[129]开展了一项小样本研究,HVPG 小于或等于 12mmHg 的患者均未发生门静脉高压相关的出血,而 HVPG 大于 12mmHg 的患者有 42% 发生门静脉高压相关出血。随访期间,6 例 HVPG 小于或等于 12mmHg 患者中仅 1 例死亡,而 24 例 HVPG 大于 12mmHg 的患者 16 例死亡($P<0.06$)[129]。Escorsell 等[130]证明 HVPG 较基线下降≥20% 与静脉曲张出血风险降低相关(6% vs 45%,$P=0.004$)。

β 受体阻滞剂

非选择性 β 受体阻滞剂通过减少心输出量(β₁ 肾上腺素能阻滞剂)和内脏血流量(β₂ 肾上腺素阻断)来减少门静脉血流,进而降低门静脉压力。对于一级预防,β 受体阻滞剂是研究最多的药物种类。很多随机试验比较了非选择性 β 受体阻滞剂与其他治疗方式的在静脉曲张出血的一级预防作用,如内镜下比较曲张静脉套扎术。普萘洛尔的常规起始剂量是 10mg,每日 3 次;纳多洛尔每日 20mg。选择性 β 受体阻滞剂(如阿替洛尔和美托洛尔)对肠系膜动脉影响不大,未证明其具有一级预防作用[131]。

普萘洛尔或纳多洛尔逐渐加量至静息心率为 55~60 次/min 或下降 25%,可防止或延缓静脉曲张初次出血[15]。基于各种随机安慰剂对照试验和荟萃分析的结果,非选择性 β 受体阻滞剂被视为一线药物治疗用于静脉曲张破裂出血预防[110,132]。Pascal 等进行了一项前瞻性随机多中心研究单盲试验，比较普萘洛尔安慰剂预防食管静脉曲张未出血患者的出血风险，研究的终点是出血和死亡。普萘洛尔的剂量逐渐增加至心率降低 20%~25%。纳入研究 2 年后，普萘洛尔组患者的不出血累积率（72% vs 51%，P<0.05）和 2 年累积存活率（74% vs 39%，P<0.05）均高于安慰剂组[133]。

Sarin 等[134]进行了一项前瞻性随机对照试验，比较普萘洛尔联合 EVL 与单独使用 EVL 在预防静脉曲张患者破裂首次出血风险的作用。两组平均随访时间约为 12.2 个月（±10.7 个月）。EVL 每间隔 2 周进行 1 次，直到曲张静脉闭塞。曲张静脉闭塞后，使用足量的普萘洛尔以达到使心率降低到 55 次/min 或较基线降低 25% 并维持治疗。两组出血率和生存率均无明显差别，只是 EVL 组静脉曲张复发患者更多（P=0.03）[134]。

在一项前瞻性随机双盲安慰剂对照试验中，Abraczinskas 等[135]发现停用普萘洛尔后，胃底静脉曲张破裂出血的危险从 4%（普萘洛尔治疗期间）上升至 24%（普萘洛尔停药后），未治疗组为（22%，先前研究的安慰剂治疗结果）。重要的是，停止 β 受体阻滞剂的患者与未治疗组相比，死亡率增加（48% vs 21%；P<0.05）[135]。因此，这一人群必须避免停用 β 受体阻滞剂。

AASLD/ACG 指南推荐非选择性 β-阻滞剂作为一级预防用于轻度静脉曲张未出血但是出血风险增高的患者（Child-Turcotte-Pugh 分级 B 级或 C 级或内镜显示静脉曲张红色征阳性）。尚未出血的中度静脉曲张且出血高危患者（Child-Turcotte-Pugh 分级 B 级或 C 级或内镜显示静脉曲张红色征阳性）可推荐使用非选择性 β 受体阻滞剂或 EVL。相反，尚未出血的中度静脉曲张患者，如不合并高危因素（Child-Turcotte-Pugh 分级 A 级，红色征阴性），首选非选择性 β 受体阻滞剂，选用 EVL 时需考虑是否存在选择性 β 受体阻滞剂禁忌证、不耐受、或不依从性。β 受体阻滞剂应该逐渐增加至最大耐受剂量[92]。

异山梨醇-5-单硝酸酯

尚未证明异山梨醇-5-单硝酸酯单药治疗可有效用于静脉曲张出血的一级预防[136,137]。Garcia-Pagan 等[137]进行了一项前瞻性多中心双盲随机对照试验，在 β 受体阻滞剂禁忌或不能耐受的肝硬化并食管胃底静脉曲张患者中评价异山梨酯 5-单硝酸是否可预防静脉曲张破裂出血。患者接受异山梨醇-5-单硝酸酯或安慰剂治疗。两组 1 年和 2 年的出血率及生存率无明显差别[137]。

异山梨醇-5-单硝酸酯与 β 受体阻滞剂联用比单独使用普萘洛尔降低肝静脉压力梯度效果更显著[138]。Merkel 等[139]评价纳多洛尔联合异山梨醇-5-单硝酸酯一级预防静脉曲张破裂出血的作用。纳多洛尔单药治疗组，服用 40~160mg/d 纳多洛尔以达到静息心率降低 20%~25%。另一组患者同时口服纳多洛尔和异山梨酯 5-单硝酸 10~20mg 口服，每日 2 次。纳多洛尔组静脉曲张破裂出血的总风险为 18%，联合治疗组为 7.5%（P=0.03）。然而由于副作用，联合用药组中止治疗患者数较与纳多洛尔单药治疗组

高[139]。AASLD 和 ACG 指南不推荐硝酸盐（单独或联合 β 受体阻滞剂、分流治疗或硬化治疗）用于静脉曲张出血的一级预防[92]。

依据 C.V. 内镜检查时曲张静脉的大小和出血风险的高低，应口服普萘洛尔 10mg，每日 3 次，或纳多洛尔 20mg，每日 1 次，并逐渐加量至静息心率为 55~60 次/min（或下降 25%），或接受 EVL，以防止或延缓曲张静脉首次出血。

二级预防

案例 25-2，问题 6：C.V. 的肝病医生希望开始预防静脉曲张再次出血的治疗。对于 C.V. 来说，长期治疗目标是什么？什么治疗方法可用于防止再次出血（二级预防）？

二级预防是指预防初次出血后的再次出血。所有静脉曲张初次出血后存活的患者均应接受治疗，以防再次出血。重要的是，直到初次静脉曲张出血停止后才能开始 β 受体阻滞剂治疗。在急性出血治疗期间使用 β 阻滞剂，会降低患者因对抗低血压而增快的心率，对生存产生不利影响。已有试验证明非选择性 β 阻滞剂在预防再出血的作用[113,140,141]。Colombo 等[140]研究了 β 受体阻滞剂对于肝硬化患者预防再出血的疗效。患者在出血 15 日以后被随机分配接受普萘洛尔、阿替洛尔或安慰剂治疗。口服普萘洛尔逐渐加量至静息脉率降低约 25%，阿替洛尔剂量固定为每日 100mg。普萘洛尔治疗组与安慰剂组相比，再出血发生率显著降低（P=0.01）。药物治疗组无出血生存优于安慰剂组（普萘洛 vs 与安慰剂，P=0.01；阿替洛尔 vs 安慰剂，P=0.05）[140]。

内镜下治疗消除曲张静脉也可有效预防静脉曲张再出血[15,141]。delaPana 等[141]的研究显示，与单独 EVL 相比，纳多洛尔联合 EVL（n=43）降低食管静脉曲张的再出血发生率（14% vs 38%，P=0.006）；两组死亡率相似；EVL 联合加纳多洛尔组较 EVL 治疗组 1 年曲张静脉复发率低（54% vs 77%，P=0.06）。β 受体阻滞剂组不良反应发生率较高，导致约 20%~30% 患者退出试验[141]。

一项 meta 分析[142]显示，单独 EVL 和 EVL 联合 β 受体阻滞剂±单硝酸异山梨醇降低总再出血率（29% vs 37%；NS），但对死亡率无影响。联合 β 受体阻滞剂±单硝酸异山梨醇治疗对防治再出血有效。单纯药物治疗也是有效的替代治疗[142]。

对于 EVL 和 β 受体阻滞剂预防治疗失败的患者，可选择 TIPS。Escorcell 等[143]开展的一项研究 Child-Turcotte-Pugh 分级 B 或 C 级肝硬化患者首次曲张静脉破裂出血后存活随机试验显示，与异山梨醇酸酯治疗相比，TIPS 组再出血发生率较药物治疗组低（13% vs 39%，P=0.007）；肝性脑病在 TIPS 组发生率较高（38% vs 14%，P=0.007）。TIPS 组 2 年再出血率也较低（13% vs 49%，P=0.01）。两组 2 年生存概率相同（72%）。值得关注的是，药物治疗组改善 Child-Turcotte-Pugh 分级较明显（72% vs 45%，P=0.04）；且成本更低[143]。

AASLD/ACG 指南推荐联合非选择性 β 受体阻滞剂

与 EVL 进行二级预防。经药物和内镜治疗仍发生再出血的 Child-Turcotte-Pugh 分级 A 级或 B 级患者,可考虑 TIPS 治疗[86,92]。

因为 C. V. 有反复上消化道出血史,防止再出血的最佳治疗是开始非选择性 β 受体阻滞剂和 EVL 联合治疗。β 受体阻滞剂的剂量应使静息心率降低至 55~60 次/min 或下降 25%。EVL 应每 1~2 周重复一次,直至静脉闭塞,闭塞后 1~3 个月复查内镜,然后每 6~12 个月内镜复查静脉曲张是否复发。如果药物联合治疗不能预防静脉曲张出血,可考虑 TIPS 治疗[86]。

肝性脑病

案例 25-3

问题 1:R. C.,男性,57 岁,因恶心、呕吐,腹痛入院。既往长期酗酒,曾因酒精性胃炎和酒精戒断多次住院治疗。体格检查示恶病质(体重 55kg),意识模糊,不能正确回答姓名、地点等问题;大量腹水、重度水肿;肝脏右肋缘下 9cm 可触及,脾未触诊;未闻及肠鸣音。实验室检查结果如下:

Na:132mmol/L

K:3.7mmol/L

Cl:98mmol/L

碳酸氢盐:27mmol/L

BUN:24mg/dl

SCr:1.4mg/dl

Hgb:9.2g/dl

Hct:24.1%

ALP:218IU

乳酸脱氢酶(LDH):305IU

总胆红素:3.5mg/dl

PT:22 秒(INR1.8)

医嘱饮食 70g 蛋白质,8 360kJ 热量。每 12 小时静脉注射呋塞米 40mg 以减少水肿和腹水。腹痛和恶心分别给予硫酸吗啡和丙氯拉嗪治疗。入院后两日,R. C. 开始呕血,并出现意识障碍、回答不切题。置入鼻胃管连续引出咖啡样胃内容物。给予盐水洗胃吸出液变得清晰。次日早上,R. C. 仍意识不清,扑翼样震颤明显,呼气可嗅及肝臭。其入院第 2 日的实验室数据如下:

Hgb:7.4g/dl

Hct:21.2%

K:3.1mmol/L

SCr:1.4mg/dl

BUN:36mg/dl

PT:22 秒(INR 1.8)

粪潜血:阳性

补充诊断:肝性脑病,上消化道出血。

哪些 R. C. 的病史支持肝性脑病诊断?他属于哪种类型的肝性脑病?

肝性脑病是一种中枢神经系统异常,通常由进展期肝病或门体分流诱发,临床特征涵盖神经系统亚临床改变至昏迷。ASSLD 和 EASL 指南将肝性脑病分型的原则:①根据疾病[急性肝衰竭(A 型)、门体交通支或分流(B 型)和肝硬化(C 型)];②根据临床表现的严重程度;③根据发作的时程(偶发性、复发性和连续性);④根据诱发因素(无或有)[144]。

肝性脑病严重程度分级的金标准是 West Haven Criteria(WHC)标准,已出现明确意识障碍的患者适用 Glasgow 昏迷评分(Glasgow Coma Scale,GCS),详见 ASSLD/EASL 2014 指南(https://www.aasld.org/sites/default/files/guideline_documents/141022_AASLD_Guideline_Encephalopathy_4UFd_2015.pdf)。肝性脑病和氮代谢国际学会(International Society for Hepatic Encephalopathy and Nitrogen Metabolism,ISHEN)共识将轻微型肝性脑病(minimal hepatic encephalopathy,MHE)和 1 级肝性脑病患者分类为隐性肝性脑病(covert hepatic encephalopathy,CHE),而出现明显临床表现则分类为显性肝性脑病(overt hepatic encephalopathy,OHE)。ISHEN 共识将定向力障碍和扑翼样震颤定义为 OHE 的开始[145]。本章将集中讲述肝硬化肝性脑病的治疗。

肝性脑病早期,精神状态改变可表现为轻度判断力异常、性格异常、睡眠习惯或情绪改变。随着肝性脑病进展,嗜睡和精神异常成为主要表现。最终发展至昏睡和昏迷。扑翼样震颤通常发生于肝性脑病的早中期,早于昏睡和昏迷期[144]。

肝性脑病的临床特征(如 R. C. 所示)包括神志改变和扑翼样震颤。判断为显性肝性脑病,C 型,3 级,偶发性,诱发性(上消化道出血诱发,见问题 3)。

扑翼样震颤的体格检查为嘱患者手腕和前臂向前平伸,手指分开可引出。表现为双侧同步的每 1~2 秒突发性的无节律的重复拍击(抽搐)动作。震颤不是肝性脑病特有的,也可出现于尿毒症、低钾血症、心脏衰竭、酮症酸中毒、呼吸衰竭和镇静剂过量[144]。

肝性脑病的药物治疗必须基于对肝性脑病发病机制的理解和严重程度的分级。大多数肝性脑病是完全可逆的,因此肝性脑病很可能是一种代谢或神经生理异常而不是器质性异常[144]。严重的、进行性发展的肝性脑病可导致不可逆的脑损伤(颅内压增高引起)、脑疝和死亡[144,146,147]。

发病机制

案例 25-3,问题 2:肝性脑病的发病机制有哪些?

关于肝性脑病的发病机制脑病有多种学说。较公认的学说包括:氨代谢异常,支链/芳族氨基酸比例改变;脑神经递质失衡[如 γ-氨基丁酸(γ-aminobutyric acid,GABA)和血清素];血-脑屏障破坏;脑积累"毒素"暴露[147]。肝性脑病的发病机制可能是多因素共同作用的结果。

氨

氨是蛋白质代谢的副产物,大部分来源于食物中摄取的蛋白质或流入胃肠道的蛋白质含量丰富的血液(如食管静脉曲张出血)。存在于胃肠道内的细菌将蛋白质分解为多肽、氨基酸和氨。这些物质被肠黏膜吸收后,或者进一步代谢,或者存储供以后使用,或者被用于合成新的蛋白质。氨在肝脏中代谢为尿素,然后经肾排出。肝硬化血流和肝脏代谢受损时,血清和中枢神经系统的氨浓度增加。进入中枢神经系统的氨与 α 酮戊二酸结合形成一种芳香氨基酸-谷氨酰胺。氨可能是肝性脑病的重要发病机制。氨水平升高引起星形胶质细胞内谷氨酰胺含量增高,导致渗透失衡、细胞肿胀和脑水肿。虽然血清氨和脑脊液谷氨酸浓度增高是肝性脑病的特征性表现,但可能并不是这一综合征的真正病因[147,149]。ASSLD/EASL 指南指出,单纯血氨增高不具有诊断、分级或预后评估价值。但是,如血氨正常,诊断肝性脑病需谨慎。使用降氨药物时,反复检查血氨浓度有助于评估疗效[144]。

氨基酸平衡

在急性和慢性肝衰竭,芳香族氨基酸的血清浓度显著增加,导致其与支链氨基酸的比例改变。芳香族氨基酸似乎更易透过血-脑屏障,进入脑脊髓液。一旦进入脑脊液,某些芳族化合物可以被代谢生成"假性神经递质",可能改变神志状态、诱发肝性脑病(详见第 38 章)[148,149]。

γ-氨基丁酸

Schafer 等[150] 提出,在肝脏疾病时,肠道释放的 γ-氨基丁酸不经过肝脏代谢而穿过血-脑屏障与其突触后受体位点结合,引起肝性脑病相关的神经系统异常。其他一些假说,内生性苯二氮䓬类物质,由于结构相似,可通过提高 γ-氨基丁酸的神经传递参与肝性脑病的发病。γ-氨基丁酸和内生性苯二氮在肝性脑病中的作用尚未明确,仍需进一步阐明[151,152]。

在所有怀疑导致肝性脑病的毒素中,氨和某些芳族氨基酸的研究最多。其他促进因素包括感染、电解质紊乱、消化道出血、便秘和过度利尿。这些因素可增加血氨,诱发或加重肝性脑病[144,153,154]。

案例 25-3,问题 3:R.C.肝性脑病的可能诱因是什么?

R.C.肝性脑病的最主要的诱因是突发上消化道出血。肠道内的血液被细菌分解,导致大量氨和其他有毒物质进入门静脉系统。其他重要的诱因有:利尿剂导致的血容量不足(BUN:肌酐比值>20)、低钾血症(钾 3.1mmol/L),以及潜在的代谢性碱中毒(连续鼻胃管吸引和呋塞米)。过度利尿治疗通过诱导肾前性氮质血症、低钾血症和代谢性碱中毒加重肝性脑病。碱中毒可促进非离子型氨以及离子型胺类扩散入中枢神经系统。相关的细胞内酸中毒通过将氨还原为铵离子(NH_4^+)来摄取氨[155,156]。

镇静药物也可诱发肝性脑病。相关药物包括阿片类药物(如吗啡、美沙酮、哌替啶、可待因)、镇静剂(如巴比妥类、水合氯醛)和镇静剂(如吩噻嗪)。大部分药物能加重肝性脑病,是因其能提高中枢神经系统的敏感性,减少肝脏对药物或其活性代谢产物的清除导致蓄积。对于 R.C.,如使用吗啡或丙氯拉嗪,可能加重肝性脑病。虽然 R.C.不存

在下述情况,膳食蛋白质过量、感染、便秘可导致到过量的氮负荷,诱发肝性脑病。

治疗和一般管理

案例 25-3,问题 4:可以采用哪些非药物措施治疗 R.C. 的肝性脑病?

约90%患者去除诱因可改善意识状态[144]。确定和去除肝性脑病的诱因后,主要治疗目的是减少循环系统中氨或含氮产物的含量。2013ISHEN 推荐,肝硬化和等待肝移植手术患者每日能量摄入量为 146~167kJ/(kg·d),蛋白质摄取量为 1.2~1.5g/(kg 理想体重·d)[157-160]。Cordoba 等[161] 通过试验评估膳食蛋白质含量在肝性脑病进程中的作用。因肝性脑病入院的肝硬化患者(30 例)被随机分配到两个饮食组 14 日。在肝性脑病标准治疗措施之外,第一组逐步增加膳食蛋白质含量,前 3 日摄入 0g 蛋白质,然后每 3 日逐渐增加蛋白质的量(12、24、48g),最后 2 日达到 1.2g/(kg·d);第二组从第 1 日开始接收 1.2g/(kg·d)膳食蛋白质。结果表明两组肝性脑病进程差别无显著性,但第一组患者蛋白质分解程度较高[161]。

R.C. 为男性、恶病质,应注意营养不良患者的饮食。依据 ISHEN 指南推荐,按 R.C. 体重为其制定 70g 蛋白质、8 360kJ 的饮食是合理的。应给予 R.C. 少量流食及夜间点心,使营养均匀分布至一日当中[157,158]。

案例 25-3,问题 5:哪些药物可用于治疗 R.C. 的肝性脑病?

乳果糖

乳果糖被肠道细菌分解生成乳酸、乙酸和蚁酸,酸化结肠内容物,使氨转换为不易吸收的铵离子,部分氨会从血浆重释放入胃肠道,最终的结果是血氨降低。其他蛋白质分解产物的吸收(如芳香族氨基酸)也可能降低。乳果糖诱发渗透性腹泻也可通过缩短肠道传输时间减少氨合成和吸收,帮助胃肠道血液去污。乳果糖糖浆(10g/15ml)已成功用于治疗急慢性肝性脑病。急性患者每隔 1 小时给予乳果糖 25ml 直至排便,然后逐渐减量以保证意识清楚以及每日 2~3 次软便,并避免乳果糖过量(呼吸、脱水、严重皮肤过敏,诱发肝性脑病)[144]。昏迷等无法口服者,可通过鼻胃管给药。或者配置灌肠液(乳果糖:水 = 300ml:700ml),用乳果糖水混合物(125ml)直肠保留灌肠 30~60 分钟,尽管在意识改变的患者较难操作。乳果糖治疗 12~48 小时之内临床起效。患者可能需乳果糖长期维持治疗,尤其是反复发作肝性脑病的患者。为防止肝性脑病反复发作,应维持预防性口服乳果糖。如诱发因素已去除或肝功改善,乳果糖可逐步减量并最终停药[144]。长期服用乳果糖可提高患者对膳食蛋白质的耐受性,且持续低剂量服用可避免腹泻,一般耐受性良好[162]。

虽然乳果糖在肝性脑病的治疗中占主要地位[144,163],

但是评估其治疗肝性脑病的数据非常有限。应用乳果糖应注意防止引起过度腹泻,导致脱水和低血钾。两者都可加重肝性脑病。虽然乳果糖一般耐受性良好,20%的患者诉胃肠胀气、腹胀、嗳气。如感觉糖浆太甜,可用果汁、碳酸饮料或者水稀释[146]。

利福昔明

利福昔明是一种合成的抗生素,结构类似于利福霉素。其抗菌活性谱广,对革兰氏阴性菌、革兰氏阳性菌及需氧菌和厌氧菌均有作用[164]。值得注意的是,96.6%的药物以原型药物形式经粪便排出,而原型药物吸收代谢经肾脏排泄很少[82,165]。利福昔明被美国引进用于旅行者腹泻的治疗[166],也获批用于治疗肝性脑病[165]。在试验中使用的剂量为550mg、每日2次或每隔8小时400mg[167,168],550mg、每日2次剂量方案被FDA批准用于肝性脑病[165]。利福昔明耐受性良好,报告的不良反应包括胀气、恶心和呕吐。有报道与长期应用相关的荨麻疹皮肤反应[169]。使用超过2个月可能导致细菌二重感染(艰难梭菌相关性腹泻)[82,165]。

新霉素

新霉素可有效地降低血氨浓度(可能通过减少胃肠道中代谢蛋白质的细菌)。新霉素约1%~3%被吸收。严重肾功能不全患者长期使用可引起耳毒性或肾毒性。对于接受大剂量治疗超过2周的患者建议常规监测血清肌酸酐、尿蛋白,并估算肌酐清除率[162]。新霉素治疗也可引起可逆性吸收不良综合征,不仅抑制脂肪、氮、胡萝卜素、铁、维生素 B_{12}、木糖和葡萄糖吸收,也能减少某些药物的吸收,如地高辛、青霉素和维生素 K[146]。新霉素常规剂量为500~1 000mg 口服,每日4次;或1%溶液(125ml)保留灌肠30~60分钟,每日4次[162]。

氟马西尼

基于肝性脑病内生性苯二氮累积的理论,因此有研究评价苯二氮拮抗剂——氟马西尼——对肝性脑病的疗效。几项试验均显示肝性脑病患者临床和电生理有所改善[170]。但因其效果温和加之需要静脉给药,氟马西尼并非理想的治疗选择。

乳果糖与利福昔明比较

Lawrence 等[171]对利福昔明治疗肝性脑病的研究进行了系统综述,发现利福昔明与乳果糖同样有效,甚至在一些轻度至中度肝性脑病研究中作用优于乳果糖。此外,与接受乳果糖治疗的患者相比,接受利福昔明治疗的患者需要住院治疗次数少、住院时间短、住院费用低[171]。

Bucci 等[172]在一项双盲研究中评估了利福昔明(1 200mg/d)与乳果糖(30g/d)治疗15日对中度至重度肝性脑病的疗效。治疗7日后,两组患者血氨水平在均降至正常。治疗结束时,两组认知功能测试成绩均提高。利福昔明治疗组耐受性更好[172]。虽然一些试验数据表明用利福昔明有益于治疗肝性脑病,但是必须进行大规模的试验验证其效果是否优于乳果糖。此外,目前利福昔明的

费用明显高于乳果糖和新霉素[乳果糖(60~100g,每日1次),约 \$170~280/月;新霉素(500mg,每日4次),约 \$220/月;利福昔明(550mg,每日2次),约 \$2 000/月;pergoofrx.com 数据]。

利福昔明与新霉素比较

Miglio 等[173]开展了一项随机对照双盲试验评价利福昔明(400mg,每日3次)和新霉素(1g,每日3次)的疗效和耐受性。受试者每个月接受治疗14日,共6个月。在研究过程中,利福昔明和新霉素治疗组患者血氨浓度下降相似[173]。Pedretti 等[174]开展的另一项试验给予肝硬化患者利福昔明(400mg,每隔8小时1次)和新霉素(1g,每隔8小时1次)治疗,经过21日新霉素组治疗发生了较多不良事件(尿素氮或血浆肌酐升高、恶心、腹痛和呕吐)。治疗结束后,两组血氨水平均显著降低,利福昔明组血氨水平下降较早[174]。由于较少的不良反应和良好的疗效,利福昔明已在某些医疗机构替代了新霉素作为肝性脑病二线治疗药物。

乳果糖与新霉素比较

Orlandi 等[175]的研究发现,如治疗及时,乳果糖和新霉素治疗肝性脑病的效果相似。但是,在急性期治疗,特别是急性消化道出血,乳果糖可能比新霉素起效快。

有趣的是,尽管乳果糖被认为是防治显性肝性脑病的标准治疗,一项关于乳果糖治疗肝性脑病效果的 meta 分析对此观点提出了质疑[176]。需要开展大型随机对照试验以明确肝性脑病的最佳治疗方案[147]。ASSLD/EASL 认为新霉素可作为显性肝性脑病的替代治疗方法[144]。

治疗 R. C. 的肝性脑病首选乳果糖,因为可以缩短胃肠道内血液的清除时间,有可能快速缓解脑病。尽管R. C. 无新霉素禁忌证,但并非最佳选择,因其有加重凝血功能障碍(干扰维生素 K 的吸收)和增加肾毒性的风险(SCR1.4mg/ml)。如果 R. C. 的肾功能持续减退,新霉素可能成为禁忌证。乳果糖初始剂量可给予每1~2小时 25ml/h直至每日排出至少2次软便。然后逐渐减量至每日维持2~3次软便和意识状态改善。如有必要,R. C. 可以通过鼻胃管接受乳果糖早期治疗。

乳果糖联合治疗

案例25-3,问题6:对于 R. C.,联合治疗可提高对肝性脑病的疗效么?

Bass 等[167]开展了一项随机双盲安慰剂对照试验,比较利福昔明与安慰剂对恢复期的反复肝性脑病发作患者(近6个月内发作≥2次)的预防作用及其住院指标。患者随机接受利福昔明(550mg,每日2次)或安慰剂治疗6个月。该研究允许使用乳果糖(患者约90%接受伴随治疗)。研究的结果表明,肝性脑病的发生率在利福昔明组为22.1%,安慰剂组为45.9%;利福昔明组中13.6%的患者因肝性脑病住院治疗,安慰剂组为22.6%。两组不良事件相

似（利福昔明组仍在继续观察）[167]。ASSLD/EASL 推荐在乳果糖基础上加用利福昔明治疗显性肝性脑病[144]。目前的肝性脑病指南（ACG）认为对单药治疗无效的患者，联合使用乳果糖和新霉素是可行的[162]。ASSLD/EASL 并未提及此种联合治疗[144]。R. C. 此阶段尚不会从联合治疗中获益。

肝肾综合征

案例 25-3，问题 7：R. C. 乳果糖治疗的起始剂量为每隔 1 小时 25ml，随后根据意识状态改善程度调整剂量。消化道出血停止后的几日，血肌酐从 1.4mg/L 升高至 2.7mg/L，逐渐少尿。血压 85/65mmHg，脉搏 70 次/min，呼吸 16 次/min。R. C. 停用呋塞米，输注白蛋白来扩容以提高尿量。肾脏超声未见异常。血压和尿量没有明显改善。化验结果如下：

Na：123mmol/L

K：3.6mmol/L

Cl：98mmol/L

碳酸氢盐：25mmol/L

BUN：96mg/dl

SCr：2.7mg/dl

Hgb：8.4g/dl

Hct：27.1%

AST：640IU

ALP：304IU

LDH：315IU

总胆红素：4.1mg/dl

PT：22 秒（INR 1.8）

24 小时尿检结果如下：

蛋白：50mg/d

红血细胞：1~2 个/高倍视野

白细胞、葡萄糖和酮体：阴性

排除其他可能的肾脏疾病原因后，R. C. 被诊断为肝肾综合征。什么方法可用于治疗 R. C. 的肝肾综合征？

发病机制

肝肾综合征（hepatorenal syndrome，HRS）是晚期肝硬化的并发症。其特点是肾血管强烈收缩导致非常低的肾灌注和肾小球滤过率，以及肾排钠和和排水功能严重减退[177]。Cardenas 等[178]总结了 HRS 的发病机制和诱因，详见 nature.com（http://www.nature.com/nrgastro/journal/v3/n6/fig_tab/ncpgasthep0517_F1.html）。诊断 HRS 需排除肾脏实质病变和其他已知病因。国际腹水协会（International Ascites Club，IAC）定义并修订的 HRS 诊断标准，详见 icascites.org（http://www.icascites.org/about/guidelines/）[179,180]。

肝肾综合征分为两型。1 型 HRS 为急性进展型肾衰竭，2 周内血清肌酐水平加倍至大于 2.5mg/L。1 型 HRS 的诱因包括 SBP、大量放腹水。部分 1 型 HRS 没有诱因，通常在循环功能急剧恶化、低血压和内源性血管收缩系统激活

的情况下发生，可能与心脏和肝脏功能受损以及肝性脑病相关。1 型 HRS 患者预后很差[180,181]。相比之下，2 型 HRS 肾衰竭进展缓慢，血清肌酐为 1.5~2.5mg/dl。2 型 HRS 常与难治性腹水相关，生存率较 1 型 HRS 患者高[178,179,180]。

治疗

HRS 的治疗尚处于研究阶段。HRS 死亡率高（1 型 HRS 诊断 2 周之内，2 型 HRS 6 个月以内）。肝移植是治疗 1 型和 2 型 HRS 的有效方法，并且是确保长期生存的唯一治疗方法。药物治疗的主要目标是部分逆转肝移植候选患者的 HRS，维持其生存直至等到合适的供体器官[179,180]。利尿剂会加重肾脏疾病，所以必须停用[178]。

Solanki 等[182]开展的一项小样本随机研究表明，使用血管收缩剂特利血管加压素辅以白蛋白治疗对 1 型 HRS 有效。患者随机接受每隔 12 小时静脉输注特利血管加压素 1mg 或安慰剂治疗。两组均给予白蛋白治疗。与安慰剂组相比，特利血管加压素组尿量、肌酐清除率、平均动脉压和生存率（42% vs 0）均显著增高（$P<0.05$）；且特利血管加压素组的所有幸存者均发生了 HRS 逆转[182]。

Sanyal 等[183]进行了一项前瞻性随机双盲安慰剂对照的临床试验。1 型 HRS 受试者随机接受特利血管加压素（1mg，每 6 小时静脉输注）或安慰剂治疗。经过 3 日治疗 SCR 水平降低小于基线值 30% 的患者，特利血管加压素的剂量增加至 2mg 每 6 小时。在这项研究中的所有患者均接受白蛋白治疗。主要终点（治疗成功）定义为治疗小于或等于 14 日时，在不透析的状态下，两次血肌酐检测值（间隔 48 小时以上）小于或等于 1.5mg/dl，无死亡或 1 型 HRS 复发。虽然没有达到统计学显著性，特利血管加压素组达到主要终点的比例是安慰剂组的 2 倍（25% vs 12.5%）。特利血管加压素逆转 HRS 的效果优于安慰剂组（定义为肌酐水平小于 1.5mg/dl）（34% vs 13%，$P=0.008$）。183 两组总不良事件发生率相似[183]。美国 FDA 于 2009 年接受了特利血管加压素治疗 1 型 HRS 作为新药上市申请的最后环节，并给予优先审查和绿色通道标识。2013 年，特利血管加压素以孤儿药形式获批。

其他非随机研究表明，血管收缩剂治疗与去甲肾上腺素（联合白蛋白和呋塞米）或米多君（联合奥曲肽和白蛋白）可改善 1 型 HRS 患者的肾功能[184-186]。Esralian 等[187]回顾性分析了奥曲肽联合米多君和白蛋白治疗 1 型 HRS 的疗效。对照组仅接受白蛋白治疗。奥曲肽起始剂量为 100μg 皮下注射，每日 3 次，逐渐增加至目标剂量 200μg 皮下注射，每日 2 次。米多君起始剂量为 5、7.5 或 10mg 口服，每日 3 次，逐渐加量至目标剂量 12.5 或 15mg。剂量调整基于平均动脉压较基线值升高至少 15mmHg。所有患者均在利尿剂脱水后给予静脉 1.5L 盐水和 120g 人血白蛋白扩容。研究发现，治疗组 40% 患者在第 30 日达到血清肌酐持续降低，对照组为 10%（$P=0.01$）。30 日死亡率在治疗组 43%，对照组 71%（$P=0.03$）[187]。

Duvouxet 等[186]开展了一项去甲肾上腺素联合静脉输注白蛋白和呋塞米治疗 1 型 1HRS 效果的预试验研究。去甲肾上腺素给予 10±3 日，平均剂量 0.8±0.3mg/h。中位时

间 7 日后,83% 患者出现 HRS 逆转,表现为血清肌酸酐降低（358±161→145±78μmol/L，P<0.001）、肌酸酐清除率升高（13±9→40±15ml/min，P=0.003）、平均动脉压升高（65±7→73±9mmHg，P=0.01）、肾素活性和醛固酮浓度降低（P<0.05）[186]。

两项小型开放标签随机临床前试验研究去甲肾上腺素联合特利血管加压素治疗 HRS 的疗效和安全性[188,189]。所有受试者均接受白蛋白治疗。结果显示两药均可改善患者肾功能，疗效和安全性相似。这些结果显示，治疗 1 型 HRS，去甲肾上腺素可能是安全、有效、低价的特利血管加压素的替代药物。

IAC 指南推荐血管收缩剂和白蛋白作为治疗 1 型 HRS 的一线药物。推荐剂量为特利血管加压素（2~12mg/d）联合白蛋白（第 1 日 1g/kg，以后 20~40g/d）。指南指出，该治疗方案可使约 60% 患者的肾功能恢复[180]。IAC 推荐米多君（加奥曲肽）和去甲肾上腺素作为特利血管加压素的两个可能的替代方案[180]。AASLD 最新指南推荐输注白蛋白加奥曲肽和米多君治疗（主要是由于美国不能使用特利血管加压素）[38]。研究显示奥曲肽和米多君联合治疗是有效的[190,191]。AASLD 同时推荐白蛋白加去甲肾上腺素治疗 1 型 HRS，但治疗需在 ICU 进行[38]。血管收缩剂治疗的有效性和安全性有待大样本随机临床试验进行评估[184-186]。

2 型 HRS 呈渐进性发展，患者不出现肾功能急剧恶化过程。目前尚无 2 型 HRS 的特殊治疗。2 型 HRS 主要的临床问题是难治性腹水，可通过大量放腹水、静脉输注白蛋白或 TIPS 得到控制[178,184,192]。需开展更多的临床研究来明确血管收缩剂和其他可能治疗方法对 2 型 HRS 的作用[180]。

R.C. 应继续接受以下治疗：白蛋白静脉注射 10~20g/d；奥曲肽 100μg 皮下注射，每日 3 次，逐渐加量至目标剂量 200μg；米多君 5~10mg 口服，每日 3 次，逐渐加量至目标剂量 12.5mg。治疗目标是使平均动脉压提高 15%。因为肝肾综合征预后不良，应评估 R.C. 是否需接受肝移植治疗。

案例 25-3，问题 8：对于类似 R.C. 的终末期肝病患者，为何要考虑肝移植？

肝移植可能是终末期肝病合并并发症患者的最佳选择，可改善病情、延长生存期。难治腹水、严重肝性脑病、食管或胃静脉曲张和肝肾综合征患者应考虑移植治疗[193]。由于供体器官不足和严重的移植并发症，应考虑其他替代治疗方案以降低移植需求。对于 R.C. 等被列入移植候选名单的患者，应在移植前就决定好移植后改善预后的治疗策略（详见第 34 章，肝移植适应证的相关信息）[192]。

（韩者艺 译，韩英 校，韩英 审）

参考文献

1. Kochanek KD, Murphy SL, Xu JQ, Tejada-Vera B. Deaths: Final data for 2014. *National Vital Statistics Rep.* 2016;65:4.
2. Friedman SL. Liver fibrosis—from bench to bedside. *J Hepatol.* 2003; 38(Suppl 1):S38.
3. Roberts RA et al. Role of the Kupffer cell in mediating hepatic toxicity and carcinogenesis. *Toxicol Sci.* 2007;96:2.
4. Tarla MR et al. Cellular aspects of liver regeneration. *Acta Cir Bras.* 2006;21(Suppl 1):63.
5. Pritchard MT, Nagy LE. Ethanol-induced liver injury: potential roles for egr-1. *Alcohol Clin Exp Res.* 2005;29(Suppl 11):S146.
6. Zhu H et al. Oxidative stress and redox signaling mechanisms of alcoholic liver disease: updated experimental and clinical evidence. *J Dig Dis.* 2012;13(3):133–142.
7. European Association for the Study of Liver. EASL clinical practical guidelines: management of alcoholic liver disease. *J Hepatol.* 2012;57(2):399–420.
8. World Health Organization. Guidelines for the screening, care and treatment of persons with hepatitis C infection. 2014. http://www.who.int/hiv/pub/hepatitis/hepatitis-c-guidelines/en/. Accessed March 19, 2015.
9. Safdar K, Schiff ER. Alcohol and hepatitis C. *Semin Liver Dis.* 2004;24:305.
10. Ramalho F. Hepatitis C virus infection and liver steatosis. *Antiviral Res.* 2003;60:125.
11. Liangpunsakul S, Chalasani N. Treatment of nonalcoholic fatty liver disease. *Curr Treat Options Gastroenterol.* 2003;6:455.
12. Cave M et al. Nonalcoholic fatty liver disease: predisposing factors and the role of nutrition. *J Nutr Biochem.* 2007;18:184.
13. Heidelbaugh JJ, Sherbondy M. Cirrhosis and chronic liver failure: part II. Complications and treatment. *Am Fam Physician.* 2006;74:767.
14. Hu LS et al. Current concepts on the role of nitric oxide in portal hypertension. *World J Gastroenterol.* 2013;19(11):1707–1717.
15. Garcia-Tsao G. Portal hypertension. *Curr Opin Gastroenterol.* 2006;22:254.
16. Groszmann R et al. Measurement of portal pressure: when, how, and why to do it. *Clin Liver Dis.* 2006;10:499.
17. Wadhawan M et al. Hepatic venous pressure gradient in cirrhosis: correlation with the size of varices, bleeding, ascites, and Child's status. *Dig Dis Sci.* 2006;51:2264.
18. Laleman W et al. Portal hypertension: from pathophysiology to clinical practice. *Liver Int.* 2005;25:1079.
19. Rodriguez-Vilarrupla A et al. Current concepts on the pathophysiology of portal hypertension. *Ann Hepatol.* 2007;6:28.
20. Lata J et al. Management of acute variceal bleeding. *Dig Dis Sci.* 2003;21:6.
21. Yeung E, Wong FS. The management of cirrhotic ascites. *MedGenMed.* 2002;4:8.
22. Sherman DS et al. Assessing renal function in cirrhotic patients: problems and pitfalls. *Am J Kidney Dis.* 2003;41:269.
23. Garcia-Tsao et al. Portal hypertension and variceal bleeding: unresolved issues. Summary of an American Association for the Study of Liver Diseases and European Association for the Study of the Liver Single-Topic Conference. *Hepatology.* 2008;47:1765.
24. Garcia-Tsao et al. Management and treatment of patients with cirrhosis and portal hypertension: recommendations from the Department of Veterans Affairs Hepatitis C Resource Center Program and the National Hepatitis C Program [published correction appears in Am J Gastroenterol. 2009;104:1894]. *Am J Gastroenterol.* 2009;104:1803.
25. Dufour DR et al. Diagnosis and monitoring of hepatic injury. II. Recommendations for use of laboratory tests in screening, diagnosis, and monitoring. *Clin Chem.* 2000;46:2050.
26. Lee TH et al. Evaluation of elevated liver enzymes. *Clin Liver Dis.* 2012;16(2):183–198.
27. Dasher K, Trotter JF. Intensive care unit management of liver-related coagulation disorders. *Crit Care Clin.* 2012;28(3):389–398.
28. Garcia-Tsao G, Bosch J. Management of varices and variceal hemorrhage in cirrhosis [published correction appears in N Engl J Med. 2011;364:490]. *N Engl J Med.* 2010;362:823.
29. Gitto S et al. Allocation priority in non-urgent liver transplantation: an overview of proposed scoring systems. *Dig Liver Dis.* 2009;41:700.
30. Riley TR, III, Bhatti AM. Preventive strategies in chronic liver disease: part II. Cirrhosis. *Am Fam Physician.* 2001;64:1735.
31. Dangleben DA et al. Impact of cirrhosis on outcomes in trauma. *J Am Coll Surg.* 2006;203:908.
32. Freeman RB, Jr. et al. The new liver allocation system: moving toward evidence-based transplantation policy. *Liver Transpl.* 2002;8:851.
33. Dunn W et al. MELD accurately predicts mortality in patients with alcoholic hepatitis. *Hepatology.* 2005;41:353.
34. Kamath PS et al. A model to predict survival in patients with end-stage liver disease. *Hepatology.* 2001;33:464.
35. Heuman DM et al. MELD-XI: a rational approach to "sickest first" liver transplantation in cirrhotic patients requiring anticoagulation therapy. *Liver Transpl.* 2007;13:30.

36. United Network for Organ Sharing. Talking about Transplantation: Questions and Answers for Transplant Candidates about Liver Allocation [online brochure]. http://www.unos.org/docs/Liver_patient.pdf. Retrieved May 19, 2015.

37. Krige JE, Beckingham IJ. ABC of diseases of liver, pancreas, and biliary system: portal hypertension-2. Ascites, encephalopathy, and other conditions. *BMJ*. 2001;322:416.

38. Runyon BA. Introduction to the revised American Association for the Study of Liver Diseases Practice Guideline management of adult patients with ascites due to cirrhosis 2012. *Hepatology*. 2013;57:1651–1653. doi: 10.1002/hep.26359.

39. Bekheirnia MR, Schrier RW. Pathophysiology of water and sodium retention: edematous states with normal kidney function. *Curr Opin Pharmacol*. 2006;6:202.

40. Hou W, Sanyal AJ. Ascites: diagnosis and management. *Med Clin North Am*. 2009;93(4):801–817.

41. Suzuki H, Stanley AJ. Current management and novel therapeutic strategies for refractory ascites and hepatorenal syndrome. *QJM*. 2001;94:293.

42. Moore KP et al. The management of ascites in cirrhosis: report on the consensus conference of the International Ascites Club. *Hepatology*. 2003;38:258.

43. Trevisani F et al. Circadian variation in renal sodium and potassium handling in cirrhosis. The role of aldosterone, Cortisol, sympathoadrenergic tone, and intratubular factors. *Gastroenterology*. 1989;96:1187.

44. Biswas KD, Jain AK. Hepatorenal syndrome. *Trop Gastroenterol*. 2002;23:113.

45. Gentilini P et al. Update on ascites and hepatorenal syndrome. *Dig Liver Dis*. 2002;34:592.

46. Lenz K et al. Treatment and management of ascites and hepatorenal syndrome: an update. *Therap Adv Gastroenterol*. 2015;8(2):83–100.

47. Angeli P et al. Hyponatremia in cirrhosis: results of a patient population survey. *Hepatology*. 2006;44:1535.

48. Bansal S et al. Sodium retention in heart failure and cirrhosis: potential role of natriuretic doses of mineralocorticoid antagonist? *Circ Heart Fail*. 2009;2(4):370–376.

49. Runyon BA. Albumin infusion for spontaneous bacterial peritonitis. *Lancet*. 1999;354:1838.

50. Javle P et al. Hepatosplanchnic haemodynamics and renal blood flow and function in rats with liver failure. *Gut*. 1998;43:272.

51. Coppage WS, Jr. et al. The metabolism of aldosterone in normal subjects and in patients with hepatic cirrhosis. *J Clin Invest*. 1962;41:1672.

52. Perez-Ayuso RM et al. Randomized comparative study of efficacy of furosemide versus spironolactone in patients with liver cirrhosis and ascites. *Gastroenterology*. 1983;84:961.

53. Runyon BA. Treatment of patients with cirrhosis and ascites. *Semin Liver Dis*. 1997;17:249.

54. Runyon BA et al. Management of adult patients with ascites due to cirrhosis. *Hepatology*. 2004;39:841.

55. Yamamoto S. Disappearance of spironolactone-induced gynecomastia with triamterene. *Intern Med*. 2001;40:550.

56. Angeli P et al. Randomized clinical study of the efficacy of amiloride and potassium canrenoate in nonazotemic cirrhotic patients with ascites. *Hepatology*. 1994;19:72.

57. Delyani JA et al. Eplerenone: a selective aldosterone receptor antagonist (SARA). *Cardiovasc Drug Rev*. 2001;19:185.

58. Zillich AJ, Carter BL. Eplerenone—a novel selective aldosterone blocker. *Ann Pharmacother*. 2002;36:1567.

59. Pitt B et al. Eplerenone, a selective aldosterone blocker, in patients with left ventricular dysfunction after myocardial infarction [published correction appears in N Engl J Med. 2003;348:2271]. *N Engl J Med*. 2003;348:1309.

60. Inspra (eplerenone) [product information]. New York, NY: Pfizer Inc.; 2008.

61. Pitt B et al. The effect of spironolactone on morbidity and mortality in patients with severe heart failure. Randomized Aldactone Evaluation Study Investigators. *N Engl J Med*. 1999;341:709.

62. Pitt B et al. The EPHESUS trial: eplerenone in patients with heart failure due to systolic dysfunction complicating acute myocardial infarction. Eplerenone Post-AMI Heart Failure Efficacy and Survival Study. *Cardiovasc Drugs Ther*. 2001;15:79.

63. Tang WH et al. Aldosterone receptor antagonists in the medical management of chronic heart failure. *Mayo Clin Proc*. 2005;80:1623.

64. Pockros PJ, Reynolds TB. Rapid diuresis in patients with ascites from chronic liver disease: the importance of peripheral edema. *Gastroenterology*. 1986;90:1827.

65. Runyon BA. Management of adult patients with ascites caused by cirrhosis. *Hepatology*. 1998;27:264.

66. Runyon BA. Historical aspects of treatment of patients with cirrhosis and ascites. *Semin Liver Dis*. 1997;17:163.

67. Ahya SN et al. Acid-base and potassium disorders in liver disease. *Semin Nephrol*. 2006;26:466.

68. Gines A et al. Incidence, predictive factors, and prognosis of the hepatorenal syndrome in cirrhosis with ascites. *Gastroenterology*. 1993;105:229.

69. Antes LM, Fernandez PC. Principles of diuretic therapy. *Dis Mon*. 1998;44:254.

70. Wong F. Liver and kidney diseases. *Clin Liver Dis*. 2002;6:981.

71. Wong F, Blendis L. New challenge of hepatorenal syndrome: prevention and treatment. *Hepatology*. 2001;34:1242.

72. Ruiz-del-Arbol L et al. Paracentesis-induced circulatory dysfunction: mechanism and effect on hepatic hemodynamics in cirrhosis. *Gastroenterology*. 1997;113:579.

73. Arroyo V, Colmenero J. Ascites and hepatorenal syndrome in cirrhosis: pathophysiology basis of therapy and current management. *J Hepatol*. 2003;38(Suppl 1):S69.

74. Sola-Vera J et al. Randomized trial comparing albumin and saline in the prevention of paracentesis-induced circulatory dysfunction in cirrhotic patients with ascites. *Hepatology*. 2003;37:1147.

75. Wilkes MM, Navickis RJ. Patient survival after human albumin administration. A meta-analysis of randomized, controlled trials. *Ann Intern Med*. 2001;135:149.

76. Sort P et al. Effect of intravenous albumin on renal impairment and mortality in patients with cirrhosis and spontaneous bacterial peritonitis. *N Engl J Med*. 1999;341:403.

77. Terg R et al. Dextran administration avoids hemodynamic changes following paracentesis in cirrhotic patients. *Dig Dis Sci*. 1992;37:79.

78. Gines A et al. Randomized trial comparing albumin, dextran 70, and polygeline in cirrhotic patients with ascites treated by paracentesis. *Gastroenterology*. 1996;111:1002.

79. Christidis C et al. Worsening of hepatic dysfunction as a consequence of repeated hydroxyethylstarch infusions. *J Hepatol*. 2001;35:726.

80. Buminate 25% (Albumin Human, USP, 25% Solution) [product information]. Westlake Village, CA: Baxter Healthcare Corp.; 2013.

81. Plasbumin-25 (Albumin, Human) [product information]. Clayton, NC: Grifols Therapeutics Inc.; 2012.

82. Lexi-Comp Online™, Lexi-Drugs Online™. Hudson, OH: Lexi-Comp; 2013.

83. Therapondos G, Hayes PC. Management of gastroesophageal varices. *Clin Med*. 2002;2:297.

84. Gines P et al. Transjugular intrahepatic portosystemic shunting versus paracentesis plus albumin for refractory ascites in cirrhosis. *Gastroenterology*. 2002;123:1839.

85. Salerno et al. Transjugular intrahepatic portosystemic shunt for refractory ascites: a meta-analysis of individualpatient data [published correction appears in Gastroenterology. 2007;133:1746]. *Gastroenterology*. 2007;133:825.

86. Boyer TD et al. The role of transjugular intrahepatic portosystemic shunt (TIPS) in the management of portal hypertension: update 2009. *Hepatology*. 2010;51(1):306.

87. Tueche SG, Pector JC. Peritoneovenous shunt in malignant ascites. The Bordet Institute experience from 1975–1998. *Hepatogastroenterology*. 2000;47:1322.

88. Arroyo V et al. Sympathetic nervous activity, reninangiotensin system and renal excretion of prostaglandin E2 in cirrhosis. Relationship to functional renal failure and sodium and water retention. *Eur J Clin Invest*. 1983;13:271.

89. Henriksen JH, Ring-Larsen H. Hepatorenal disorders. Role of the sympathetic nervous system. *Semin Liver Dis*. 1994;14:35.

90. Lenaerts A et al. Effects of clonidine on diuretic response in ascitic patients with cirrhosis and activation of sympathetic nervous system. *Hepatology*. 2006;44:844.

91. Lenaerts A et al. Comparative pilot study of repeated large volume paracentesis vs. the combination on clonidine-spironolactone in the treatment of cirrhosis associated refractory ascites. *Gastroenterol Clin Biol*. 2005;29:1137.

92. Garcia-Tsao G et al. Prevention and management of gastroesophageal varices and variceal hemorrhage in cirrhosis [published correction appears in Am J Gastroenterol. 2007;102:2868]. *Am J Gastroenterol*. 2007;102:2086.

93. Sarin SK, Agarwal SR. Gastric varices and portal hypertensive gastropathy. *Clin Liver Dis*. 2001;5:727.

94. Carbonell N et al. Improved survival after variceal bleeding in patients with cirrhosis over the past two decades. *Hepatology*. 2004;40:652.

95. de Franchis R, Primignani M. Natural history of portal hypertension in patients with cirrhosis. *Clin Liver Dis*. 2001;5:645.

96. Chung S. Management of bleeding in the cirrhotic patient. *J Gastroenterol Hepatol*. 2002;17:355.

97. Bhasin DK, Malhi NJ. Variceal bleeding and portal hypertension: much to learn, much to explore. *Endoscopy*. 2002;34:119.

98. Thabut D, Bernard-Chabert B. Management of acute bleeding from portal hypertension. *Best Pract Res Clin Gastroenterol*. 2007;21:19.

99. Marti-Carvajal AJ at al. Vitamin K for upper gastrointestinal bleeding in patients with acute or chronic liver diseases. *Cochrane Database Syst Rev*. 2012;9:CD00792.

100. Goulis J, Burroughs AK. Role of vasoactive drugs in the treatment of bleeding oesophageal varices. *Digestion*. 1999;60(Suppl 3):25.

101. Wao T et al. Effect of vasopressin on esophageal varices blood flow in patients with cirrhosis: comparisons with the effects on portal vein and superior mesenteric artery blood flow. *J Hepatol*. 1996;25:491.

102. Law AW, Gales MA. Octreotide or vasopressin for bleeding esophageal varices. *Ann Pharmacother*. 1997;31:237.

103. de Franchis R. Longer treatment with vasoactive drugs to prevent early variceal re-bleeding in cirrhosis. *Eur J Gastroenterol Hepatol*. 1998;10:1041.

104. Zhou Y et al. Comparison of the efficacy of octreotide, vasopressin, and omeprazole in the control of acute bleeding in patients with portal hypertensive gastropathy: a controlled study. *J Gastroenterol Hepatol*. 2002;17:973.

105. Imperiale TF. A meta-analysis of somatostatin versus vasopressin in the management of acute esophageal variceal hemorrhage. *Gastroenterology*. 1995;109:1289.

106. Stump DL, Hardin TC. The use of vasopressin in the treatment of upper gastrointestinal haemorrhage. *Drugs*. 1990;39:38.

107. Anderson JR, Johnston GW. Development of cutaneous gangrene during continuous peripheral infusion of vasopressin. *Br Med J. (Clin Res Ed)*. 1983;287:1657.

108. Gimson AE et al. A randomized trial of vasopressin and vasopressin plus nitroglycerin in the control of acute variceal hemorrhage. *Hepatology*. 1986;6:410.

109. Bruha R et al. Double-blind randomized, comparative multicenter study of the effect of terlipressin in the treatment of acute esophageal variceal and/or hypertensive gastropathy bleeding. *Hepatogastroenterology*. 2002; 49:1161.

110. de Franchis R. Evolving consensus in portal hypertension. Report of the Baveno IV consensus workshop on methodology of diagnosis and therapy in portal hypertension [published correction appears in J Hepatol. 2005;43:547]. *J Hepatol*. 2005;43:167.

111. Cales P et al. Early administration of vapreotide for variceal bleeding inpatients with cirrhosis. French Club for the Study of Portal Hypertension. *N Engl J Med*. 2001;344:23.

112. Ioannou GN et al. Systematic review: terlipressin in acute oesophageal variceal haemorrhage. *Aliment Pharmacol Ther*. 2003;17:53.

113. Dib N et al. Current management of the complications of portal hypertension: variceal bleeding and ascites. *CMAJ*. 2006;174:1433.

114. Lay CS et al. Endoscopic variceal ligation versus propranolol in prophylaxis of first variceal bleeding in patients with cirrhosis. *J Gastroenterol Hepatol*. 2006;21:413.

115. Tatemichi M et al. Differences in hemostasis among sclerosing agents in endoscopic injection sclerotherapy. *Dig Dis Sci*. 1996;41:562.

116. Dagher L, Burroughs A. Variceal bleeding and portal hypertensive gastropathy. *Eur J Gastroenterol Hepatol*. 2001;13:81.

117. Goff JS. Endoscopic variceal ligation. In: Basow DS, ed. *UpToDate*. Waltham, MA, 2011.

118. Villanueva C et al. A randomized controlled trial comparing ligation and sclerotherapy as emergency endoscopic treatment added to somatostatin in acute variceal bleeding. *J Hepatol*. 2006;45:560.

119. Sarin SK et al. Prospective randomized trial of endoscopic sclerotherapy versus variceal band ligation for esophageal varices: influence on gastropathy, gastric varices and variceal recurrence. *J Hepatol*. 1997;26:826.

120. Helmy A, Hayes PC. Review article: current endoscopic therapeutic options in the management of variceal bleeding. *Aliment Pharmacol Ther*. 2001;15:575.

121. Gow PJ, Chapman RW. Modern management of oesophageal varices. *Postgrad Med J*. 2001;77:75.

122. Henderson JM et al. Distal splenorenal shunt versus transjugular intrahepatic portal systematic shunt for variceal bleeding: a randomized trial. *Gastroenterology*. 2006;130:1643.

123. Tripathi D et al. The role of the transjugular intrahepatic portosystemic stent shunt (TIPSS) in the management of bleeding gastric varices: clinical and haemodynamic correlations. *Gut*. 2002;51:270.

124. Hidajat N et al. Transjugular intrahepatic portosystemic shunt and transjugular embolization of bleeding rectal varices in portal hypertension. *AJR Am J Roentgenol*. 2002;178:362.

125. Jovine E et al. Splenoadrenal shunt. An original portosystemic decompressive technique. *Hepatogastroenterology*. 2001;48:107.

126. Soriano G et al. Norfloxacin prevents bacterial infection in cirrhotics with gastrointestinal hemorrhage. *Gastroenterology*. 1992;103:1267.

127. Fernandez J et al. Norfloxacin vs ceftriaxone in the prophylaxis of infections in patients with advanced cirrhosis and hemorrhage. *Gastroenterology*. 2006;131:1049.

128. Chavez-Tapia NC et al. Meta-analysis: antibiotic prophylaxis for cirrhotic patients with upper gastrointestinal bleeding – an updated Cochrane review. *Aliment Pharmacol Ther*. 2011;34:509–518.

129. Vorobioff J et al. Prognostic value of hepatic venous pressure gradient measurements in alcoholic cirrhosis: a 10-year prospective study. *Gastroenterology*. 1996;111:701.

130. Escorsell A et al. Predictive value of the variceal pressure response to continued pharmacological therapy in patients with cirrhosis and portal hypertension. *Hepatology*. 2000;31:1061.

131. Uribe M et al. Portal-systemic encephalopathy and gastrointestinal bleeding after cardioselective beta-blocker (metoprolol) administration to patients with portal hypertension. *Arch Med Res*. 1995;26:221.

132. Talwalkar JA, Kamath PS. An evidence-based medicine approach to beta-blocker therapy in patients with cirrhosis. *Am J Med*. 2004;116:759.

133. Pascal JP, Cales P. Propranolol in the prevention of first upper gastrointestinal tract hemorrhage in patients with cirrhosis of the liver and esophageal varices [published correction appears in N Engl J Med. 1988;318:994]. *N Engl J Med*. 1987;317:856.

134. Sarin SK et al. Endoscopic variceal ligation plus propranolol versus endoscopic variceal ligation alone in primary prophylaxis of variceal bleeding. *Am J Gastroenterol*. 2005;100:797.

135. Abraczinskas DR et al. Propranolol for the prevention of first esophageal variceal hemorrhage: a lifetime commitment? *Hepatology*. 2001;34:1096.

136. Angelico M et al. Effects of isosorbide-5-mononitrate compared with propranolol on first bleeding and long-term survival in cirrhosis. *Gastroenterology*. 1997;113:1632.

137. Garcia-Pagan JC et al. Isosorbide mononitrate in the prevention of first variceal bleed in patients who cannot receive beta-blockers. *Gastroenterology*. 2001;121:908.

138. Vorobioff J et al. Propranolol compared with propranolol plus isosorbide dinitrate in portal-hypertensive patients: long-term hemodynamic and renal effects. *Hepatology*. 1993;18:477.

139. Merkel C et al. Randomised trial of nadolol alone or with isosorbide mononitrate for primary prophylaxis of variceal bleeding in cirrhosis. Gruppo-Triveneto per L'ipertensione portale (GTIP). *Lancet*. 1996;348:1677.

140. Colombo M et al. Beta-blockade prevents recurrent gastrointestinal bleeding in well compensated patients with alcoholic cirrhosis: a multicenter randomized controlled trial. *Hepatology*. 1989;9:433.

141. de la Pena J et al. Variceal ligation plus nadolol compared with ligation for prophylaxis of variceal rebleeding: a multicenter trial. *Hepatology*. 2005;41:572.

142. Puente A et al. Drugs plus ligation to prevent rebleeding in cirrhosis: an updated systematic review. *Liver Int*. 2014;34:823.

143. Escorsell A. TIPS versus drug therapy in preventing variceal rebleeding in advanced cirrhosis: a randomized controlled trial. *Hepatology*. 2002;35:385.

144. Vilstrup H et al. Hepatic encephalopathy in chronic liver disease: 2014 Practice Guideline by the American Association for the Study of Liver Diseases and the European Association for the Study of the Liver. *Hepatology*. 2014;60:715–735.

145. Bajaj JS et al. Review article: the design of clinical trials in hepatic encephalopathy—an International Society for Hepatic Encephalopathy and Nitrogen Metabolism (ISHEN) consensus statement. *Aliment Pharmacol Ther*. 2011;33:739–747.

146. Abou-Assi S, Vlahcevic ZR. Hepatic encephalopathy. Metabolic consequence of cirrhosis often is reversible. *Postgrad Med*. 2001;109:52.

147. Wright G, Jalan R. Management of hepatic encephalopathy in patients with cirrhosis. *Best Pract Res Clin Gastroenterol*. 2007;21:95.

148. Gluud LL et al. Branched-chain amino acids for people with hepatic encephalopathy. *Cochrane Database Syst Rev*. 2015;25;2:CD001939.

149. James JH. Branched chain amino acids in hepatic encephalopathy. *Am J Surg*. 2002;183:424.

150. Schafer DF, Jones EA. Potential neural mechanisms in the pathogenesis of hepatic encephalopathy. *Prog Liver Dis*. 1982;7:615.

151. Jones EA, Basile AS. The involvement of ammonia with the mechanisms that enhance GABA-ergic neurotransmission in hepatic failure. *Adv Exp Med Biol*. 1997;420:75.

152. Basile AS, Jones EA. Ammonia and GABA-ergic neurotransmission: interrelated factors in the pathogenesis of hepatic encephalopathy. *Hepatology*. 1997;25:1303.

153. Butterworth RF. Hepatic encephalopathy: a neuropsychiatry disorder involving multiple neurotransmitter systems. *Curr Opin Neurol*. 2000;13:721.

154. Haussinger D et al. Hepatic encephalopathy in chronic liver disease: a clinical manifestation of astrocyte swelling and low-grade cerebral edema? *J Hepatol*. 2000;32:1035.

155. Gerber T, Schomerus H. Hepatic encephalopathy in liver cirrhosis: pathogenesis, diagnosis and management. *Drugs*. 2000;60:1353.

156. Blei AT. Diagnosis and treatment of hepatic encephalopathy. *Baillieres Best Pract Res Clin Gastroenterol*. 2000;14:959.

157. Amodio P et al. The nutritional management of hepatic encephalopathy in patients with cirrhosis: International Society for Hepatic Encephalopathy

and Nitrogen Metabolism Consensus. *Hepatology*. 2013;58:325–336.

158. Plauth M et al. ESPEN guidelines for nutrition in liver disease and transplantation. *Clin Nutr*. 1997;16:43.

159. Marsano LS et al. Current nutrition in liver disease. *Curr Opin Gastroenterol*. 2002;18:246.

160. Heyman JK et al. Dietary protein intakes in patients with hepatic encephalopathy and cirrhosis: current practice in NSW and ACT. *Med J Aust*. 2006;185:542.

161. Cordoba J et al. Normal protein diet for episodic hepatic encephalopathy: results of a randomized study. *J Hepatol*. 2004;41:38.

162. Blei AT et al. Hepatic encephalopathy. *Am J Gastroenterol*. 2001;96:1968.

163. de Melo RT et al. Rifaximin for the treatment of hepatic encephalopathy. *Am J Health Syst Pharm*. 2008;65(9):819.

164. Festi D et al. Management of hepatic encephalopathy: focus on antibiotic therapy. *Digestion*. 2006;73(Suppl 1):94.

165. Xifaxan (rifaximin) [product information]. Raleigh, NC: Salix Pharmaceuticals, Inc.; 2015.

166. Williams R, Bass N. Rifaximin, a nonabsorbed oral antibiotic, in the treatment of hepatic encephalopathy: antimicrobial activity, efficacy, and safety. *Rev Gastroenterol Disord*. 2005;5(Suppl 1):S10.

167. Bass NM et al. Rifaximin for the treatment of hepatic encephalopathy. *N Engl J Med*. 2010;362(12):1071.

168. Mas A et al. Comparison of rifaximin and lactitol in the treatment of acute hepatic encephalopathy: results of a randomized, double-blind, double-dummy, controlled clinical trial. *J Hepatol*. 2003;38(1):51.

169. Phongsamran PV et al. Pharmacotherapy for hepatic encephalopathy. *Drugs*. 2010;70(9):1131.

170. Als-Nielsen B et al. Benzodiazepine receptor antagonists for hepatic encephalopathy. *Cochrane Database Syst Rev*. 2004;(2):CD002798.

171. Lawrence KR, Klee JA. Rifaximin for the treatment of hepatic encephalopathy. *Pharmacotherapy*. 2008;28(8):1019.

172. Bucci L, Palmieri GC. Double-blind, double-dummy comparison between treatment with rifaximin and lactulose in patients with medium to severe degree hepatic encephalopathy. *Curr Med Res Opin*. 1993;13:109.

173. Miglio F et al. Rifaximin, a non-absorbable rifamycin, for the treatment of hepatic encephalopathy. A double-blind, 5 randomised trial. *Curr Med Res Opin*. 1997;13:593.

174. Pedretti G et al. Rifaximin versus neomycin on hyperammonemia in chronic portal systemic encephalopathy of cirrhotics. A double-blind, randomized trial. *Ital J Gastroenterol*. 1991;23(4):175.

175. Orlandi F et al. Comparison between neomycin and lactulose in 173 patients with hepatic encephalopathy: a randomized clinical study. *Dig Dis Sci*. 1981;26:498.

176. Als-Nielsen B et al. Non-absorbable disaccharides for hepatic encephalopathy: systematic review of randomised trials. *BMJ*. 2004;328:1046.

177. Arroyo V et al. Advances in the pathogenesis and treatment of type-1 and type-2 hepatorenal syndrome. *J Hepatol*. 2007;46:935.

178. Cárdenas A, Ginès P. Therapy insight: management of hepatorenal syndrome. *Nat Clin Pract Gastroenterol Hepatol*. 2006;3:338.

179. Arroyo V et al. New treatments of hepatorenal syndrome. *Semin Liver Dis*. 2006;26:254.

180. Salerno F et al. Diagnosis, prevention and treatment of the hepatorenal syndrome in cirrhosis. A consensus workshop of the international ascites club. *Gut*. 2007;56:1310.

181. Alessandria C et al. MELD score and clinical type predict prognosis in hepatorenal syndrome: relevance to liver transplantation. *Hepatology*. 2005;41:1282.

182. Solanki P et al. Beneficial effects of terlipressin in hepatorenal syndrome: a prospective, randomized placebo controlled clinical trial. *J Gastroenterol Hepatol*. 2003;18:152.

183. Sanyal AJ et al. A randomized, prospective, double-blind, placebo-controlled trial of terlipressin for type 1 hepatorenal syndrome. *Gastroenterology*. 2008;134(5):1360.

184. Moreau R, Lebrec D. Diagnosis and treatment of acute renal failure in patients with cirrhosis. *Best Pract Res Clin Gastroenterol*. 2007;21:111.

185. Angeli P et al. Reversal of type 1 hepatorenal syndrome with the administration of midodrine and octreotide. *Hepatology*. 1999;29:1690.

186. Duvoux C et al. Effects of noradrenalin and albumin in patients with type I hepatorenal syndrome: a pilot study. *Hepatology*. 2002;36:374.

187. Esrailian E et al. Octreotide/midodrine therapy significantly improves renal function and 30-day survival in patients with type 1 hepatorenal syndrome. *Dig Dis Sci*. 2007;52(3):742.

188. Alessandria C et al. Norepinephrine vs terlipressin in patients with hepatorenal syndrome: a prospective, randomized, unblinded, pilot study. *J Hepatol*. 2007;47:499–505.

189. Sharma P et al. An open label, pilot, randomized controlled trial of norepinephrine versus terlipressin in the treatment of type 1 hepatorenal syndrome and predictors of response. *Am J Gastroenterol*. 2008;103:1689–1697.

190. Kiser TH et al. Vasopressin, not octreotide, may be beneficial in the treatment of hepatorenal syndrome: a retrospective study. *Nephrol Dial Transplant*. 2005;20:1813–1820.

191. Pomier-Layrargues G et al. Octreotide in hepatorenal syndrome: a randomized, double blind, crossover design. *Hepatology*. 2003;38:238–243.

192. Gines P et al. Hepatorenal syndrome. *Lancet*. 2003;362:1819.

193. Francoz C et al. Indications of liver transplantation in patients with complications of cirrhosis. *Best Pract Res Clin Gastroenterol*. 2007;21:175.

药物索引

主题索引